国家社会科学基金教育学一般课题 "健康中国背景下医学生职业精神培育路径研究"
（编号：BIA180167）研究成果

从合格到卓越：
医学生职业精神培育

陈迎红 ——— 著

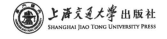

上海交通大学出版社
SHANGHAI JIAO TONG UNIVERSITY PRESS

内容提要

医学职业精神是医学职业价值信念的总和,维系着医学职业的可持续发展。医学职业精神如何培育,如何传递,一直是医学领域所面临的重要挑战,也是医学教育需要面对的巨大难题。本书从探究医学职业精神教育的内涵、发展历史、实施现状及影响因素等入手,在吸收美国、日本、英国等发达国家教育经验的基础上,构建出"三维三阶递进式"这一适合我国医学生职业精神教育的新模式,为医学院校和医学教育工作者提供理论与实践参考。

本书可供医学从业人员、医学院校师生及卫生事业管理者参考,也可供相关领域专家、学者等阅读。

图书在版编目(C I P)数据

从合格到卓越：医学生职业精神培育 / 陈迎红著
. — 上海：上海交通大学出版社,2022.6
ISBN 978 - 7 - 313 - 27296 - 6

Ⅰ.①从… Ⅱ.①陈… Ⅲ.①医务道德—教学研究—
医学院校 Ⅳ.①R192

中国国家版本馆 CIP 数据核字(2022)第 152138 号

从合格到卓越：医学生职业精神培育
CONG HEGE DAO ZHUOYUE：YIXUESHENG ZHIYE JIGNSHENG PEIYU

著　　者：陈迎红
出版发行：上海交通大学出版社　　　　　地　　址：上海市番禺路 951 号
邮政编码：200030　　　　　　　　　　电　　话：021 - 64071208
印　　刷：上海万卷印刷股份有限公司　　经　　销：全国新华书店
开　　本：710mm×1000mm　1/16　　　印　　张：15.75
字　　数：254 千字
版　　次：2022 年 6 月第 1 版　　　　　印　　次：2022 年 6 月第 1 次印刷
书　　号：ISBN 978 - 7 - 313 - 27296 - 6
定　　价：78.00 元

前　言

　　医学与生命健康、人类进步紧密相连,其核心价值是尽可能地照护人类的健康与尊严,推动人类社会的繁衍与发展。作为个体,几乎每个人都会历经生老病死,很多时候,不得不依赖专业的救助。当这个时刻来临时,相信每一个人都会期待获得好的医疗照护,会有富有爱心和专业化的医学职业群体来回应我们的基本诉求。而回顾历史,我们不难发现,人类社会的文明史就是一部不断面对疾病威胁、克服疾病挑战的发展史,医学技术的发展和医学从业人员的职业素养在其中发挥了重要的作用。当全球被百年未遇的新冠肺炎疫情席卷肆虐之时,广大医学从业人员白衣披甲,逆行出征,把患者利益、医界的执守与荣誉放在最优先的位置,竭尽全力地守护人类健康。面对此情此景,我们似乎比以往任何时候都更加强烈地意识到,培育医学职业精神的重要性。

　　医学作为一个古老而常新的学科门类,在长期的历史传承过程中形成了特有的职业精神,它是整个医学界乃至全社会、全人类所推崇的医学职业价值信念的总和。职业精神内蕴于心,外显于行。如何培育,如何传递,一直是国际医学领域所面临的重要挑战,也是医学高等教育需要面对的巨大难题。今日医学生是明日的医生,肩负着维护人类健康和推进医学发展的重任。在我们诟病医疗利他性削弱、医生自律性降低以及滥用职权等问题时,也要清醒地意识到医学教育存在的不足与缺失。医学院校作为医学人才培养的重要基地,扮演着塑造医学职业精神"摇篮"的角色。长久以来,医学教育过度强调专业知识和技能的教授与掌握,丧失了对医学职业精神应有的重视。尽管古老的希波克拉底誓言、伦理学法典等都曾论及医学职业精神相关的价值观和信念,但这些价值观与信念在很大程度上仅仅依赖于榜样的示范和个体的自觉来传递。在医学教育阶段,医学职业精神不是一门课程,也很少涵盖在标准的医学课程体系之中,职业精神作为教育中的"隐性知识"更多是通过"无形的方式"传递给学生的。事实证明，这种方式的教育实效往往难以令人满意。因此，从教育角度入手，深入探讨以下几方面问题就显得非常重要。第一，我国医学生职业精神教育究竟面临着怎样的形势，是否需要变革？第二，我国医学生职业精神教育变革面临着哪些困境与障碍？第三，我国医学生职业精神教育变革的未来进路为何？对这些问题的解答，直接决定着医学教育能否有效应对医学职业精神的淡化危机，推动医学职业精神的教与学，以确保未来的医学从业者懂得当代医学职业精神的内涵并付诸实践。

本书综合运用思辨研究、定量研究与质性研究等方法，从理论探索、现状研究、经验借鉴、问题剖析、模式构建和未来展望6个方面展开。全书由绪论和6个章节构成。绪论主要介绍此项研究开展的背景，重点评述了医学职业精神、医学生职业精神培养等研究领域取得的进展与不足，并介绍本书的研究框架与思路。第一章，理论研究部分。对医学职业精神相关概念进行内涵界定与辨析，重点探讨了医学职业精神教育的理论来源，为医学生职业精神教育奠定价值论、认识论和方法论的基础。第二章，现状研究部分。从医学生、临床教师和医学院校三个维度分别开展问卷调查、访谈研究和院校研究，为对策研究提供现实依据。第三章，比较研究部分。选取美国、日本、英国3个国家作为主要案例开展研究，汲取其先进教育经验，为对策研究提供启示与借鉴。第四章，问题剖析部分。在对现实困境和影响因素进行分析的基础上，重点剖析我国医学生职业精神教育存在的问题，为对策研究提供精准靶向。第五章，模式构建部分。基于对医学生认知发展和职业精神形成规律的认识，指出医学职业精神教育不同于医学专业能力培养，无法依靠知识传授和行为训练来完成，应建立起第一课堂（课程教学）、第二课堂（实践教育）和第三课堂（文化熏陶）三维的互动模式，促进医学生职业精神教育的知—信—行的有效转化。为此，医学生职业精神教育需要遵从递进式的教育设计，从符号学习阶段到价值学习阶段再到意义学习阶段，贯穿学习全过程，实现横向打通"三维"课堂，纵向贯穿"三阶段"，以构成医学生职业精神教育"三维三阶递进式"的新模式，推动医学生职业精神教育水平的"螺旋上升"。第六章，未来展望部分。重点选取农村基层医学人才的职业精神教育、在慈善志愿服务中孕育医学职业精神、移动互联网时代的医学职业精神教育3个专题进行深入研究，以形成院校教育阶段研究的有益补充和延伸。

　　本书的创新之处在于：首先，通过综合应用多种方法对医学生职业精神教育现状进行探讨，弥补了本领域研究视角相对单一之不足。其次，自制医学生职业精神教育调查量表，围绕医学职业精神的形成路径建构结构方程模型，明晰医学职业精神中认知、态度和行为的内在关系。最后，构建医学生职业精神教育的"三维三阶递进式"新模式，为我国医学生职业精神教育实践提供借鉴。

目 录

绪论 研究的缘起

医学生职业精神教育是医学高等教育和卓越医学人才培养的应有之义,对我国医疗卫生事业发展、推进"教育强国"和"健康中国"战略均具有重要意义。尽管我国医学教育主管部门和医学院校早已认识到开展医学职业精神教育的重要性,并在实践层面进行了一些探索。然而,时至今日国内学界还没有对医学职业精神形成统一认识,医学生职业精神教育的目标尚不清晰、具体的培养方案并不科学、培养效果缺乏客观的衡量标准,进而使得医学生职业精神教育的实践缺乏明确的理论指导和有计划的推进,因此如何培养医学生职业精神是一个迫切需要解答的现实课题。

第一节 研究背景

一、基本缘起

医学的核心价值是守护生命的健康和安全。2015年10月,党的十八届五中全会首次提出"推进健康中国建设",伴随着"十三五"规划建议落地,"健康中国"正式上升为国家战略。此后,国家相继推出的《"健康中国2030"规划纲要》《国务院关于实施健康中国行动的意见》《健康中国行动(2019—2030年)》《健康中国行动组织实施和考核方案》等,均明确指出了培养医学人才对健康中国建设的关键性作用。而医学职业精神作为医学从业者的共同价值追求和道德行为操守,已然成为提高医疗服务质量、彰显医者良好形象的重要标杆。

构建和谐的医患关系是推进"健康中国"战略的关键环节,其建设目标的实现呼唤着医学职业精神的回归。然而,传统的医学教育模式往往盛行着技术主义和功利主义,大大侵蚀了医学职业精神教育的空间,此种境况也直接导致医学生职业精神教育的研究与变革被提上日程。

（一）医学职业精神缺失将难以重建医患信任

医患关系一直是民众关注的社会热点话题,"医患关系紧张"在很长时期内是我国医患关系的真实写照。中国社科院发布的《医改蓝皮书：中国医药卫生体制改革报告（2014—2015）》显示,2002—2012 年,全国医疗纠纷案件增长了 10 倍,医院级别越高,医疗纠纷就越多[①]。极端伤医事件,如早些年的哈医大伤医案、浙江温岭杀医案等时有发生,医患之间的矛盾与对立不断地暴露于公众的视野当中。尽管抗击新冠肺炎疫情初期,我国的医患关系有所改善,广大老百姓被医护人员关键时刻挺身而出,甚至牺牲自我的医学职业精神所感动,但在疫情防疫常态化的今天,医患间的利益和观念冲突仍时有发生,两者间的信任度仍然有待提高：一方面,部分医务人员为了免责,时刻"循规蹈矩"不敢越雷池一步；另一方面,患者由于无法掌握到对称的医疗信息,对医院和医护人员总抱有一种不信任感。这无疑大大损坏了医患信任的基础,极易引发医患矛盾与医疗纠纷。

医患信任为何难以重建？ 学者们曾就看病贵、患者及其家属医疗期望过高、个别媒体有意炒作、医疗保障不充分、法律法规不健全等因素展开过探讨[②]。但不容忽视的是,医学职业精神的缺失是一大重要原因。在现实中,有的医护人员对待患者缺乏同理之心,态度生硬,对患者缺乏人文关怀；有的医护人员存在滥用检查手段,为牟个人之利而向患者推销新药、贵药等有违职业操守的行为。此类事例表明,部分医护人员职业精神缺失,抛弃了"将患者利益置于首位"的服务根基。针对这种状况,笔者认为必须从医学教育阶段抓起,强化对医学生的职业精神教育,重塑人们对医疗行业的信任,从而使得医患关系从"紧张"逐渐走向和谐。

（二）医学职业精神回归将推动医学走向多维

医学是处理生命的各种疾病或病变的一种学科,在治疗方面既需要一系列的专业能力,也需要有对患者的高度责任心。医学职业精神的培育应直接着眼

---

① 新闻客户端.医改新观察：全国医疗纠纷案件 10 年间增长 10 倍[EB/OL].(2015 - 02 - 14)[2020 - 08 - 16].http://m.news.cntv.cn/2015/02/14/ARTI1423882194772268.shtml.

② 高金庆,马旭之,杨威.医患矛盾的产生与和谐医患关系建立的探讨[J].中国卫生事业管理,2011(3)：181 - 183.

于医学从业者面对患者时的专业能力与奉献精神。然而,目前医学的发展有两种不好的倾向:其一,新兴医学技术发展取得的巨大成功强化了"医学技术主义"的错误倾向,使得部分医护人员认为疾病的诊断与治疗完全依托于现代医疗设备与技术的运用,从而使医学从一项兼具复杂性与艺术性的社会生物实践,异化和扭曲为一种"技术至上"的简单医疗活动;其二,为了使医学更为安全、更具有可预测性和效率,人类对医疗服务进行了标准化的流程改造,然而这种改造往往忽视患者的个性化需求。

以上两种倾向导致了人们对医学诊疗服务的误解,要么将其看作一种应用性技术,要么将其片面化地理解为一种标准化服务。这两种倾向都没有意识到,医学及医学服务是一种复杂性实践,它有着以专业能力和奉献精神为主要内容的内在价值。因此可以说,医学职业精神能全面复兴医学应有的多重维度。医学的目的就在于在照护患者中坚守并发展治疗的艺术。这些目标的实现,取决于医学从业人员在医疗实践中能否坚守正确的价值取向和践行服务的承诺,这也指向了医学职业精神的回归可以重塑人们对医学的认知,使医学从单维片面走向多维完整。

(三)培养医学职业精神是医学教育改革的核心目标

随着医学的发展和医学教育改革的逐步深化,职业精神已成为医学教育追求的核心目标。2001年,国际医学教育专门委员会提出《全球医学教育最基本要求》(GMER),把"职业价值、态度、行为和伦理"作为医学人才培养的七大质量指标之一[①]。2002年,《新世纪的医师职业精神——医师宣言》(简称《医师宣言》)发布,提出将患者利益首位、患者自主和社会公平作为医师职业精神的三大基本原则。2012年,我国《实施临床医学教育综合改革的若干意见》明确要求"以强化医学生职业道德和临床实践能力为核心,将医德教育贯穿医学教育全过程"。2016年,《中国本科医学教育标准——临床医学专业》修订,将临床医学本科毕业生应达到的基本要求修改为科学和学术(6条)、临床能力(14条)、健康与社会(7条)和职业素养(7条)四大领域的要求。2017年,《关于深化医教协同进一步推进医学教育改革与发展的意见》明确要求"把思想政治教育和医德培养贯穿教育教学全过程"。2020年,《关于加快医学教育创新发展的指导意见》再次

---

① 四川大学医学教育研究与发展中心,全国高等医学教育学会.全球医学教育最低基本要求[M].北京:高等教育出版社,2002:4.本书中统一译为"全球医学教育最基本要求"。

重申培养仁心仁术的医学人才,强化医学生职业素养教育,加强医学伦理、科研诚信教育,发挥课程思政作用,着力培养医学生救死扶伤精神。

综上可知,从国内医学教育发展的趋势来看,医学职业精神不仅是卓越医学人才的应有素养,也是对一名合格医学人才的基本要求。然而,我国医学教育界虽然对医学职业精神教育的重要性已形成共识,但实施医学职业精神教育的过程仍然存在诸多困境,有待进一步突破。

二、研究意义

本研究的意义主要有以下几点。

（一）现实意义

1. 有助于和谐医患关系和"健康中国"建设

建设和谐医患关系是实施"健康中国"战略的重要环节,与提高全民身体素质、深化医疗改革密切相关。和谐医患关系的建立有赖于医患矛盾的化解与医患信任的重建。医患矛盾的核心在于医患间缺乏信任。良好医患关系的维系不能仅靠精湛的医疗技术,还需要医学从业群体通过高度的奉献精神和艺术的服务给予患者心灵上的抚慰。医学从业者作为"治疗师"必须取得患者的信任。信任缺失的问题如果不解决,治疗的效果就会受损。尽管医疗界已经开始反省这种情况并开始采取行动,努力化解信任危机,但医学教育界却没有把医学职业精神明确地设置在各个层次的医学教育之中。事实证明,医学职业精神要适应时代,医学教育机构必须将其作为一项明确而独立的教育内容纳入医学教育的体系。只有这样,我们才能在培养医学从业人员的最初阶段就让其领悟到这个道理。医学从业者普遍具备良好的医学职业精神,是实现医患和谐、建设"健康中国"的重要一环。

2. 有助于优秀医学人才的培养

医学是集专业性与服务性于一身的行业,它要求医学从业人员的职业行为不仅要有利于提高患者的生理健康和精神健康水平,更要有利于推动医学的发展和促进人类的进步[①]。这就要求医学从业者不仅要有精湛的医技,更要有高尚的职业道德和职业素养。当前,在一些不良价值导向的影响下,医学从业者的

---

① 徐玉梅,刘宪亮.论和谐医学伦理观的构建[J].中国医学伦理学,2003,16(6):38-40.

执业环境受到了巨大的挑战,个别医学从业者出现了职业服务意识不强、职业伦理道德滑坡等现象。这不仅不利于维护人民群众的生命与健康,也会对医学人才的培养、医学生的择业求职带来负面影响。因此,从医学教育阶段抓起,引导医学生树立正确的职业观,开展医学职业精神的适应性教育,成为当务之急。

3. 有助于医学教育国际化的推进

我国进入现代医学教育阶段已近百年。中华人民共和国成立以来,我国的医学教育尤其是高等医学教育事业发展迅猛,在人才培养、科学研究和提升医疗服务质量等方面取得了令人瞩目的成就。但是也必须承认,我国的高等医学教育水平与发达国家尚有不小的差距。在全球化的大背景下,世界各地的居民不分国籍、种族和阶层,享有均等的医疗服务逐渐成为全球医学及医学教育的共识。实现医疗服务均等化的首要前提就是高等医学教育有一个为世界各国共同认可的培养标准,即要求医师职业的教育与训练有一致的标准。其次,随着区域一体化和世界交流互动的加强,医学从业者的跨国流动趋向频繁,各国医学毕业生对从业资格的交互承认需求愈发迫切。2001 年,《全球医学教育最基本要求》对全球各国的医学教育提出了最基本的要求,随着我国国际地位的提高,如何实现我国医学教育与国际医学教育标准的接轨就显得非常重要。一方面,我国培养的医学毕业生需要得到其他国家的学位认可,另一方面,我们对外籍医学从业者的行医资格鉴定也需要衡量的标准。医学从业者的职业伦理素养是职业素养的首要组成部分,因此医学职业伦理教育的研究和实践有利于积极推动我国高等医学教育的国际化,有利于我国国际化医学人才的培养①。

(二)理论价值

1. 探索医学职业精神的新内涵

本书通过中外医学职业精神相关文献研究,借鉴医学职业精神国际研究最新成果,对医学职业精神进行重新定义,提出现代医学职业精神的具体内涵,即医学从业人员的职业规范,包括技术规范和伦理规范,以及行业自治等②。这一提法突破了医学职业精神作为医学从业人员职业伦理道德的认知局限,有助于推动中国传统医德向现代职业精神的转化,为我国医学职业精神的研究提供理

---

① 周同甫.关于在我国试行全球医学教育最低标准的思考[J].医学教育,2002,8(4):14-15.
② 张云飞、李红文.从传统医德到现代医学职业精神——中国传统医德的现代转化[J].医学与哲学(人文社会医学版),2011,32(6):11-14.

论借鉴。

2. 构建医学职业精神教育的新模式

本书通过对医学生职业精神培养现状的准确把握与分析，探寻医学生职业精神教育实效性不强的真正根源，遵循教育对象个体德性成长和医学职业精神教育的基本规律，构建医学生职业精神教育的"三维三阶递进式"培育模式，为广大医学教育工作者实施教育教学改革提供借鉴。

第二节 现有研究综述

医学职业精神是个舶来品，来源于英文"medical professionalism"。该词在我国有多种译法，常见的是把它翻译为"医学专业精神"[①]"医学职业精神"[②]或"医生的职业精神"[③]。虽然译法不同，但核心价值取向和内涵相似。为求一致，本书统一采用"医学职业精神"这一表述。

本书主要探讨我国医学院校如何实施职业精神教育的问题，因此首先需要厘清当前国内外医学职业精神教育的研究现状、进展、存在不足。据此了解和分析当前研究的成就和不足，以明确研究方向和行动纲领，从而使得研究更具价值。

笔者检索了 CNKI、万方等中文数字化期刊数据库，ERC（EBSCO）等教育学期刊数据库。除此之外，还搜索了相关报纸等资源。中文文献方面，笔者在 1994 年 1 月至 2020 年 12 月出版的 CNKI、万方数据库中，以与医学职业精神相关的中文术语作为关键词，包括"医学（师）职业精神""医学（师）专业精神""医学（师）专业素养""医学（师）职业素养"等，对有关医学职业精神的文献进行检索。外文文献方面，笔者在 Google Scholar，Web of Science，爱思唯尔 Clinical Key，Stethoscope 等数据库中以"medical professionalism"" 'medical students' professionalism"等为关键词进行文献检索。结果表明，不同国家和地区针对医学职业精神的认知和态度以及医学生职业精神教育教学实践的研究众多，笔者主要从文献的代表性、时效性出发，选择相对较为重要的文献予以分析。

---

① 杜治政.关于医学专业精神的几个问题[J].医学与哲学（人文社会医学版），2007，28(3):1-5+9.
② 伍天章.医学职业精神的辨析与构建[J].中国医学伦理学，2007，20(3):5-6.
③ 李本富.试论医生的职业精神[J].中国医学伦理学，2006，19(6):3-4.

一、关于医学职业精神

（一）医学职业精神的由来与发展

"professionalism"一词在西方由来已久，已经沿用近两千年。公元 47 年，罗马皇帝克劳狄斯（Claudius）的宫廷医师斯克里波尼乌斯·朗杰斯（Scribonius Largus）在其撰写的一本处方书中，首次提到了医师"职业"，将其定义为"一种对苦难者施以同情或怜悯的承诺"。[①] 这种定义一直延续至中世纪，直到医师逐渐从行业协会中发展起来成为一种新的职业形式，并被社会赋予了重要的社会地位和高度的自治权。[②] 古代医学只服务于少数上层人士，而且治疗效果微弱，医学对普通民众的影响微乎其微。进入 19 世纪，工业革命创造的大量财富为医学职业的独立与发展提供了条件，同时也对医学职业的服务提出了新要求。19 世纪中叶，西方国家经济发达地区的医学从业者汇聚起来，逐渐形成了一些专业医学组织。这些组织制定出医学职业从业的规范与承诺，并与社会达成"隐性的契约"，即社会赋予医学职业以一定的特权，如医学知识与技术的运用、高度的自主权、职业声誉和地位、自我规范和经济奖赏等优待，而医学从业者则需要具有无私奉献的精神、诚实正直的品质、专业的医学能力等。这些规范奠定了西方现代医学职业精神的基础。20 世纪 80 年代，世界各国开始了不同层面的医疗卫生体制改革，市场机制和商业主义被不断引入医疗领域，一些医学从业者逐渐忽略了医学的人文属性和对患者的人文关怀，引发了一系列的社会问题和医疗困境。树立医学职业精神作为缓解困境的改革出路再次受到学术界和医疗界的关注。20 世纪 90 年代开始有了关于医学职业精神的更加明确的定义，1999 年美国内科理事会认为"professionalism"应该包含以下几方面内容：利他、义务、优秀、职责等。20 世纪 90 年代之后的二三十年时间里，西方对医学职业精神的研究不断深化，并且在实践中予以倡导。[③] 2002 年，《医师宣言》发布，提出了 21 世纪医师职业精神的具体行为规范与准则，引发世界范围内对医学教育和医师临床执业中职业精神的广泛关注。

[①]　DeRosa，P. Professionalism and virtues[J]. Clinical Orthopaedics and Related Research，2006(44)：28 - 33.

[②]　Starr，P. The social transformation of American medicine[M]. New York：Basic Books，1984：6.

[③]　Hafferty，F.W. Definitions of professionalism：a search for meaning and identity[J]. Clinical Orthopaedics and Related Research，2006(449)：193 - 204.

　　我国对医德的研究由来已久,但把医学职业精神作为一个概念提出并进行专门研究的时间却相对短暂。确切地说,中国关于医学职业精神的关注和研究始于 2005 年,北京大学医学部的胡林英老师在哈佛大学进修期间首次将"medical professionalism"作为一个概念引入中国,经过哈佛大学卫生经济学者肖庆伦、卫生政策研究专家大卫·布鲁门萨尔(David Blumenthal)、哥伦比亚大学医学职业研究中心大卫·罗斯曼(David Rothman)夫妇和北京大学医学部李本富教授团队的共同协作,医学职业精神的研究在我国逐渐开展起来[①]。北京大学医学部丛亚丽领衔的研究团队,通过与美国医学职业精神研究专家合作,建立了中美医师职业精神研究中心,从 2006 年开始组织承办中美医师职业精神研讨会,陆续资助了一系列相关研究课题,持续引领这一领域的发展。此外,我国医疗卫生实践领域也有推进医学职业精神建设的重要举措。2011 年,中国医师协会在宣传推广国际《医师宣言》的基础上发布《中国医师宣言》,在遵循患者利益至上,弘扬人道主义,恪守预防为主和救死扶伤社会责任的前提下提出"平等仁爱、患者至上、真诚守信、精进审慎、廉洁公正、终身学习"6 条职业伦理要求。2012 年,国家卫生部门组织大批学者和医学从业者参与"医疗卫生职业精神"大讨论,进一步强化对医学职业精神的认知与实践。今天,广大医学从业者、患者和民众都深刻认识到医学职业精神面临危机,启动医学职业精神的专门教育,以确保医学从业者能够懂得当代职业精神的内涵,并将之付诸实践具有十分重要的意义。

　　(二) 医学职业精神的理论研究

　　在医学职业精神的理论研究中,首先面对的挑战是概念内涵的界定与统一。尽管人们普遍认同医学职业精神的显著特征,但要真正给医学职业精神下一个定义并不是一件容易的事情,至今学界仍未对此形成共识。对医学职业精神的概念界定存在较大的模糊性和文化差异,西方学界倾向于对医学职业精神的构成要素进行探究。里士满(Richmond)等提出,一个理想的医学职业精神模型应包含有价值的职业、社会内部的协规和对医疗服务的奉献三个要素[②]。巴佛特

①　丛亚丽.北京大学医学部中美医师职业精神研究中心背景与工作目标[J].医学与哲学(人文社会医学版),2009,30(1):1.

②　Richmond, J.B., Eisenberg, L. Medical professionalism in society[J]. The New England Journal of Medicine,2000,342(17): 1288.

(Burford)等指出,医学职业精神的定义并非截然明确,而是由个人的信仰和基本价值观、具体场景因素、社会制度和组织文化背景三方面组成,其内涵是与时俱进的①。在概念界定方面,不同于西方学者侧重于从不同的构成要素来描述医学职业精神,我国学界更倾向于用较为精练的语言、抽象的概念对医学职业精神进行精确定义,有代表性的表述主要有以下几种:李本富认为"医学的职业精神是医生在职业活动中应具有的医学科学精神与人文精神的统一"②;孙福川提出"医学职业精神是指从医者表现在医学行为中的精彩的主观思想及全社会、全人类所肯定和倡导的基本从业理念、价值取向、职业人格及职业准则、职业风尚的总和"③。杜治政认为医学职业精神应"将患者利益放在首要位置"④。

以上对医学职业精神概念的不同界定方式,一方面反映了东西方思维模式的巨大差异,另一方面也反映出东西方对医学职业精神发展内涵特质的关注存在差异。具体说来,西方对医学职业精神的构成要素研究既涵盖了医学从业者作为治疗师的特质要求,如理想、信念、抱负、责任、诚信、廉正等,同时也特别关注了医学从业者作为专业人士的职业特质,如遵守行业规范、推动社会健康、加强团队合作等。无论是过去、现在,还是未来,医学从业者作为治疗师的角色始终存在,因为治疗师的工作满足了基本、普遍的人类需要,治疗师的很多品质表现在医患之间的全方位关系上。而医学从业者作为专业人士的历史可以追溯到19世纪中叶,西方社会通过建立营业执照制度来保证医学从业者从事医学实践的特有地位。医学开始走向职业化、社会化,职业的准入条件、社会规范与职责逐渐清晰,从那时起,医学从业者作为现代专业人士的作用更多地体现在医学与社会整体的关系上。相比之下,我国对医学职业精神的理解更多停留在对医学职业精神中治疗师特质的凝练上,缺乏对医学职业精神中有关专业人士的特质研究,在研究视域、研究的创新与发展上还有待进一步扩大与提高。

----

① Burford, B, Morrow, G. Rothwell, C., et al. Professionalism education should reflect reality: findings from three health professions[J].Medical Education, 2014, 48(4):361-374.
② 李本富.试论医生的职业精神[J].中国医学伦理学,2006,19(6):3-4.
③ 孙福川.伦理精神:医学职业精神解读及其再建设的核心话语[J].中国医学伦理学,2006,19(6):13-17.
④ 杜治政.关于医学专业精神的几个问题[J].医学与哲学(人文社会医学版),2007,28(3):1-5+9.

另外，我国学界对医学职业精神的理论分析框架也略显单一，缺乏多学科、多角度、系统性的分析。尤其是对医学职业精神教育的研究，较多运用德育的理论分析框架，侧重于分析医学职业精神价值观念的形成、医学从业者如何遵守规则且符合社会期望，认为好的医学从业者要有好的医德，医学从业者可以为患者牺牲自己的利益等。这个理论框架和核心概念——道德的测量与评估难以实施，导致在这种理论分析框架下展开的医学职业精神教育的研究停滞不前。因此，我国对医学生职业精神教育的研究方面要想有所突破，理论依据和分析框架亟须有所创新。

（三）医学职业精神的影响因素研究

我国学者认为医学职业精神的影响因素非常复杂，包括政治、经济、文化等宏观因素，卫生管理部门、医学院校、医学行业组织、医疗机构等中观层面的因素，还可能包含个体的某些人格特征等微观层面的因素。陈晶等的调查揭示，医学从业者个体的成长背景、受教育程度、自身职业素养对其职业精神会产生影响，同时所在医院的管理制度也将对其职业精神产生深刻的影响[1]。师小葺等对医疗职业人格与医师专业精神进行了全方面探讨[2]。虽然此类文献较多，但大多是纯理论研究，实证研究不足或者说仍显薄弱。而西方学者关注了薪酬支付模式、收入等经济因素对医学职业精神的影响，亨德里克森（Hendrickson）认为按绩效付酬也许并不利于培养医学职业精神，可能还会破坏医师的内在动机[3]；罗斯曼（Rothman）对美国卫生部门制定的"强制性汇报"这一规范进行研究，认为强制医师进行汇报与医学职业精神存在矛盾与冲突，会影响医学从业者的个人自主性，同时指出一些患者和制度的反对者会采取相应措施来规避强制性登记和检测[4]。西方学者的研究较多地运用了实证研究的方法。

（四）医学职业精神的测量与评价

国外对医学职业精神的研究分教育培养和测量评估两个阶段，而国内研究

---

[1]　陈晶,徐丹,张春梅,等.两家三级医院临床医师职业认同现状分析[J].中华医院管理杂志,2012,28(12):904-907.

[2]　师小葺,田润录,李恩昌.医疗职业人格与医师专业精神的含义、内容、存在问题及对策[J].医院与社会,2007,20(10):20-23.

[3]　Hendrickson, M. A. Pay for performance and medical professionalism[J]. Quality Management Health Care, 2008,17(1):9-18.

[4]　Rothman,S.M. 医学专业精神及医疗保密:美国历史及现状中的冲突[J].医学与哲学(人文社会医学版),2007,28(7):20-23.

更多关注内涵定义、课程改革和培育建设,对医学职业精神测评的研究不多,少数学者通过问卷的方式开展过调研①。叶枫等的调查发现,80.6%的医师认为《医师宣言》的三条原则在我国基本适用,80%以上的被调查医师认同职业责任的重要性②。陈晶等的调查发现,90%的医师对《医师宣言》中13条职业责任中的9条表示赞同,另外4条职业责任的认同率也高于80%;然而,医师们的认知态度与实际行为存在一定差距,尤其在履行行业自律责任方面,2/3的被调查医师表示当遇到不称职的同事时不会选择向医院或有关部门报告③。

　　在很长的一段时间内,西方理论界同样是把医学职业精神放在以道德为基础的理论分析框架下进行研究的,这导致对医学职业精神的测量和评价不易实施。后来有学者提出了基于行为和效果的理论分析框架,这种分析框架可以对医学从业者职业精神行为和效果展开各个维度的测量,解决了过去无法对医学职业精神进行评价的弊端④。维洛斯基(Veloski)等认为医师职业精神测量与评估的维度涉及多个方面,如伦理、人道主义、多元文化性等⑤。斯特恩(Stern)综合了近年来的研究成果,出版专著《医师职业素养测评》,对医学职业精神测评进行了较为完备的整理与阐述⑥。尽管到目前为止,国际上尚未建立起一种大家公认、标准统一的医学职业精神测量与评估工具,但360度评估反馈机制、客观结构化临床考试、职业精神迷你评估测试、责任指数等测量模式逐渐成熟,进一步拓展了国际医学职业精神研究领域学者的选择空间⑦。近20年来,英国医学研究委员会、美国研究生医学教育认证委员会、美国内科医学委员会和加拿大皇家内科和外科学院各自开发了一套基于医师岗位胜任力的职业精神模型,由于

---

① 赵明杰,杜治政,孔祥金,等.不同地区、不同人群患者视角医师专业精神的社会学研究:全国10城市4000名住院患者问卷调查研究报告之四[J].医学与哲学(人文社会医学版),2011,32(4):32-36.
② 叶枫,李建,刘进,等.医师专业精神认知现状调查分析[J].西南民族大学学报(自然科学版),2008,34(6):1269-1271.
③ 陈晶,徐丹,张春梅,等.两家三级医院临床医师职业认同现状分析[J].中华医院管理杂志,2012,28(12):904-907.
④ Ginsburg, S., Gehrig, G., Hatala. R. et al. Context, conflict, and resolution: A new conceptual frameworkfor evaluating professionalism[J]. Academic Medicine, 2000, 75(S10): S6-S11.
⑤ Veloski, J. J., Fields, S. K., Boex, J. R., et al. Measuring professionalism: A review of studies withinstruments reported in the literature between 1982 and 2002[J]. Academic Medicine, 2005, 80(4):366-370.
⑥ Stern, D.T. 医师职业素养测评[M] 邓洪,熊婉,万学红,译.成都:四川大学出版社,2008:2.
⑦ Berk, R. A. Using the 360 degrees multisource feedback model to evaluate teaching and professionalism[J]. Medical Teacher, 2009,31(12):1073-1080.

国内外卫生管理体制的不同,这些职业精神模型并不太适合直接运用于我国的医疗卫生领域[①]。

(五) 医学职业精神的培养与促进

关于医学职业精神的培养与促进,我国学者从不同的角度提出了自己的见解。邱仁宗指出,摆脱职业精神危机的出路在于通过法律途径重建医患信任,把药厂、医疗设备公司与医院、医生建立的非法经济关系列入行贿受贿的刑事犯罪范畴[②]。朱抗美等认为,中国特定的文化背景孕育了中国医院的文化,应该从教育、培训着手,营造良好的医院人文环境,帮助医护人员进行职业发展[③]。伍天章指出,重建医学职业精神的主要内容应包括观念的转变和医学教育内容的更新、体制改革和社会环境的整治、制度的建设和公共监督[④]。尽管这些研究从某一角度对促进医学职业精神的培育有一定的启发意义,但研究的广度与纵深度均有所欠缺,不足以全面、系统地解决我国医学职业精神发展面临的现实困境。

美国学者理查德·L.克鲁斯(Richard L. Cruess)等人于2009年出版了《医学职业精神培育》,此书较为系统地阐述了医学职业精神的内涵、医学职业精神教育教学的理论和策略,并以许多翔实的教育案例认真总结了在本科、研究生以及医学继续教育等不同阶段培育医学职业精神的一些实践经验[⑤]。该书指出:医生通过和患者建立起来的关系,以策略性的、关爱的、创造性的方式施展其本领,以此产生了一种独特的自我实现方式,这就是医学作为一种职业所作出的承诺,这种承诺实际上是医生与社会之间建立起来的契约关系。虽然随着医学科学和社会的发展,其操作细节会有所变化,但是契约的核心内容不会改变。这些经验与观点为全球范围内的医学职业精神培育提供了重要的指导,帮助全球的医学教育工作者及相关机构建立起教授和评估职业精神的规范化程序。2013年,北京大学的刘惠军等人翻译了此书并在中国出版,其核心的理念、倡导的教育方法对我国的医学职业精神教育乃至医学教育启发较大。然而,由于该书的

① 丁宁,王彬,闻德亮.自我决定理论对医师职业精神培养的启示[J].中华医学教育杂志,2017,37(3):333-336.
② 邱仁宗.医学专业的危机及其出路[J].中国医学伦理学,2006,19(6):5-8.
③ 朱抗美,唐靖一,奚益群.以仁心仁术为病人服务[J].中国医学伦理学,2006,19(6):27-28.
④ 伍天章.医学职业精神的辨析与构建[J].中国医学伦理学,2007,20(3):5-6.
⑤ Cruess,R.L.,Cruess,S.R.,Steinert,Y.医学职业精神培育[M].刘惠军,唐健,陆于宏,译.北京:北京大学医学出版社,2013:1.

作者全部来自英美医学教育体系,其所涉及的医学职业精神教育的具体经验与做法难以直接应用于我国的医学教育实际。

二、关于医学生职业精神教育

医学生的职业精神教育研究主要聚焦于医学生的职业精神认知现状、影响因素、中外比较、培育路径等方面。

(一)医学生的职业精神认知现状研究

在医学生职业精神认知现状的研究方面,大部分研究者采用问卷调查法。例如崔群颖等人自编《医学生职业精神调查问卷》,采用分层随机抽样的方法对某医科大学 600 名医学生进行调查,发现"在校医科大学生职业责任感认知状况的发展存在着反复与曲折"①。韩侨宇等人对北京市某医学院校 2007 级—2013 级八年制临床医学生展开职业认识的现状调查,采用分层后按比例随机抽样的方法,将 320 名医学生按学习程度分为三个阶段进行研究:①第一阶段:基础医学阶段(105 人),即未进入临床的在校临床专业医学生(2011 级—2013 级);②第二阶段:临床本科阶段(115 人),即已进入临床但未进入二级学科的医学生(2009 级—2010 级);③第 三 阶 段:临床博士生阶段(100 人),即已进入二级学科的医学生(2007 级—2008 级)。调研发现,仅有 9.4%的学生经常参加职业精神培养相关课程,而其余 90.6%的同学均选择了否定答案。同时,在职业精神培养对医生成长必要性的看法上,三个阶段存在极其显著差异,且从第一到第三阶段呈递减趋势②。李雯等人对泰山医学院 700 名医学专业学生的思想道德现状、医学职业精神认知现状、学医心态等做了问卷调查。结果显示,大部分医学生对医学职业精神的概念不是很清楚,67.7%的学生认为医学职业精神"理论空洞抽象、没有或很少与实践相结合"③。以上研究均采用自制量表,针对不同学制的医学生开展问卷调研,反映了不同学制学生在职业认知、职业理想、接受职业教育的方式、效果等方面的具体情况,数据较为翔实。但同时这些研究也存在

① 崔群颖,刘芳.对医学生职业精神认知状况及培养途径的分析与对策研究[J].中国医学伦理学,2011, 24(6):810-812.
② 韩侨宇,李章来,冉姗姗,等.关于不同阶段长学制医学生对职业认知的现状调查与分析[J].中国医学伦理学,2016,29(1):73-76.
③ 李雯,胡睿,刘兆玺,等.医学生思想道德现状与医学职业精神培养探索[J].中国医学伦理,2012,25(4):445-446.

调查样本偏少(普遍只有一所院校的样本量)、代表性及覆盖面不广、提出建议与措施的系统性和深度均有待提高等问题。

（二）对医学院校职业精神教育现状的研究

在医学院校职业精神教育现状研究方面,于晨等人指出,当前我国医学职业精神教育缺乏整体规划,课程设置不尽合理①。我国虽然借鉴了国外的"隐性课程"和"显性课程"概念,但是对于医学职业精神教育的显性课程和隐性课程设置缺乏深入讨论。储全根等认为,医学职业精神的课堂教育存在"教前无矢、教而无实、教后无评"的缺陷②。胡晓燕、李久辉通过调查发现:61.5%的医学生认为隐性课程对职业精神的形成影响较大③。张丽莉提出,影响医学生职业认同的主要障碍为政策制度与社会环境的双重压力、医学精神教育的缺失与副作用、医学生的心态和生涯规划的缺失④。韦旭楠等人介绍了目前国际上应用较为广泛的引导反思法、榜样示范法、以问题为导向的教学方法、研讨会学习法、经验式学习理论法5种职业精神教学方法,为丰富我国医学生职业精神教学方法提供了参考⑤。李亚平等人系统介绍了美国医学生职业精神教育的开展情况,包括课程设置、考核评价等,提出要创建系统化的职业精神教育课程体系,营造良好的医学职业精神氛围和实施多样化的职业精神教育方式⑥。

（三）对医学生职业精神培育模式的研究

创新医学生职业精神的培养模式,倡导全方位育人是强化医学生职业精神教育的有效载体。K.N.纳森(K.N. Nason)等人认为,医学生职业精神的培养不应仅局限于课堂内,随着时代的发展,在医学生所用的脸书等社交网络空间也应当体现医学职业精神⑦。王建敏等建议以学校主题教育的方式开展医学生职业

---

① 于晨,李红.医学职业精神教育及其研究现状[J].中国医学伦理学,2014,28(2):240-243.
② 储全根,尤吾兵."卓越医生"培养背景下医学生"职业精神"教育缺失的表征[J].现代医药卫生,2013(22):3495.
③ 胡晓燕,李久辉.学校课程对在校医学生职业精神形成的影响:以上海某医科大学为例[J].中国医学伦理学,2013(10):628-630.
④ 张丽莉.医学生职业认同现状及影响因素研究[D].上海:华东师范大学,2010.
⑤ 韦旭楠,王子薇,刘露萍,等.国内外医学生职业精神教学方法研究进展[J].医学与哲学,2016,37(6A):41-43.
⑥ 李亚平,陈翔,田勇泉,等.美国医学生职业精神教育对我国医学教育的启示[J].西北医学教育,2013,21(3):424-426.
⑦ Nason,K. N., Byrne, H., Nason, G. J., et al. An assessment of professionalism on students' Facebook profiles[J]. European Journal of Dental Education, 2018, 22(1):30-33.

精神培育,请年轻医师讲述参加抗震、援非、援疆等的经历,同时介绍附属医院医术精湛、医德高尚的老专家事迹,发挥典型示范的引领作用①。马卡利克(Marchalik)通过其个人泌尿科医生和医学与文学课程教师的双重身份发表感悟,认为医学职业精神的书本教学易流于形式和表面化,可能未达到教育者的初衷,创新运用思考实验、角色扮演等手段可增强课堂生动性,有利于加深医学生对医学职业精神的认识②。在医学生职业精神的具体培育途径方面,国内的研究主要形成以下几种观点。

第一,从课程的角度出发,认为医学生职业精神教育的第一课堂(显性课程)内容设置不科学,第二课堂(隐性课程)作用挖掘不够,体系不规范。黄朝晖提出制订医学生职业精神实践教育教学规划,纳入教学学分③。刘明等人提出目前医学生职业精神教育的课程缺少主观体验,忽视阶段性、差异性和连贯性的统一等问题,要尝试探索"临床带教医师 ＋ 医学伦理学教师"参与医学生职业精神培养的"双师制"④。林男从隐性课程这一角度出发,提出要多层次、多方位发挥隐性课程育人优势,加强显性课程与隐性课程的有机融合⑤。

第二,认为医学生职业精神教育不足是高校人文精神和生命教育的不足引起的。连晓洁、孟令涛等学者强调在人文关怀的背景下推动医学生职业精神的培养与研究⑥⑦。刘小勤、洪梅等均把"敬畏生命"、生命文化与医学生职业精神教育相联系,认为医学生的职业精神教育应以生命教育为核心内容,在生命文化的视域下开展医学生的职业精神教育⑧⑨。以上观点认为我们过去的医学教育比较偏重医学专业知识,缺乏医学人文精神教育,所以医学生普遍重技术而轻伦

① 王建敏,王香平,樊洁,等.医学生临床阶段职业精神培养实践探索与思考[J].中国医院,2015(2):71-73.
② Marchalik D.Saving the professionalism course[J]. The Lancet,2015,385(9985):2346-2347.
③ 黄朝晖.医学生职业精神培养的实践体验教育策略初探[J].辽宁医学院学报,2016,14(4):20-23.
④ 刘明,徐玉梅.基于卓越医学人才培养的医学生职业精神"双师制"培养方法探索[J].中国医学伦理学,2016,29(5):759-762.
⑤ 林男.基于隐性课程的医学生职业精神培育实践研究:以浙江医学高等专科学校为例[J].金华职业技术学院学报,2016,16(2):28-31.
⑥ 连晓洁.人文关怀视角下的医学生职业精神培养的研究[D].锦州:辽宁医学院,2014.
⑦ 孟令涛,赵峰,梁慧敏,等.新时期医学生职业精神自觉性培养探讨[J].中国医学伦理学,2012(12):699-701.
⑧ 刘小勤.生命教育:医学生职业精神教育的核心内容[J].医学与哲学,2012,33(1A):59-60＋66.
⑨ 洪梅,吴冰,周庆焕,等.生命文化视域下医学生职业精神的培养[J].中国医学伦理学,2014,27(1):70-72.

理关怀(不太重视对社会、对人类、对自然和自己的价值承诺)。因此，他们认为医学职业精神教育的改革就是要加强医学人文教育。然而，当前遵循此思路开展的医学人文精神教育的成效并不令人满意，这表明人们把医学人文教育、医学生职业精神的教育看得过于简单了，严重忽视了医学教育和医学生个体的复杂性，这也就注定这种医学教育的改革难以收到实效。

第三，认为我们当前的医学生职业精神教育偏重于说教，而缺乏具体情境的训练，认为只有在具体的职业角色扮演中才能把职业精神教育落到实处。刘志飞等人认为临床实习阶段的职业精神培养是我国医学人才培养的一个薄弱环节，必须在这个时期加强对医学生知行合一的职业精神教育[①]。

第四，认为我们的教育中普遍存在着"泛智化"倾向，即一切教育(指德智体美劳等方面)都运用知识灌输的方式进行，没有找到与之相对应的合适的教育载体，认为有的教育如职业精神的教育必须通过实践来培养(通过行为训练来养成道德习惯)，而不能通过课堂教学来解决。黄朝晖提出要建立多层次的实践体验教育模式，建立实践教育基地，开展医学人文社会实践，探索包括体验式学习、榜样示范、团队建设与模拟练习在内的多样性的实践教育方式，建立健全实践教育的评估管理与保障体系[②]。杜鹏认为医学生职业精神培育要与职业技能、市场方向和职业实践相结合[③]。

第五，认为目前的医学生职业精神教育缺乏系统设计，没有贯穿医学教育的全过程。田怀谷等人提出构建基于知信行理论的医学生职业精神分层培育路径[④]。聂晓敏认为医学生职业精神培训必须遵循"三个统一"的客观规律，即认知能力与实践能力相统一、专业精神与人文精神相统一、外在教育和自我教育相统一；医学生职业精神养成的有效路径为个性化教学、参与式体验、示范性带动、日常性熏陶、实践性养成[⑤]。张金钟提出了课堂教学、基地建设、校园文化、社会实践"四位一体"的医学生职业精神养成教育模式[⑥]。高晓妹等人提出构建从入

① 刘志飞，马晓丹，闻德亮.浅析如何在医学院校阶段培养医学生的职业精神[J].中国医学伦理学，2010,23(6):60-62.
② 黄朝晖.医学生职业精神培养的实践体验教育策略初探[J].辽宁医学院学报，2016,14(4):20-23.
③ 杜鹏.论医学院校学生职业精神培育[D].石家庄：河北师范大学，2014.
④ 田怀谷，黄新建，汪文新.医学生职业精神培育的现实审视及其路径[J].学校党建与思想教育，2016(3):84-86.
⑤ 聂晓敏.医学生职业精神养成规律与路径浅议[J].人民论坛，2015(6):160-161.
⑥ 张金钟.医学生职业精神养成有效模式的探讨[J].中国医学伦理学，2007,20(3):7-10.

学到毕业，从理论学习到临床实践的纵向过程、横向延展、与网络虚拟模块相结合的立体化医师职业精神培养模式[①]。

第六，对现有医学生职业精神教育效果评价提出了质疑，认为现在的医学教育只是评价学生对专业知识和临床技能的掌握情况，缺乏对学生的职业情感、职业信念或职业人格发展等方面的评价。对医学生职业精神教育评价的改革要兼顾知识、情感、意志、行为4个方面。于芳、徐玉梅提出要确立科学、有效、合理、操作性强的医学生职业精神培养的"四位一体"评价体系[②]。李昌金等人认为要了解医学生职业精神培养体系的教育实效，就要有相应的量化考评体系，可借鉴耶鲁大学、霍普金斯大学、华盛顿大学的客观量化评价方法，采用问题测验、自我反思写作、同学评估、临床教师等级评价、标准化患者评价量表、360度评估等方法与工具[③]。

贝登（Birden）对循证医学教育（BEME）中教师采用的教学方法和手段如何影响医学职业精神教育进行了系统回顾（主要针对1999—2009年间的研究），得出以下结论：医学职业精神的习得最有效的途径是学生在临床时接受医生楷模的影响；情境学习理论对职业精神教学来说是最好的理论基础之一；职业精神教育成为医学课程体系的一部分虽然已是共识，但是这种教育的具体深度、细节以及如何与其他课程因素整合到一起，仍是未来研究的方向[④]。

（四）对医学生职业精神教育评价的研究

目前，国外许多医学院校如美国阿肯色大学医学院、华盛顿大学医学院等均已经将职业精神教育贯穿于医学教育的全程，并通过量表来评估测量医学生的职业行为。其中，三种量表应用比较广泛，分别是P-MEX（Professionalism Mini-Evaluation Exercise，职业精神微评价测试）、MSF（Multi-Source Feedback，多源反馈评价体系，亦称为360度评价）和杰弗逊评价量表（The Jefferson Scale）。

---

① 高晓妹，黄朝晖，路洋.卓越医生培养视域下的医学生医师职业精神实践教育模式研究[J].中国医学伦理学，2012,25(6):696-698.
② 于芳，徐玉梅.临床医学教育综合改革中的医学生职业精神培养评价研究——医学生职业精神培养研究之五[J].中国医学伦理学,2014,27(1):54-56.
③ 李昌金，段志军，杜建玲，等.循证医学与人文关怀结合对医学生职业精神培训及评估研究[J].西北医学教育,2015,23(6):1009-1012.
④ Birden, H., Glass, N., Wilson, I. et al. Teaching professionalism in medical education: a Best Evidence Medical Education (BEME) systematic review[J]. Medical Teacher，2013，35(7):E1252-E1266.

P-MEX 以学生处理医患关系的能力、处理医务人员间关系的能力、反应的能力和时间管理能力等为一级指标[①]，下设"听取患者意见""接受批评意见""按时完成任务"以及"合理认识技能和知识"等 24 个二级指标。卡鲁基维（Karukivi）等研究指出，P-MEX 可作为一种对医学生职业精神教育效果测量的手段，也可作为学生自我评价量表，但需要注意与外在评价相结合，以便能充分考虑学生个体的文化背景差异[②]。MSF 则要求与被测评者具有密切关系的上级、同级、下属等均参与对被测评者的匿名评价[③]。研究表明，MSF 能有效地评价被测评者的医学职业精神教育效果，不足之处是测评结果主观性较强，需要尽量扩大评价的来源与广度以保证其客观性，但实际操作的成本与难度较大。杰弗逊评价量表，由美国杰弗逊医学院研发，侧重于评价被测评者的职业态度，评价点包括同理心、团队合作及终身学习等[④]，并将同理心视为医学职业精神最核心的品质，认为医师应当以同理心去理解患者的感受和想法，但不宜出现过强的感情带入。该量表擅长分析被测试者的职业态度，但主观性较强，在测量被评价者的职业行为方面具有一定局限性。

虽然现在国内部分医学院校已经将标准化患者评价量表引入对医学生临床综合能力的评估之中，以考查医学生的沟通能力和职业精神，但是仍未形成较为完备的评估体系。有少数医学院校和学者对国外的标准进行改良或自编问卷进行研究，其科学性有待进一步验证。如梁垚等参照美国华盛顿大学医学院的职业精神标准，自制医学生职业精神评估指标体系，其中包含利他主义、荣誉正直感、关怀怜悯之心与善于交流、尊重他人、尽职尽责、追求卓越与精益求精、领导能力 7 个一级指标[⑤]。江澍等人运用此评估体系进行问卷调查，发现不同学制

---

① Cruess，R.，Mcllroy，J.H.，Cruess，S.，et al. The Professionalism Mini-Evaluation Exercise：a preliminary investigation[J]. Academic Medicine，2006，81(10S)：S74-S78.

② Karukivi，M.，Kortekangas-Savolainen，O.，Saxen，U.，et al. Professionalism Mini-Evaluation Exercise in Finland：a preliminary investigation introducing the finnish version of the P-MEX instrument[J]. Journal of Advances in Medical Education & Professionalism，2015，3(4)：154-158.

③ Ferguson，J.，Wakeling，J.，Bowie，P. Factors influencing the effectiveness of Multi-Source Feedback in improving the professional practice of medical doctors：a systematic review [J]. BMC Medical Education，2014，14：76.

④ Hojat，M.，Mangione，S.，Nasca，T. J.，et al. The Jefferson Scale of physician empathy：development and preliminary psychometric data [J]. Educational and Psychological Measurement，2001，61(2)：349-365.

⑤ 梁垚，吴宏，易露茜.长学制医学生职业行为评价指标体系研究[J].中华医学教育杂志，2011，31(1)：87-90.

的学生在以上 7 个一级指标上的表现存在差异,具体表现为短学制的学生在尊重他人、维护患者尊严和关注他人利益等方面正义感较强。而长学制的学生在时间观念、荣誉正直感和尽职尽责方面则表现更为突出。这表明,随着年龄阅历和临床实践经验的增长,医学生的心态也在走向成熟[①]。

三、文献述评

近年来国内外学者对医学职业精神的研究取得了一定成果。2002 年《医师宣言》提出后,逐渐为全世界同行广泛认可和接受,这赋予了医学职业精神更全面深刻的内涵,也为医学生的成长和医学人文素质教育提供了方向。有关医学生职业精神的评价体系多样,随着 P-MEX、MSF、杰弗逊评价量表等评价方法的不断完善,医学院校也能更准确、全面地评估医学生职业精神教育状况。一些学者指出,通过优化课程体系、创新培养模式、汲取传统文化等,可有效提升医学生的职业精神教育效果。[②]

就整体来看,西方学者对医学职业精神的研究更显深入和广泛,他们不仅对医学职业精神的核心要素进行讨论与提炼,还研究了医学职业精神与医患关系、经济管理等的整合,对于医疗实践中医学从业者该如何体现职业精神提出了一些可具体操作的方法。我国对医学职业精神的研究尚处于起步阶段,尽管近几年取得了一些可喜的进展,但也存在明显不足,表现为与医疗卫生管理体制、职业实践行为标准、传统文化的结合不够,尤其是对促进医学从业者职业精神提升的方法与路径研究不足。

在对医学生职业精神教育的研究层面,评价和培养促进的研究相对深入。随着 P-MEX、MSF、杰弗逊评价量表等的不断完善,对医学职业精神的评价也更加准确与全面。在医学生职业精神的培养与促进方面,中外学者均认同优化课程体系、创新培养模式、汲取传统文化等手段。也有少量研究关注学生的个性特征对其职业精神的形成产生的影响,并提出了相应的猜想和见解。还有研究关注了不同年级医学生对职业精神的不同理解,探索了部分院校对医学职业精神培育教学的实践,为其他医学院校、教育机构开展医学职业精神教育提供了示

---

① 江澍,许茜,苏文军,等.医学生职业精神评估与医德建设的调查研究[J].实验室科学,2015(3):223-227+230.

② 秦岭,周诣,石晓兰.医学生职业精神研究进展[J].中国高等医学教育,2018(7):23-24+71.

范。但由于此类研究个案较少，且不同研究的评价标准、评价方法之间存在较大差异，尚不能得出必然的结论。当然，现阶段的研究也存在明显不足，如对医学职业精神评价方法的研究脱离医疗卫生体制和国家政治制度、文化传统等背景，其适切性、推广性均有待进一步提高。国内对医学职业精神的研究不注重对中国传统医学和文化的挖掘，对于中国传统医德与现代职业精神的内在统一性研究不多。对于某些医学院校教育实践的研究较多停留在个案层面，缺乏理论层面、价值层面和制度层面的深入探讨。

综上，国内外关于医学职业精神的研究随着医学的发展愈发得到重视，尤其是如何培养医学生形成良好的职业精神问题备受关注。但相比国外，国内研究大多是学术论文，专著类成果寥寥无几，标志性成果更是严重不足，对医学生职业精神培育的系统性研究尚未形成。问题提得多，解决路径提得少；理论研究多，实证研究少，理论联系实际的研究更少。这就造成医学生职业精神的培育实践缺乏相应的理论指导，处在教育目标不明、培育成效无法衡量、培养措施科学性无法验证的尴尬境地。尽管有少数医学院校对本校开展医学生职业精神教育的实践进行了总结，但均具有较强的个案色彩，只停留于经验层面的梳理与总结，缺乏理论层面的提炼，且由于受到种种现实因素的限制，其实效性未能得到检验，普适性和推广价值均有待商榷。

在理论和实践层面探索符合中国实际的医学生职业精神培育模式正是本书研究的重要内容。

第三节　研究思路与方法

一、研究思路

"健康中国"建设需要具有医学职业精神的卫生人才队伍作为保障，而医学院校是输送医学人才的重要基地。因此，对医学院校职业精神教育进行研究以提高医学人才培养质量具有重要的现实意义。通过对相关研究的梳理我们发现，当前我国医学院校职业精神教育目标不够清晰，培育方案系统性、科学性均有待进一步提高。因此，本书以"医学生职业精神培育"为主题展开研究，基本思路如下。

第一,医学职业精神的内涵是什么? 它应该包含哪些具体的要素? 医学院校职业精神培育的目标定位是什么? 应该用什么样的教育方式去实现? 教育成效如何评价? 只有从理论上回答了这些问题,医学院校的职业精神培育才具有针对性和目的性。明确医学职业精神的具体内涵,首先要在理论层面上展开论证,对医学职业精神及其相关概念进行界定和辨析,进一步明确其构成要素和具有的时代特征,然后在此基础上找寻新的理论依据,为医学生职业精神的培育建立新的分析框架。

第二,在确定了理论基础和培养目标之后,需要进一步了解我国医学生职业精神教育的现状,如:当前医学院校职业精神教育是如何实施的,有哪些经验,存在哪些问题? 本书通过选取 10 所代表性的医学院校进行医学生职业精神教育的现状调研,掌握我国医学院校职业精神培育的成效和具体实施情况,分析实际培育情况与理想状态的差距,总结其中的经验与不足。同时,通过选取临床教师代表进行深度访谈,总结他们职业精神形成的基本轨迹,凝练其职业精神形成的条件和因素,用临床教师访谈与医学生问卷调查、医学院校政策层面研究形成互补,以期从医学生、教师和医学院校三个方面完整呈现我国医学生职业精神教育的现状。

第三,在医学职业精神的研究与实践方面,发达国家如美国、英国、日本等有较为丰富的经验值得我们借鉴。因此,笔者将上述国家医学院校开展的职业精神教育作为范例进行分析,展开中外比较研究,为构建具有中国特色的医学生职业精神培育模式提供参照。

第四,在上述研究基础上提出适合中国国情的医学生职业精神培育方案,并对其未来发展作出展望。

二、研究内容

本书以医学生职业精神培育为研究对象,围绕"何为医学职业精神? 有哪些要素? 是如何形成和发展的? 当代医学生职业精神教育的现状如何? 有哪些经验? 存在哪些问题? 国外医学职业精神教育为我们带来什么启发? 什么样的培育模式能够切实提升医学生职业精神教育的实效?"等问题展开研究,全书共分为以下部分。

绪论,主要对研究背景、研究目的、研究意义、研究思路、研究内容、研究方法、研究创新点及难点和国内外研究现状进行论述。

第一章，明确医学职业精神及其相关概念的内涵、特征，建立医学生职业精神培育机制的理论分析框架，总结医学生职业精神培育的具体要求、基本原则和教育策略。

第二章，从医学生、教师和医学院校三个方面聚焦医学生职业精神教育现状，并为本书研究提供全面的现实依据。一是选取10所具有代表性的医学院校，依据知信行理论，开展医学生有关职业精神认知、态度及行为的问卷调查，探究医学生职业精神教育的总体水平及各分项水平，构建医学生职业精神教育"知—信—行"的初步关系模型。二是开展医学院校职业精神教育研究，重点就医学院校人才培养目标的制定与落实、课程设置、教学时间、教学方法、教育评价等展开研究，总结我国医学院校职业精神教育的具体实施情况。三是开展临床教师职业精神的访谈研究。通过对影响其职业精神形成的"关键事件、关键人物和关键环节"的深入分析，探寻医学职业精神在代际间传承和发展的影响因素，为本书研究提供现实和理论的补充。

第三章，通过对美国、英国、日本等国家医学生职业精神教育发展历程和具体做法的研究，分析总结发达国家医学生职业精神教育的好的做法，为我国医学生职业精神教育的模式构建提供外部经验参照。

第四章，通过前期的理论构建、现状调研和中外比较研究，指出当前我国医学生职业精神教育存在的主要问题是：教育目标缺乏确定性、教育内容缺乏递进性、教育过程缺乏体验性、教育方法缺乏现代性、教育效果缺乏检验性和教育系统缺乏整合性。以此为我国医学生职业精神培育模式的重构提供精准"靶向"。

第五章，提出医学生职业精神教育的"三维三阶递进式"培育模式，并从基本内涵、构建原则、实施路径、教育评价和运行保障5个方面具体阐述其构建方式与实施过程。

第六章，重点从农村基层医学人才培养、志愿服务、移动互联网三种情境下对医学职业精神教育进行进一步探索研究，以形成对院校教育阶段研究的有益补充和延伸。

三、研究创新

（一）医学职业精神教育研究视角创新

本书通过综合应用多种方法对医学生职业精神教育现状进行探讨，弥补了本领域研究视角相对单一之不足。

（二）医学职业精神测试量表创新

笔者在文献综述的基础上，从知、信、行三个方面构建医学职业精神现状评估体系，自制医学生职业精神教育现状调查量表。量表信度、效度较高，且易于实施，可为医学教育工作者提供参考。同时，围绕医学职业精神形成建构新的测量模型，进一步明晰医学生职业精神教育中认知、态度和行为的内在关系。

（三）医学生职业精神培育模式创新

本书基于对医学生认知发展和职业精神形成规律的认识，指出医学生职业精神教育不同于医学专业能力培养，无法依靠知识传授和行为训练来完成，应建立起第一课堂（课程教学）、第二课堂（实践教育）和第三课堂（文化熏陶）三维的互动模式，促进医学生职业精神教育"知—信—行"的有效转化。为此，笔者提出医学生职业精神教育需要递进式地设计，从符号学习阶段，到价值学习阶段，直到意义学习阶段，实现横向打通"三维"课堂，纵向贯穿"三阶段"，以此构建医学生职业精神"三维三阶递进式"教育模式。

四、研究方法

关于职业精神的研究具有特殊性。精神无法被直接观察，精神中的信念、价值取向等只有通过个体的言行才能被感知和判断。由于精神的这种内隐性，笔者在本项研究中，重点采用理论研究、定量研究和质性研究相结合的方式，具体如下。

（一）文献分析法

文献分析法指研究者通过搜集、鉴别、整理文献，对文献进行研究，形成对事实科学认识的方法。笔者通过翻阅中、美、日三国医学职业精神教育相关文献，收集高校医学人才培养方案、现有学术研究成果，对有关概念进行了界定，对相关理论依据进行了明确，形成了对医学职业精神和医学生职业精神教育模式的科学认识，为研究的开展打下理论基础。

（二）问卷调查法

问卷调查法是研究者通过事先设计调查问卷来获取研究信息和资料的一种方法。本书通过对辽宁、吉林、天津、江苏、浙江、广东、湖北、四川等省市不同办学层次的医学院校学生的问卷调查，获取第一手资料，为研究提供实证基础。

（三）比较研究法

在教育领域,比较研究法是根据一定的标准,对某类教育现象在不同情况下的不同表现进行比较研究,找出教育的普遍规律及其特殊本质,力求得出符合客观实际结论的方法①。一般情况下,比较研究法要求具备三个条件:两个事物或两个以上事物;不同事物具有共同的基础;它们具备不同的特性。本书对美国等发达国家医学院校开展医学职业精神教育的现状进行深入研究,同时与我国的教育现状进行对比,为培育模式建构与改革提供借鉴。

（四）半结构化访谈法

研究者们一般认为,个别访谈比问卷调查更能深入了解被调查者的真实想法。根据研究者对访谈结构的控制,访谈可以分为结构型、无结构型和半结构型,即封闭型、开放型和半开放型②。笔者采用半结构化访谈法,重点对临床医学专业教师进行深度访谈。这些访谈以研究问题为导向,在访谈的过程中结合已有的研究尽量设计一些偏开放型的问题,引导教师参与讨论,重点了解教师如何认识和理解医学职业精神、如何教授医学职业精神,从而从教育者层面了解临床师资的具体情况以及在临床教学阶段医学生职业精神教育的落实情况。访谈能够与问卷调查形成互补,为研究提供更加细致、形象和深入的信息。

---

① 李慧迎.战后英国大学开放教育资源研究:基于质量文化的视角[D].长沙:湖南师范大学,2019.
② 陈向明.质的研究方法与社会科学研究[M].北京:教育科学出版社,2000:171.

第一章　寻根与探源：医学职业精神教育的
　　　　　理论研究

　　从研究背景的分析中,我们可以清晰地认识到加强医学生职业精神教育的重要性。下面,我们将继续从理论研究的层面进一步探讨:医学职业精神是什么? 医学职业精神教育在医学教育中居于何种地位? 其与其他医学教育有什么样的关系? 医学职业精神形成或培养的基本路径是什么? 认知是开展医学职业精神教育的基础,认知阶段主要是传授医学职业精神相关知识并对未来医学从业者的行为提出合理的阐释。开展医学职业精神教育之前,有必要确保受教育者认同医学职业精神的要义,即能够认识到医学对个体患者和整个社会的责任义务,也懂得医学从业者需要具备什么样的个人特质才能实现社会的期待和医学的责任义务。或许有人会认为大多数医学从业者只需要知道"怎么做"即可。然而我们认为 21 世纪的医学从业者应该知道得更多一点,他们还需要知道"为什么那样做"。对医学职业精神认知基础的探究有助于回答"为什么那样做"这一问题。

第一节　医学职业精神教育的认知基础

一、医师职业的历史起源

　　有关医师职业的论述有着悠久的历史,其定义最早由罗马医生斯克里波尼乌斯提出,他将医师"职业"界定为"一种对苦难者施以共情或怜悯的承诺"[①]。这种定义一直延续至中世纪。最初医学只服务于少数上层人士,并且治疗效果

[①] DeRosa,P. Professionalism and virtues [J]. Clinical Orthopaedics and Related Research,2006,44: 28 – 33.

微弱，医学对普通民众的影响则是微乎其微。19 世纪，自然科学的发展开始推动医学的发展，并促进医学演变为更有效且值得追求的职业。同时工业革命创造了大量财富，保障了患者能够支付医疗费用，医学对民众的影响力不断扩大。社会对实施医疗服务组织形式有了新的要求，一些医疗组织借助先前的职业形式发展起来。在此基础上，最终促进了医学职业的发展。19 世纪中叶，西方一些国家的医生联合起来形成了国家级专业医学组织，这些团体组织成功地游说政府设立医师执照，逐渐建立医学与社会之间的契约关系，社会赋予医学一定的特权，如知识理论的运用、高度的实践自主权、职业声誉和地位、自我规范和经济奖赏等。反之，社会要求医生及其他医学从业人员具有无私奉献的精神、诚实正直、专业的医学能力、积极献身于公益事业。医学职业的准入制度和契约精神的确立，奠定了现代医学职业的执业基础。

二、医学职业精神的概念界定

因为"精神"通常是不甚明确的，人们只能通过一个人的言行来判断，所以较难以界定。但是，只要我们谨慎选择恰当的方法精心设计，对"精神"的界定也并非没有可能。在研究开展前，对一些与医学职业精神相关的概念进行界定，可以使我们更好地理解和把握它们的本质与内涵。这里涉及的核心概念主要包括职业精神、医学职业精神、医学生的职业精神教育等。

（一）职业精神

所谓职业，在古代指管事和士农工商之常业，也指职分应作之事①。《中国大百科全书》认为"职业"是"随着社会分工而出现的，并随着社会分工的稳定而构成人们赖以生存的不同工作方式"。《现代汉语词典》对职业的解释是"个人在社会中所从事的作为主要生活来源的工作"。而《辞海》是这样定义的："人们所从事，赖以谋生的工作的性质、内容和方式。"②《现代汉语词典》与《辞海》都认为职业有"个人在社会所从事的作为主要生活来源的工作"的含义。可以看出，职业是一种社会活动，它是活动主体的主要生活来源，是人们由于社会分工和生产内部的劳动分工而长期从事的具有专门业务和特定职责的活动③。

---

① 刘克俭,顾瑜琦,胡佩诚.职业心理学[M].北京:中国医药科技出版社,2005:35.
② 夏征农, 陈至立.辞海[Z].上海:上海辞书出版社,2009:2942.
③ 王伟.论职业精神[N].光明日报,2004-06-30(1).

精神，是一个高度概括且非常抽象的概念，从不同的研究角度来看，精神的内涵不尽相同。了解精神内涵的渊源与发展历史有助于我们增强对精神内涵的理解。《辞海》中对"精神"是这样描述的："与物质相对。指人的内心世界现象。包括思维、意志、情感等有意识的方面，也包括其他心理活动和无意识的方面。唯物主义常将其当作'意识'的同义概念，指人的内心世界现象。包括思维、意志、情感等有意识的方面，也包括其他心理活动和无意识的方面。"①

关于职业精神的概念，国内外学界至今还没有一个统一的认识。在国外"职业精神"更多被翻译为"Professional Ethics""Work Ethics"，即"工作伦理，或者"Occupational Spirit""Professional Spirit"，即专业精神。西维亚·R.克鲁斯（Sylvia R. Cruess）等认为职业的核心要素是根据自身掌握的技能和知识并结合这两者进行工作，从事某一职业的人员要有道德守则和专业能力，并致力于其专业领域内的公益宣传；这些承诺和道德准则构成了专业和社会之间社会契约的基础②。在国内，《辞海》《现代汉语词典》等专业词典未对此进行界定。王伟认为，职业精神是"与人们的职业活动紧密联系、具有自身职业特征的精神"③；葛志亮认为，职业精神是人们在长期的职业活动中形成并为人们所认可的一种持续、稳定且具有职业特征的价值观、态度和精神风貌的总和，是职业人在具备职业技能和遵守职业道德基础上形成的更高层次的精神境界④。

综合大多数学者的观点，本书将职业精神界定为：人们在职业生活中形成的、反映职业性质和特征的价值信念的总和。

从社会发展的角度来看，职业精神属于历史范畴，与社会分工、职业形态和职业发展等紧密相关。从存在价值的角度来看，职业精神是促进职业发展，提升职业活动效率的内在精神动力。从历史角度看，职业精神承载了特定从业群体"精神家园"的重任，以共同的精神信念来集聚群体力量从而有效抵御来自自然界和人类社会其他群体的威胁。职业精神不仅反映了从业人员个体的主观精神世界，也客观地影响着职业活动的性质和发展方向。

---

①　夏征农，陈至立.辞海[Z].上海：上海辞书出版社，2009：1154.

②　Cruess，S. R.，Johnston，S.，Cruess，R.L. "Profession"：a working definition for medical educators [J]. Teaching and Learning in Medicine，2004，16(1)：74-76.

③　王伟.论职业精神[N].光明日报，2004-6-30(1).

④　葛志亮.论高职学生职业精神培养的三个维度[J].继续教育研究，2014(4)：18-19.

（二）医学职业精神

与职业精神相似，关于医学职业精神，国内外仍未有统一的定义。我国《辞海》《现代汉语词典》等专业词典未收录此条目，学者李本富认为医学的职业精神是医学"科学精神与人文精神的统一"[①]；孙福川认为医学职业精神是"从医者表现在医学行为中的精彩的主观思想及全社会、全人类所肯定和倡导的基本从业理念、价值取向、职业人格及职业准则、职业风尚的总和"[②]。哈夫蒂（Hafferty）认为医学职业精神的定义要建立在三个方面：一是核心知识和技能；二是伦理原则；三是无知原则或服务的定义[③]。斯特恩认为医学职业精神是通过临床实践能力、沟通技巧、伦理道德以及对法律的理解体现的，它的建立依赖于共同的职业愿望，并有着与其对应的应用原则：精益求精、以人为本、问责制和利他主义[④]。

在国内外学者研究的基础上，笔者认为可以从医学职业精神的本质属性出发，将医学职业精神视为反映医学职业性质与特征的该从业群体的共同价值追求，这种追求就体现为社会层面对医学职业的要求。从具体构成要素或具体表现形式来看，它表现为医学从业者的整体精神风貌和个体在医学行为中的职业操守。

1. 医学职业精神是医学从业者共同的价值规范

随着人类社会的不断发展，职业作为特定的社会产物登上历史舞台。与此同时，与职业有关的各种思想、观念和情感开始萌芽，不同的职业为了更好地存在与发展，逐渐形成了各种用以约束和规范自身从业人员的价值观念。那些历经社会、历史等"大浪淘沙"般的不断筛选之后遗留下来的价值观念，最终成了职业精神。医学职业精神的形成亦是如此，它是医学从业者在医学职业发展过程中积累下来的较为稳定的价值准则、思维方式和道德观念的总和，是医学从业者的群体性意识，代表着医学从业者的普遍价值追求和职业理念，反映出绝大多数医学从业者的内心状况和思想境界。这种价值规范在职业要求层面上体现为医

---

① 李本富.试论医生的职业精神[J].中国医学伦理学,2006,19(6):2.

② 孙福川.伦理精神：医学职业精神解读及其再建设的核心话语[J].中国医学伦理学,2006,19(6):13-17.

③ Hafferty, F. W. Definitions of professionalism: a search for meaning and identity[J]. Clincal Orthopaedics and Related Research. 2006(449):193-194.

④ Stern D. T. Measuring medical professionalism[M]. New York: Oxford University Press,2005:19.

学职业的技术规范和道德规范。当这些技术规范和道德规范被绝大部分医学从业者认同并接受后,就成了医疗行业的职业精神。因此,医学职业精神首先体现为医学从业者的共同价值规范。

同时,这种特殊的价值规范具有较强的行业内部行为调控能力。医学职业精神不仅体现为医学从业者个体自觉自愿的自我完善,还会对医学从业者的行为产生具体约束,这种约束将医患、医医联系起来,确保了医疗实践活动的有序进行和医疗环境的协调完善。

2. 医学职业精神是社会对医学职业从业要求的集中反映

职业精神是以职业的出现和发展为前提的。从本质上来说,医学职业精神是社会对医学职业从业要求的集中体现。医学职业精神具有客观存在性。它是医学从业者对医疗实践这种社会客观存在的反映,不以医学从业者个体的主观意志为转移,不会因为医学从业者个体的主观意愿而改变,也不会因为医学从业者个体的不认同而消失。它是医学职业在思维方式和价值观念体系方面与其他职业相区分的特质,是社会评价医学从业者的价值标准和评价体系。

医学职业精神是一种社会意识。它不仅客观反映了医学发展的现状和职业群体的精神风貌,还代表了医学职业未来发展的价值指向。它既能对现在的医学发展和医疗实践进行选择、评判和解释,又能对医学职业的发展具有超前的指向性和反应能力。

3. 医学职业精神最终表现为医学从业者的外在行为和内在操守

任何事物都有其行为主体,医学职业精神也不例外,医学从业者是医学职业精神的行为主体。一般而言,医学从业者是指运用医学知识与技术实施医学职业行为的人,这些人具有专业的医学知识、临床技能和职业行为规范,并接受了专门的职业培训,具备从事医学职业的职业许可。医学从业者是医学职业精神价值体系和行为规范的实践者和维护者,医学从业者的个人品质、精神面貌、言行举止都可以看作是医学职业精神的外在表现。从理论层面上看,医学职业精神是医学从业者的整体性价值认同和共同的价值追求。而从实践层面上看,这种整体性价值认同和价值追求要通过医学从业者的实践得以实现,即要具体外化为医学从业者的职业行为和职业操守。因此,医学职业精神的实现有赖于医学从业者的具体职业行为,而医学职业精神对医学职业的能动作用也只有通过医学从业者的职业行为才能得到有效落实。当然,并非所有的医学从业者都具有医学职业精神，也会出现个别医学从业者为了私利背叛医学职业精神，出现个体职业行为与职业精神相冲突的情况。

（三）医学生的职业精神教育

本书中的医学生是指在医学院校就读医学类专业的学生，是未来的医学从业者。医学生教育中的职业精神与医学职业精神基本一致，是医学职业精神在医学教育阶段对未来医生或准医生的延伸，两者本质与内容基本相同。虽然医学生不是医学职业的现职人员，医学职业精神中具体行为规范等对其行为的约束不大，但医学职业精神的核心、本质内容仍是医学生职业精神培育的目标所在。因此，2001年国际医学教育专门委员会在《全球医学教育最基本要求》中专门提出，追求卓越专业知识、利他主义精神、社会责任感、社会使命感、诚实守信及敬业精神应成为全球医学教育的重要内容。

（四）概念辨析

在这里，我们还要重点明晰与医学职业精神直接相关的两对概念，即医学职业精神与医学职业道德，医学职业精神与医学人文精神。

1. 医学职业精神与医学职业道德

职业道德是指从业人员在职业活动中应该遵循的，主要依靠社会舆论、传统习惯和内心信念来维持的行为规范的总和，是一般社会道德在职业生活领域的个体体现。[①] 医学职业道德就是职业道德在医学职业中的具体化。它与医学职业精神既有联系又有区别。

首先，从本质上来说，医学职业精神与医学职业道德同属职业德性伦理范畴。医学职业道德明确了医学从业者应该做什么以及如何做的问题，对职业行为做出了具体规定，并以职业道德规范、职业道德准则的形式表现出来。而医学职业精神则明确了医学职业的基本价值取向，是对职业信仰和职业人格境界的追求。可以说医学职业精神规定了医学职业道德的价值取向，而医学职业道德则把职业价值取向以医学从业者的行为准则的方式予以明确化、具体化。因此，在职业德性伦理中，医学职业精神处于认识和信念等价值观念层面，而医学职业道德则处于行为规范层面，医学职业道德可以体现和反映医学职业精神的要求，但并不包含医学职业精神，更不等同于医学职业精神。

---

① 中央教育科学研究院德育研究中心"整体构建德育体系的研究与实践"课程组.高等职业教育大学生思想道德修养[M].北京:教育科学出版社,2002:53.

其次,从产生根源来看,两者均由社会意识发展而来。物质决定意识,因此,医学职业精神和医学职业道德同属于物质世界的精神产物,伴随着社会分工而出现,是社会职业发展的必然结果。但是,两者对医学从业者的约束力是不同的,一名医学从业者有可能没有医学职业精神,却不能不受医学职业道德的约束。因为医学职业道德作为协调职业行为和关系的准则,只要有医学职业,就有医学职业道德,它具有明显的外在规范性和强制性。而医学职业精神则不然,是属于医学从业个体和医学从业群体的内在信念,它不因外界的强制因素而产生,而是源于医学从业者对医学的情感与责任感,不存在强制性,也不存在必然性。

最后,从表现形式来看,两者同属于意识层面,都必须通过医学从业者的职业行为予以呈现。但是,职业行为的产生动机不同,受医学职业道德调节而引发的职业行为是职业行为规范被内化的结果;而受医学职业精神调节而产生的职业行为则是医学从业者主观意志的真实表达,不依赖于外在规范的约束。医学职业道德只有内化上升为个体"自由意志"时,才能升华为医学职业精神。

从最终归宿来说,医学职业道德的最终目标是通过对医学从业者职业行为的调整,促进从业者个体的职业发展与进步。而医学职业精神不仅着眼于医学从业者的职业发展,更放眼于推动医学和人类健康事业的发展。

2. 医学职业精神与医学人文精神

医学职业精神与医学人文精神同属于精神层面的概念,两者存在相似性。首先,医学职业精神与医学人文精神均是建立在物质基础之上,与社会的发展、医学的进步如影随形,与当时的社会环境、经济基础、医学的发展状态密不可分。其次,医学职业精神与医学人文精神对人的影响与教育都是渗透性的,潜移默化式的,都是通过润物细无声的方式使受教育者的思想、观念、态度、情感发生变化。

当然,作为两个相对独立的概念,两者也存在着明显的差异,主要表现在以下两方面。第一,从伦理角度审视,医学职业精神包含医学人文精神,医学人文精神是医学职业精神应有之义。医学职业精神涵盖伦理和非伦理的具体内涵,其中伦理性内涵要求医学从业者对患者承担责任与义务、对患者实施人文关怀、促进人类健康等,与医学人文精神的价值取向基本相同;而医学职业精神的非伦理内涵要求医学从业者保持医学的专业性和致力于对医学科学的钻研与创新,这些要求强调的是对医疗实践客观事实的尊重和医疗实践行为的规范操作，是属于求真层面的探索，是医学职业精神中科学精神的重要体现。简而言之，医学职业精神涵盖伦理性的医学人文精神和非伦理性的医学科学精神。因此，我们说医学人文精神蕴含于医学职业精神之中，而医学职业精神不能脱离医学人文精神而独立存在。如果在医学职业精神中仅仅单纯强调医学的科学精神，是不足以指导医学实践活动到达"理想彼岸"的，只有将人文精神渗透其中并统一建构发展，才能形成系统完整的医学职业精神价值体系。第二，从义与利的角度看，医学职业精神侧重于"义利平衡"的视角，而医学人文精神则更注重从道义的角度进行考量。在我国医学界，儒家"重义轻利"思想影响深远，因此，中国传统医学倡导"重义轻利"，甚至不太关注医者个体利益的保障与实现。而现代医学职业精神倡导的是"义利兼顾"，且"重义大于重利"。现代医学提倡在不违背义的基础上获得个体相应的报酬——利。而医学人文精神则完全从人的角度考虑，更多关注人尤其是病患的身心需求与发展。两者在道义和利益的追求上还是略有差异的。因此，在现代医学教育中，我们不能简单地把医学职业精神的培育等同于医学人文精神的培育。

三、医学职业精神的要素特质

（一）医学职业精神的构成要素

从伦理角度分析，医学职业精神主要由以下三个要素构成：职业认知，职业情感和职业意志。

1. 职业认知

职业认知是指从业人员对所从事的职业的理解与接受程度。医学从业者的职业认知是指医学从业者对所从事的医疗行业及其具体岗位的性质、权责和要求等的理解和接受程度，具体包括对医学、医学服务对象、医学职业要求以及医学职业发展的认知等。医学职业认知是医学职业观念、医学职业情感、医学职业态度、医学职业信念产生的基础，是一切医学职业行为的出发点。

2. 职业情感

职业情感是一种内在的情绪与体验，它是从业人员对所从事职业的性质、服务对象、服务实践以及职业人际群体关系的自然态度。从业人员在职业认识的基础上，通过职业态度这一环节的过渡，逐渐形成自己的职业情感。倘如职业从业者无法形成对所从事职业和服务对象的深厚情感,就不可能产生对从事职业的责任感和职业信念,职业活动也必将成为一种负担,更谈不上形成职业精神了。医学从业者对医学职业的情感,应当包括对医学的荣誉感、责任感和对患者的情感关怀、人文关怀等。

3. 职业意志

职业意志是从业人员克服职业挑战和困难的内在毅力。从业人员在为职业理想奋斗的过程中,会遇到各种意想不到的困难、障碍与挑战,这时候就需要职业意志发挥作用。坚定的职业意志是持续稳定的职业行为的内在力量源泉。如果缺乏职业意志的支撑,职业过程就容易产生波动,在碰到具体困难与挑战时就难以保持一贯的方向和目标。因此职业精神的实现必须要有职业意志的参与。医学从业者的职业意志以其医学职业的理想为目标,以医学职业情感为桥梁,以医学职业良心和医学职业的荣誉感为激励,最终导向良好的医学职业精神。

综上所述,医学职业精神是由医学职业认知、职业情感和职业意志三项要素组成,并且其形成需要从医学职业认识到医学职业情感再到医学职业意志的逐级完善。明晰医学职业精神的构成要素,掌握其发展规律,对于医学职业精神的培育具有极其重要的指导意义。

(二)医学职业精神的特质内涵

《新世纪的医师职业精神——医师宣言》首次发表于 2002 年《美国内科医学年刊》和《柳叶刀》杂志,迄今已得到美、英、法、德等近 40 个国家和地区的 120 多个国际医学组织的认可和响应。其内容主要包括以下方面。

三项基本原则:将患者的利益放在首位的原则、患者自主的原则和社会公平的原则。

十条职业责任:提高业务能力的责任、对患者诚实的责任、为患者保密的责任、与患者保持适当关系的责任、提高医疗质量的责任、促进享有医疗的责任、对有限的资源进行公平分配的责任、对科学知识负有责任、通过解决利益冲突而维护信任的责任、对职责负有责任。

这三条基本原则和十条职业责任成为当代医学职业精神具体特质内涵的主要来源。在此基础上,学者和专家对其进行详细的阐述和研究,理查德·L.克鲁斯等人根据相关文献,整理出现代医学职业精神应包含的主要特质,详见图1-1。[①]
从图1-1可以看出,医学职业精神的特质分为传统治疗师特质、专业医师特质
和两者共同的特质3个方面。

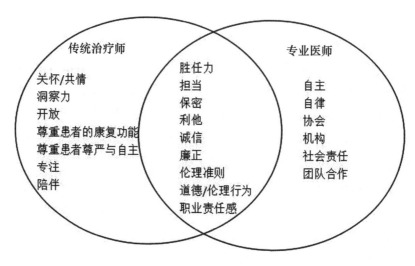

图1-1　医学职业精神的特质内涵

1. 治疗师的职业精神特质及其变化

无论在哪个时代,医学从业者作为治疗师的身份似乎都未曾改变,因此其特
质内涵也鲜有变化。关怀,共情,开放,需患者所需,急患者所急,专心致志,所有
这些品质的存在没有时间限定,也没有国家和文化界限。其中,只有"尊重患者
尊严与自主"这一治疗师的特质,经历的转变最大,过去医患关系本质上是一种
伙伴式关系,但现在这种现象不再被接受。现今人们普遍认同的是,在接受医生
提供的专业性建议的基础上,患者可以控制医患关系的方向,并掌控自己的医疗
细节。这是以患者为中心的医疗保健的基础,也是当前社会所期待的。

2. 专业医师的职业精神特质及其变化

隶属于专业医师的职业精神特质,有些是全新的,有些出现了很大改变。由
于患者的自主性不断提升,医学从业者的自主性受到了部分限制。同时,随着社

---

① Cruess,R.L.,Cruess,S.R,Steinert.Y.医学职业精神培育[M].刘惠军,唐健,陆于宏,译.北京：北京大学医学出版社,2013:14.

会不断赋予医学从业者各种新义务，医学从业者的自主性受到了更多的限制。他们不仅要对患者负责，对第三方付费人负责，同时还要对社会上所有人群的整体健康负责。从本质上讲，医学从业者的自主权与其义务是相互依存的，医学从业者拥有得越多，他们的自主权就越少。医学职业精神的维度代表着一种重要的社会期待，在医学教育的各个阶段都必须进行教授和学习，以保证所有的医学从业者都能够适应社会的这种期待。

医学的社会责任在希波克拉底誓言中是没有的，但如今它是医学教育中的重要内容。现代科学的健康照护对社会的重要性，促使医学必须对社会需求做出应答。现代的医学从业者必须平衡他们的权利与义务，既要将患者的利益放在第一位，用有限的知识为公众服务，又得让医学的利益在人群中达到最大化。这种现象代表了医学"社会目的"和医生对个体患者的"承诺"之间的冲突。这种冲突也会给医学实践带来巨大的压力，而这种冲突和压力，必须在职业精神教育中有所体现。自我监控是医学职业享有的一种特权，这种特权的存在不是因为它对医学有好处，而是因为只有专业人士才有资格在如此复杂的领域内做出判断。众所周知，医学职业在自我监控过程中出现的问题已经引起公众对特权制度的质疑，而医学的监管权力如今正被政府、法院、企业机构所削弱和改变。因此在职业精神教育中，讲解自我监控的具体内容，分析医学联合社团和监控实体的作用，都是职业精神教育的重要基础。

最后，还有一种新的特质为医学从业者所必需，这就是专业医师要在卫生保健专业团队中工作。一位医学从业者服务于一名患者的历史形象早已不复存在。由于现代医疗的复杂性，当代社会对医学从业者的主要期待是：作为医疗团队的成员发挥作用。而医学生、医师本人却把自己看作是独立、自主的实践者，这在无形中就产生了冲突。因此，医学院校的职业精神教育也应当重视这种冲突，以保证医学生在未来的职业生涯中能妥善地面对和处理这种冲突。

3. 治疗师和专业医师的共有特质及其变化

或许变化最大，同时也是挑战最大的特质是治疗师和专业医师职业精神的重叠部分。从历史的角度看，当医学生能够胜任医学领域工作的时候，他们就可以获得资格证书并获得相应的资质，而且人们相信他们在今后的职业生涯中会保持这种胜任力。然而，有充足的证据表明，事实并非如此。未来的医学从业人员有必要进一步证明他们在整个职业生涯中都能保持这种胜任力，而且只要这份职业还拥有自我监管的权利，医学从业者就要承担对自己和同事的专业能力负有责任的专业义务，这一观念必须贯穿在医学教育的每一阶段并始终予以强调。

教学课程必须涉及利他主义的内容，因为它是基本的社会期待。最简单的一点就是要求医学从业者把患者的利益置于个人利益之上，这决定了患者是否信任这名医学从业者。从传统来看，利他主义的一个重要方面一直是这样一种期待：医学从业者对患者的需求能够有求必应。然而对于目前的医学毕业生而言，他们生活在一个强调个人生活方式的社会，所以他们开始质疑这种"利他主义"的社会理念。但对于利他主义的其他方面，年轻一代并不存在什么异议，例如承诺、关怀、共情。在职业精神教育中要在利他主义和生活方式之间进行平衡，否定利他主义可能意味着接受医学从业者将自己的利益置于患者利益之上。医学生和医学从业者都必须懂得利他主义是获得患者信任的基础，信任一旦缺失，治疗就会受到严重影响。因此，如何采用有效的方法来平衡患者的需求与医学从业者自己渴望的生活方式就显得非常重要。

还有如诚实、正直、道德等伦理行为的特质也正在受到威胁。威胁来自多个方面，比如医保系统、社会竞争、权威的药剂、医疗设施和医疗产业等。它们正威胁着医学的伦理基础，这些伦理基础包括医生将患者利益置于个人利益之上的承诺，诚实有效并设身处地对待患者的承诺，在出现利益冲突时，避免损伤公众信任的承诺等。医学生、住院医师和其他医学从业人员必须了解这种利益冲突。目前这种利益冲突比以往任何时候都更现实地摆在我们面前，它们不会自行消失。医学职业精神要求医学从业者们以一种不损害信任关系的方式来管理和反思这些冲突。

四、医学职业精神的时代特征

在现代医学的发展过程中，当代的医学职业精神逐渐形成了以下几方面的特征。

（一）道义和利益的统一

医学职业精神的首要特征是讲求"道义"。在医学发展过程中，对"道义"的追求一直是医学职业的重要价值观。传统医学一直深受儒家"重义轻利"思想的影响，要求医者置个人利益于身外，把病患的疾苦当作自己的疾苦，设身处地为病患着想，不提倡甚至不太关注医者个体利益的保障与实现。而现代医学职业精神的首要原则仍然是利他主义，倡导将患者的利益放在首位，始终以患者为中心，坚持患者利益至上的原则。然而，现代医学职业精神在尊崇利他主义的同时，提倡在不违背道义的基础上兼顾医者的个体利益，除了关照患者的需要外，也要适当地关照医者的利益与诉求。在现代社会，医学职业精神的道义性代表着医学职业发展的价值取向和理想境界，但它必须在遵循和兼顾医患双方利益的前提下才能实现。

（二）民族性和世界性的统一

医学职业精神是不断发展的，这种发展是建立在对传统医学的继承和现代医学的发展基础之上的。传统医学为现代医学职业精神提供了普遍的职业伦理价值观，现代医学则赋予了医学职业精神更丰富的时代内容。医学职业精神是在职业的发展过程中孕育而生的，具有很强的地域性和民族性，深受所在国家与地区的政治、经济、文化和道德观念的影响。当然，这种影响也是随着时代的发展不断变化的，医学职业精神在不断吸收职业发展过程中的优秀成果的基础上，融入所在国家和地区的新的时代内容，从而具有了时代的特征。我国当代医学职业精神的发展也要如此，既要传承传统医学的职业伦理，也要融合具有中国当代特色的职业伦理要求，从而形成真正具有时代特征和民族特色的医学职业精神。

（三）主观性与客观性的统一

职业精神是职业实践在主观世界的客观反映，它受职业主体意识和职业实践的双重影响。医学职业精神也不例外，同样受到医学职业实践和医学职业主体的共同影响。医学职业精神作为一种社会意识，是对人类社会医疗卫生领域特定职业关系的客观反映，同其他社会意识一样，受制于社会医疗卫生领域这一客观存在，同时受到医学从业主体的影响。客观存在的医学发展水平和医学中的社会关系作为职业精神的驱动力和制约因素，会不断促进医学职业精神的变化与发展，最终建构出适合特定社会与特定时代的医学职业精神。因此，从这个意义上来说，医学职业精神是医学从业者为了完成特定社会赋予医学使命而形成的与职业要求相一致的，并被社会和从业群体所认可的一系列认知、情感、态度和信念的总和。

第二节 医学职业精神教育的理论来源

理论是"关于行动的观念或内心构想，它是我们应当遵循的规章法则的系统论述"[①]。理论指导实践，不管我们是否意识到，我们赞同的某种特定理论很有可能决定我们未来如何来开展学生的教育与培养工作。因此，掌握不同的教育理论框架，能帮助我们对教育取向做出明智选择。没有理论的指导，很容易导致我们的教育实践过分依赖直觉和常识的判断。因此，作为医学教育工作者必须进一步明确：指导我们开展医学职业精神教育的理论及教育思想究竟是什么？医学职业精神是如何产生发展的？本节希望通过一些相关教育理论的介绍，促使医学职业精神的教育能以更加科学和系统的方式来进行。

一、敬畏生命理论

生命具有至高无上的地位，生命价值是首要价值，其他物质价值、经济利益都要让步于生命的价值。现代医学在发展过程中出现了过分追求物质、讲究经济的不良倾向，对生命价值的尊重追赶不上对物质增长、经济发展追求的脚步。然而，在理性认知层面，人类社会逐渐认识到医学并非纯粹的自然科学，而是集人文科学、社会科学于一身的综合性学科，科学精神和人文精神是其应有之义，其中对人类生命的关注和尊重理应成为现代医学职业精神的首要价值追求。因此，敬畏生命理论可以为医学职业精神的研究与教育奠定价值论基础。

（一）敬畏一切生命

敬畏生命理论由法国的思想家阿尔贝特·施韦泽最先提出，他认为："善是保持生命，促进生命，使可发展的生命实现其最高价值；恶是毁坏生命，伤害生命，压抑生命的发展。"[②]敬畏一切生命，这是施韦泽敬畏生命理论的伦理学基础。他把生命伦理的范畴扩展到一切的生物，不仅包括人类，还包括动物、植物等一切生物群体，他认为宇宙中所有的生命现象都值得人类敬畏与尊重。敬畏生命理论对于医学职业精神领域的贡献主要体现在以下三方面。首先，它启发我们，医学从业者不能仅仅看到患者的病灶，应把患者作为一个完整的生命体来

---

① Oxford English Dictionary（2nd ed.）[Z]. Oxford：Oxford University Press，1989.
② 施韦泽.敬畏生命：五十年来的基本论述[M].陈泽环，译.上海：上海社会科学院出版社，2003：17-18.

尊重和对待。其次，它也启发我们，人类作为已知世界的最高生命形式，对其他类型的生命同样也负有尊重、珍惜、怜爱等责任。对于为医学实验作出贡献的实验动物们，医学从业者也应常怀敬畏之心，尊重和感激它们对现代医学发展作出的贡献。最后，它还为人类处理好人与人、人与其他生物、人与自然的关系提供了基本原则，为人类与自然的和谐共生、人类社会的可持续发展指明了方向。

（二）维护生命质量

敬畏生命理论认为不仅需要尊重一切生命，更要关注生命发展的质量。生命质量论在 20 世纪 50 年代被提出，该理论认为生命存在的价值是可以由生命质量来衡量的，可用三个层次的标准来予以划分：一是主要质量标准，即生命个体的基本生理机能和智力状态水平，是一种较为低级或初步层次的生命质量状态，这也是区别健全人与不健全人的主要标准；二是根本质量标准，指生命的价值旨归与意义，即体现生命体与他人、社会、道德等的相互作用和相互联系的生命活动的质量水平指标，这是体现生命体社会功能与社会价值的重要标准；三是操作质量标准，即用计量、诊断等客观方法来测验智能、生理等方面的人性质量，这是区别人类生命体与其他生命体生命质量的重要标准。生命质量理论通过质量观倡导生命质量与尊重生命的价值相统一，启示我们应在保证生命价值和质量的前提下，促进人类生存质量的提升，彰显人类生命的价值。

二、道德认知理论

道德认知理论由杜威首先提出，后经皮亚杰和科尔伯格继承与发展，建立起完整的理论体系，是迄今为止最有影响力的品德形成理论之一。道德认知理论的主要观点：一是在道德发展观上，强调道德是在道德个体与其所处社会环境的相互作用下不断发展的；二是在道德评价测量上，倡导通过设计道德两难的故事情境并赋以具体评分标准的方法来测量评价道德个体的道德发展阶段；三是在道德教育目标上，坚持发展性原则，强调通过激发道德个体的思维，引起道德个体的道德认知冲突，从而提高其道德的判断力，促进其道德行为的发展；四是在学校道德教育实践中，认为学校道德教育最有效的途径或模式就是进行道德讨论和实施公正团体的策略。

道德认知理论不仅对于个体的道德形成与发展有着较为系统的理解和判断，并且针对学校德育如何培养学生的道德，促进学生道德能力的成长提出了卓有远见的理论观点和实施建议，为医学职业精神的研究带来重大启发，为医学生的职业精神教育提供了认识论的来源。

（一）坚持发展理念，尊重个体需求

在道德认知理论看来，道德教育不应该成为道德概念的讲授、道德规则的灌输，而应把促进个体的道德认知能力和道德判断能力的发展作为道德教育的最终目标。道德认知理论强调道德教育要充分尊重个体的自主性、发展性和差异性，柯尔伯格认为，道德教育的目的是促进个体的道德判断和道德行为能力的自然发展，引导个体用自己的道德判断来控制自己的道德行为。同时，他也提出德育应该要了解德育主体的个体需求，注重德育主体的道德发展，并且在教育过程中要遵循客观实际，根据德育主体的个体差异，做到因材施教，并提供良好的道德氛围和教育环境，为教育个体制造更多的角色承担和实践机会，全面促进德育主体道德能力的发展。据此，医学生的职业精神教育也要尊重每个医学生的道德发展的阶段性和个性的发展需求，对不同层次、不同专业、不同性别、不同个性特质的医学生采取不同的教育方法，实施不同的教育内容，进行分层分类的延续性教育，这样医学职业精神的教育才能真正做到"因材施教"。

（二）提倡生活德育，反对知识德育

知识德育就是通过传授道德知识来促使教育个体的道德发展，具体包括道德知识教育、道德规范教育与道德的价值信念教育等。知识德育蕴含的教育理念是：通过道德知识的教育与传授，德育主体的道德认知就会逐渐提升，道德判断能力和道德行为能力自然而然也就能得到发展。而生活德育是指通过现实生活与实践来促使教育个体的道德发展。在道德认知理论看来，德育主体的道德认知不可能通过简单的知识获取就能达到。德育主体的道德发展离不开现实的社会背景和真实的社会生活，在现实生活中教育个体通过实践、体悟和研习培养起自己独特的道德认知、道德判断和道德行为能力。道德教育只能通过德育主体自身的道德实践去实现，而不能凭空臆想，更不能闭门造车。当然，知识德育也不可或缺，是德育的重要途径，但任何知识德育的实效都要通过生活德育的实践来巩固与发展。因此，对于医学职业精神教育而言，教育者也必须遵循从生活中来，服务于生活，检验于生活的教育理念，不能把医学职业精神教育简单片面地理解为学校的职业精神课程教育，而要与现实的医疗环境、医学生的学习生活相结合，坚持生活德育的原则，融入鲜活的生活教育的智慧，全面提升医学生职业精神教育的实效性。

（三）倡导循序渐进，遵循发展规律

道德认知理论认为德育主体的德性成长是自身道德经验不断同化、调整和平衡的发展过程，是通过其自身与社会环境的相互作用不断建构出来的。这个过程表现为一系列小的发展阶段，德育主体每经过一个小的阶段与过程，他的德性水平就会出现一次质的飞跃。道德认知理论认为德育主体的道德发展总是遵循一定的规律，从低到高发展，具有较强的发展性特点。他们认为道德教育就是向教育个体提供丰富的社会经验和角色实践的机会以促进其道德判断与能力沿着内在的阶梯顺序不断向上发展。在德育主体德性构成中，道德认知理论认为道德品质由知、情、意（行）等因素构成，其中道德认知处于基础性的地位。道德认知能力可以定义为在认识活动中，个人获得新的道德认识和接受新的道德规则的能力、推理能力和道德判断选择能力。德育主体的道德发展受认知发展水平制约，道德认知发展是道德发展的必要条件。如果缺少应有的道德认知，那么，道德情感、道德意志、道德行为也就成为无本之木。在道德认知的基础上，德育主体的情感、意志、能力才能不断发展，逐渐达到道德教育的最终目标。

尽管医学教育一直独立于通常的教育学，但医学生作为成年的学习者，认知科学在他们之中的作用与其他学习者的作用没有什么区别。认识医学生的道德发展阶段对于实施医学职业精神教育是非常重要的，比如在大学一年级，医学生还处在"感性接受期"，他们容易建构和接受新的价值观，在心理上也表现出一定的幼稚性，对于医学职业精神的相关内容接受度较高。在大学二、三年级，多数的医学生开始进入"理性判断期"，他们开始形成较强的判断能力和独立思考能力，对原先接受的医学职业精神开始进行理性分析，有了怀疑，有了批判，也有了取舍与扬弃。而进入大学四、五年级以后，医学生进入职业精神的"现实成熟期"，开始运用自身医学职业精神认知和价值理念于现实医疗实践之中，医学职业精神的认知通过实践和情感的生成开始逐渐内化，达到信念的坚定。为此，医学院校的职业精神教育需要遵循医学生道德认知的发展规律，教育目标、教育内容、教学方法更要与此相匹配，才能达到医学职业精神教育的原有目的。

三、知信行理论

知信行理论是由美国哈佛大学的梅奥（Mayo）等人于 19 世纪 60 年代在心

理学基础上,综合刺激理论和认知理论提出的,重点阐述了知识、信念和行为之间的递进关系。后经戴维·曲曼(David Gochman)的发展,明确将人类行为的改变分为知识(knowledge)获取、信念(attitude)产生及行为(practice/behavior)形成三个连续过程,即知识—信念—行为(knowledge-attitude-practice/ behavior,简称 KAP 或 KAB)理论,简称知信行理论。作为认知理论和行为科学领域的重要研究成果,知信行理论已被美国疾病预防中心列为 4 种最有影响力的行为干预理论之一[①]。自 20 世纪 60 年代以来,国际学术界逐渐将其应用于生育率调查、重大疾病防控等领域,并拓展到控烟、乳房自检、婴儿喂养方式、口腔保健等健康促进的行为研究中[②]。该理论一般用于目标人群健康保健方面知识、态度(信念)及行为现状的研究,还用于评价目标人群知识、态度和行为的变化等。

（一）知信行理论的基本内涵

"知",即感知、信息及知识;"信",即态度、信念;"行",即行为、举止行动。

知信行理论中的"知—信—行"存在一定的递进和因果关系[③]。"知"是基础。感知、信息及知识是行为的前提,它是行为改变的必要条件。知识对行为的形成起着重要的基础支撑作用。教育个体只有掌握了知识,才能采取有意识的行动。所以教育个体只有不断地提高自身的认知水平,才能为后期形成良好的行为习惯打下基础。同时,因为知识会老化和丢失,所以教育个体还要不断地强化和更新知识,才能达到行为形成的阈值水平。"信"是关键。态度与信念是行为改变的内在动力,反映行为的稳定倾向性。态度与信念在"知—信—行"的转换中起着关键作用。要转变行为首先需要转变态度与信念,没有态度与信念,人们就不会有意志,更不会有积极、主动的行为;反之,有了信念,人们才能自觉地对自我行为和环境进行分析、判断,促使行为朝着正确的方向转变。"行"是目标。"行"就是将已经掌握并且相信的知识付诸行动,促成行为形成的过程。行为代表实践,行为的改变是教育的最终目标。

在知信行理论看来,知识、态度(信念)、行为之间存在着较强的相互联系,但

---

① 王胜涛,段立颖.知信行融合统一的发展性体育教育模式研究[J].教学与管理,2009(12):154－155.

② 郭玉峰,胡镜清,彭锦."知信行"方法的文献学研究[J].国际中医中药杂志,2015,32(3):252－254.

③ 汝骅.学校健康教育"知信行模式"理论与实践[M].北京:中国轻工业出版社,2011:34.

三者之间并不存在必然性[①]。也就是说，知、信、行三者有联系，但知与信层面并不必然导致行为的反应，这是由于知、信、行三者的转变是由复杂的心理过程所决定的。该心理过程包括以下环节：信息暴露→察觉信息→引起兴趣→感兴趣（感到需要）→理解信息→记忆信息→思考信息→相信信息→决心行动→尝试行动→开始行动→坚持行动（动力定型）→确认行动（行为确立），参见图1-2。在教育实践中，只有全面掌握"知、信、行"转变的复杂心理过程，才能在实际工作中随时关注并尽可能地避免影响"从知识到行为"的不利因素的出现，以提高教育实效。

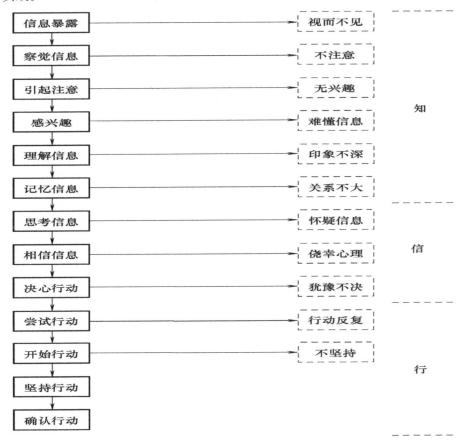

图1-2　"知—信—行"转变的心理过程

---

① 汝骅.学校健康教育"知信行模式"理论与实践[M].北京：中国轻工业出版社，2011：37.

（二）知信行理论在医学职业精神教育中的运用

本书最终选择知信行理论作为医学职业精神教育的理论依据，主要基于以下几个方面的考虑。

一是该理论蕴含着浓厚的东方哲学思想。纵观我国古代传统文化，不乏与知信行理论有着共同理念与观点的流派、学说与理论，如儒家哲学代表孔子的道德教育理论，南宋著名理学家、思想家、哲学家、教育家朱熹的知行观，明代著名哲学家王阳明的"知行合一"学说等。中国古代文化与思想流派对知行的可能性、主体认识能力、知行来源都有深刻的探讨，知信行理论与中国古代文化中的哲学思想比较一致，也较容易为当代中国的教育系统所接受。

二是该理论契合中国人的传统思维模式。西方偏向于理性思维，习惯于用归纳、总结、比较、具象、综合、抽象、逻辑等作为思维模式的基本单位，多用逻辑概念、逻辑推理来反映现实，习惯于将事物发生过程分解成逻辑严密、条理清晰的各个阶段，从而揭示出事物发生、发展的内在规律与本质。而中国传统思维模式倾向于形象思维，感性强，比较注重直观的感觉和体会，对事物认识和逻辑概念相对模糊，也不刻意于追求对感性材料的深层思考和对事物的精确分析，较多满足于对经验的总结及对事物较为笼统的描述①。知信行理论符合中国人从"感知"到"行动"的传统思维方式，能得到教育界较为广泛的认可和应用。

三是该理论拥有较强的跨学科适用性。知信行理论不仅在行为干预、健康促进等领域具有广泛的运用，对其他学科领域的研究也具有较强的启发，尤其是在方法学上表现出巨大的包容性和推广性。因此，该理论可以为医学生职业精神培育提供基本的理论分析框架。通过对医学生职业精神认知、情感（态度）和行为的测量与分析，掌握我国医学职业精神的教育现状，为我们构建医学职业精神教育的新模式提供理论指导。

那么，在医学职业精神教育中如何运用知信行理论来达到促使医学生职业行为转变的目的呢？

知信行理论的行为改变方式主要是通过改变人们的认知来达到行为干预的目的，即实现"认知的重组"：消除不正确的认知，建立合理的认知。认知重组是认知行为改变的基础与核心，一般要历经以下三个阶段。

---

① 楚渔.中国人的思维批判[M].北京：人民出版社，2010：29-30.

一是认知准备阶段，即了解认知与行为之间的关系；

二是学习阶段，即通过学习建立新的认知；

三是实施阶段，即用新的认知代替旧的认知。

认知重组可通过"从认知入手"或通过"从行为入手"两条途径来完成。

"从认知入手"时，教育者应先让行为者明白，人的认知不可能完美无缺，有时存在片面性和知觉误差，会使感知偏离事实本身，以此劝说行为者换一种角度和方式来思考问题。如医学职业精神教育中的知识讲座、课堂讲授等就是"从认知入手"来获取新知、以新知代替旧知的。

"从行为入手"时，首先教育者要对活动进行设计，分解行为干预的实施步骤，从易到难、循序渐进，以实现对行为者的行为改变。其次，教育者应探求隐藏在行为背后的认知方式，对刺激事件的认知进行分析，找出不合理。这一步骤也可以充分发挥行为者的主观能动性，让行为者主动参与分析问题、发现问题、解决问题的全过程，甚至还可以让其共同参与活动计划的设计和最后的评价，以激发行为者的兴趣，提高行为改变的效果，强调"做中学"，"从行为入手"实现认知的重组。

四、情境学习理论

情境学习的教育观念认为，知识的教学寓于情境之中，知识的运用受到行动、环境及文化的影响①。知识蕴含于真实情境的观点对于理解医学职业精神的教育、对教育环节的设计和执行及安排开展相关的教育活动具有重要的启示。正如莫兹利（Maudsley）等所认为的："现有的教育理论中，只有情境学习理论提出了对职业精神而言最有效的教学设计模式。采用这种模式可以使学习者从一名社会普通成员成长为一名拥有高超职业技能和追求高尚职业精神的专家。"②因此，情境学习理论尤其适用于医学职业精神的教育。

情境学习理论把认知基础和体验式学习融合到一起，这是促进职业精神发展所必需的。换句话说，情境学习通过寓教于真实情境中，可以在"是什么"和

---

① Brown，J.S.，Collins，A.，Guided，S. Situated cognition and the culture of learning[J].Educational Research，1989，18(1)：32-42.

② Maudsley，G，Strivens，J. Promoting professional knowledge，experiential learning，and critical thinking for medical students[J].Medical Education，2000，34(7)：535-544.

"怎么做"两个问题之间架设起连接桥梁。情境学习可以把抽象的理论知识转化成便于运用的有效信息，该理论的倡导者认为，有效的知识是在真实的实践活动中获得的，而学科教学与实践教学是职业精神教学的核心原则，因此要权衡好两者的关系。情境学习的要素主要包括认知学徒制、协作学习、反思、实践、阐明学习技能。

（一）认知学徒制

认知学徒制是情境学习中基本的教育模式，它对临床教学以及职业精神的发展有着特殊的意义。学徒制是医学教育中常见的一种教学方式，认知学徒制建立在传统的学徒制的基础上，由四个阶段组成：榜样示范、搭建支架、退出和指导。

榜样示范，即学习者观察并模仿教师的任务操作过程。教师将其内在的认知过程展现给学习者们，当教师将这种认知过程加以外化的时候，榜样示范即为最有效的教学方法。通过榜样示范，学习者观察一般情况下不能外化的过程，并将正在发生的事情与事情发生的原因整合到一起。

搭建支架（或称为搭建脚手架），即学习者在操作任务时，教师提供支架式的帮助和建议。从认知的整体过程到下一步该如何操作，教师都会给予辅导和提示。这种教学方法能够最大限度地简化学习任务，给学习者提供辅导，从而培养学习者迎接挑战，处理艰难任务的能力。挑战太小，毫无乐趣；挑战过大，容易挫败。通过对认知过程和技术诀窍的整合指导，这种搭建支架的方法可以帮助学习者将所学知识应用到当前任务中。

退出，即教师逐渐减少对学生的辅助支持，把更多的责任交还给学生本人。在学生开始独立从业的过程中，指导教师适时的"退出"是关键性的一步。

指导，贯穿着学习全过程。在学徒尝试学习或进行任务操作时，教师给予辅导和帮助，其中包括引导学生的注意力、提供线索及反馈意见、对任务提出挑战和筹划、不断增加问题难度创造更多的挑战机会等。根据学习者的理解和背景知识，教师详细讲解活动进程，并对活动过程中的操作方法、时间节点和操作原理做进一步指导；教师还负责帮助学习者识别和纠正错误的思维过程、错误的理念及错误的逻辑推理。在情境学习的环境中，教师给出的建议和指导能够帮助学生最大限度地运用自己的知识。

（二）协作学习

协作学习，是情境学习和认知学徒制的另一种重要特征。布朗（Brown）等研究者提出，以下教育策略可以促进协作学习，包括共同解决问题、多重角色扮演、共同应对无效策略及错误概念、发展协作合作的技能。此外，小组合作、同辈教学、团队项目也有助于协作技能的掌握。而且跨领域的通力合作是职业精神中的重要成分，因此协作学习应该更多融入医学职业精神的多样化教学环境中。

（三）反思

反思作为情境学习中的必要步骤，在医学文献中受到越来越多的关注。反思也被认为是职业胜任力中的核心技能[1]。在实践中，一共有三种反思性活动：行动中的反思、行动后的反思和行动前的反思[2]。舍恩（Schon）将人的自然反应（如随机应变）称为行动中的反思[3]。这种类型的反思通常被认为是潜意识的，参与者只部分意识到自己的反思行为，这种反思大多涉及模式识别，通常是因为意识到"好像什么东西不对劲儿"而引起的[4]。行动后反思是指事情过后回想起当时的情境，并开始对情境重新进行评估。这种类型的反思行为，其参与者完全清楚当时的情境，并且这种反思可以引起对情境的特别关注，从而帮助参与者在心中重建体验。行动后反思也构筑了一条纽带，帮助参与者重温当时情境，从而使其在内心记忆及外界资源中得到重新认知[5]。行动前的反思为职业培训和实践能力的提升开辟了新途径。正如拉克曼（Lachmall）以及波兹南（Pawlina）所说："反思性实践的好处在于既能帮助实现新修订的课程目标，也能拓展到医学课程结构之外的其他领域。反思过程和批判性思维有助于将理论概念付诸实践；通过增加学习经验，提高复杂情境中的批判性思维和判断能力；鼓励以学生

---

① Schon，D.A. The reflective practitioner：how professionals think in action[M]. New York：Basic Books，1983.

② Epstein，R.M. Hundert，E.M.Defining and assessing professional competence[J].JAMA，2002，287(2)：226 - 235.

③ Schon，D.A. The reflective practitioner：how professionals think in action[M]. New York：Basic Books，1983.

④ Hewson，M.G.Reflection in clinical teaching：an analysis of reflection-on-action and its implications for staffing residents[J]. Medical Teacher，1991，13(3)：227 - 231.

⑤ Robertson，K.Reflection in professional practice and education[J].Australian Family Physician，2005，34(9)：781 - 783.

为中心的教学。"①显然，以上这些好处对职业精神的提升有着至关重要的作用。

（四）实践

实践是情境学习的另一核心要素。反复的实践，可以将实践技能转化为不断提升的专业知识，从而扩展应用到协作和反思的社会情境之中。反复实践还能使技能变得牢固，并使人们可以根据需要自动运用技能。

（五）阐明学习技能

阐明学习技能包括两个方面：第一，清晰表述或者分辨出不同的职业技能，以便更有效地学习这些技能；第二，将学习者在具体领域的知识、推理或问题解决过程清晰地表达出来。通过阐明其问题解决的过程，帮助学习者更好地理解他们的思维过程，更好地对自己和他人解释相关内容。阐明还可以外化学习和反思的过程。

总之，情境学习倡导将知识教学寓于情境之中的理念为我国医学院校的职业精神教育提供了方法论的指导。在医学实践教育过程中，情境学习认为医学教育深受医疗实践、环境及文化的影响。坚持运用情境学习模式，将会提升教师对自身角色的认知，即教师除了要担当传授知识的角色之外，还要担当起医学生的培训教练之责，他们必须将任务的执行过程示范给学生观摩。与此同时，医学生也要扮演专家的角色参与互动教学，从而共同担当学徒和教师的角色。在医学职业精神教育的许多方面，情境学习也提供了有效的理论架构，运用这种理论架构可以帮助教师更好地把握职业精神的教育教学，也有助于医学生更好地参与职业精神的教育教学。

五、自我主导理论

（一）自我主导理论的来源及内涵

自我主导理论是学生发展理论中整合性理论的代表②。自 20 世纪 90 年代初至 21 世纪初，理论研究者将学生发展的不同方面放到整合的理论模型中，整合型理论综合了个体在认知、情感、认同等多维度的发展内容及其发展方式，概

① Lachman，N，Pawlina，W. Integrating professionalism in early medical education：the theory and application of reflective practice in the anatomy curriculum[J]. Clinical Anatomy，2006，19（5）：456-460.
② 何冰冰.留守经历在青年成长历程中的影响——基于结构—发展理论视角的质性研究[D].北京：北京大学，2018.

括了个体发展的不同阶段和模式，将个体在大学期间的学习更多视为一种自主发展的过程，旨在研究学生在大学期间会发生什么样的变化，以及这些变化产生的过程①。一直以来，心理学家都比较关注个体的自我发展，早期的个体发展理论关注个体发展的内容和方式。皮亚杰认为，学习从属于个体的心理运演，"同化"只有在学习者主体积极参与认知建构时才有可能发生，如果学习者能将所学知识同化到自己现有的认知图式中，那么个体将顺利获得外部信息，从而达到认知的"平衡"状态；维果茨基在皮亚杰理论的基础上，更为强调学习者主体与外部环境进行"交互"的概念，他认为在吸收并借助于适当的外部支架式教学的干预之后，学习者往往能够凭借互动来获得独立思考并解决问题的能力；勒温将"交互"的概念做了进一步延伸，他强调个体的适应行为主要取决于行为发生时学习者的心理环境，趋向表现是学习者适应环境的一种本能表现。

这些理论都为自我主导理论的形成与发展提供了强有力的支持。自我主导理论以罗伯特·凯根（Robert Kegan）和巴克斯特·马格达（Baxter Magolda）的观点为代表。凯根认为，个体发展主要依赖于主体的自身参与程度。凯根提出了"结构—发展"的理论，他认为，自我发展的过程实际上是主客体分化整合以及两者关系不断调整的过程，主体不断地进行新意义的采择，将两者间的关系加以整合与调整，使其达到平衡的状态，从而进入自我发展的新阶段。自我发展的重要依据是如何看待自己以及周围世界，而个体正是发展过程本身②。凯根的自我发展理论强调了以人之自我为主体，从主体的角度出发，以外部环境等因素为客观条件，在实践活动中发展与建构自我。按照自我发展理论的观点，人是实践意义的采择者，作为主体的人，对他人的认知或者对自我的认知取决于其对过去经验、外在环境、信息、刺激以及选取何种对象作为意义来采择。自我的发展受到周围环境态度的影响，而自我发展到最高阶段的实质，意味着对自主发展过程中所出现的冲突的一种超越③。马格达的自我主导理论与凯根的自我发展理论具有异曲同工之妙，马格达更关注的是从理论的角度分析自我发展本身所蕴含的主导性。马格达沿用了凯根的研究路径，并在凯根的理论基础上，从认知、自

---

①　Astin，A.W.What matters in college：four critical years revisited [M].San Francisco：Jossey-Bass，1993：78.

②　罗伯特·凯根.发展的自我[M].韦子木，译.杭州：浙江教育出版社，1999：87.

③　罗伯特·凯根.发展的自我[M].韦子木，译.杭州：浙江教育出版社，1999：96.

我以及人际三个维度，对大学生的发展特征和路径进行了理论构建。她在研究中整合了认知发展、个人（人格）和人际（个人内部与外部环境的关系）等方面的内容。她认为自我主导性是指个体独立自主的思考和行为方式，是明确自己的人生目标和意义，决策和判断不依赖外界标准的程度。在这里，马格达将认识论的（epistemological）维度、个人内在的（intrapersonal）维度、人际关系的（interpersonal）维度三方面内容纳入自我主导理论，并得出结论：处于自我主导阶段的个体既能够吸收外来信息，又能够坚持自我的价值认定，做出合理的决定。根据马格达的自我主导理论，个体自我主导性的发展可以分为"个体对外部配方的追寻（寻找外部解决方案）—十字路口的徘徊—自我主导"三个阶段，而不同阶段的划分依据是个体在决策时对"外在权威"（external authority）和"内在声音"（internal voice）的不同处理态度[①]。在"自我主导"的视角下，学生是发展的主体，在适应学习的过程中起到了主导作用，实现自我主导的学生个体不会盲从困惑，遇到问题时能够找到适合自己的解决途径和处理方式[②]。学习适应是学生个体与外界环境的交互过程，而这种"适度的交互"要求学生具有皮亚杰的认知发展理论中强调的认知能力和灵活性，以及凯根的自我发展理论中所看重的自我人格的发展。由此可见，以"自我主导"为理论主线，再结合皮亚杰等人的认知发展理论，可将学习者适应学习的过程视为学习者主体实现"调适—吸收—整合"的全过程。这既是一个由量变到质变、完善与外显的过程，也是一种循环与交互的研究解释。适应系统并不是闭合的，而是与外界事物中的实践相互联系、共同发展的。总的来说，适应是一个连续的建构过程，在人类个体从出生到成熟的发展过程中，个体结构在跟外界环境的相互作用中不断地重构与演化，因此在不同阶段有不同的质性表现。在这种层次性内部，我们可以看到个体与环境的结构平衡，主体与他者之间的相互转化。在这里，"认识论的维度"实际上是指个体对外部配方的追寻，主要强调个体对外界环境信息的接收与转化，侧重于"调适"；"个人内在的维度"主要取决于个体的意义采择，更多表现为"吸收"；"人

① Baxter Magolda，M.B. Self-authorship：the foundation for 21 Century education [J]. New Directions for Teaching and Learning，2007(109)：69 - 83.

② Magolda，M.B. The interweaving of epistemological，intrapersonal，and interpersonal development in the evolution of self-authorship [C]//Magolda，M. B.，Creamer，E. G.，& Meszaros，P. S. Development and assessment of self-authorship：exploring the concept across cultures. Virginia：Stylus Publishing，2010：32.

际关系的维度"是个体对外界环境信息吸收、转化、选择的前提下形成的主观性意义,并同时做出回应和行动,这里对应的是"整合"。由于外界环境对个体的作用在新信息的接收过程中形成了一种"个体对外部配方的追寻"活动,而个体内外化的制衡过程则形成了独特的"十字路口的徘徊"状态,在此基础上,个体的行为活动得到了重新展示和表达,由此形成了人际平衡关系,这便是学习适应理论的形成过程①。

表 1-1 学习适应理论发展脉络

代表人物	理论内核	学习者主体	客体环境
皮亚杰	"同化—顺应—平衡"(个体通过同化和顺应环境从而达到平衡的心理过程)的认知发展理论	学习者应积极操纵对象和观念	应设计并构建"新平衡"式的教学模式
维果茨基	内化理论(强调有社会性意义的活动对人类意识的影响)	学习者应积极地在环境(情境)中互动	教学应提供相应的支架,并指导互动
勒温	"B= f(P·E)"(通过表征个体发展水平与其环境的交互关系,来解释人的心理与行为)"场"适应理论	学习者的适应行为主要取决于学习发生时的心理环境	学习环境内的各部分要素之间是彼此影响的,因此应根据学习者的心理趋向和表现来调整教学结构
凯根	以"结构—发展"为核心的自我发展理论	学习者对学习意义的主观性定义、理解与采择	教学应"刺激"学习者做出有利于自身学习与发展的解释及对策
马格达	以"个体对外部配方的追寻(寻找外部解决方案)—十字路口的徘徊—自我主导"为核心的自我主导理论	学习者以独立自主的思考和行为方式,明确自己行为的意义	教学应积极引导学生在遇到学习问题时主动地寻找适合自己的解决途径和处理方式

① 罗伯特·凯根.发展的自我[M].韦子木,译.杭州:浙江教育出版社,1999:116.

表1-1较为清楚地反映了以上几位学者的研究侧重点，虽然有所不同，但可以归纳出他们对学习适应形成的共识观点：第一，学习者建构自己的认知；第二，新知识的习得依靠已有的认知与理解；第三，个体与环境的社会性互动可促进学习行为与活动的开展[1]。

（二）自我主导理论与学习适应的契合性

自我主导理论，作为学生发展理论的重要组成部分，可以成为医学院校教育教学改革的理论基础，也可作为医学生学习适应和能力发展的理论设计框架之一。该理论以发展为视角，将医学生在校期间的发展视为一种自主发展的过程，关注医学生在学期间会发生怎样的变化以及这些变化的产生过程。笔者运用该理论，旨在回答四方面的问题：①在校期间，医学生在个体内部和人际交往中发生了怎样的变化？②导致这些变化产生的因素有哪些？③外部环境该如何促成这些变化的产生？④大学该追求怎样的教育产出？

作为研究的自变量核心——个体，是实现学习适应的主导要素。人的发展具有主观能动性，知识社会的发展是建立在人的主体性发展基础之上的。自我主导理论认为，个体自身在适应能力培养和形成的过程中起到了关键作用。环境对个体不断施加影响，而个体在不同的时间也可以选择不同的文化环境。校园情境乃至整个社会大系统都会影响个体发展。由于周边环境及文化对个体的作用，如何平衡个体与环境的关系，使外在环境更好地发挥作用是教育者需要考虑的问题。医学生并非教育工作者的单向性研究对象，他们的学习和适应发展应该是以自我参与为前提的。医学生必须最大程度地发挥自我的主体性，积极主动培养学习适应能力。学习适应能力的提升是医学生学习的一种自发式需求，这种"适应"是一种不断超越现有状态，从而形成自我主导的过程。

个体对于自我存在、行为和心理的认知有一个发展的过程，适应能力属于一种较为高级的心理机能，而高级的机能来源于个体对外部环境刺激的内化，因此在适应的形成过程中，个体对外部环境介入的反应会干预适应能力的形成。学习适应的形成是个体与外界环境的交互过程，适应活动作为一种认知形态的表征，虽强调主体的参与，但它的发生并非独立存在而是在很大程度上依赖于个体对周围环境的操控以及与周围环境的积极互动，也就是说，适应系统并不是闭合

---

① 孙佳琪.基于自我主导的大一新生学习适应研究[D].北京:北京工业大学,2015.

的，而是与外界事物中的实践相互联系、共同发展的。因此，医学生适应新环境的过程，既包括学习适应的自我主导性建立、巩固和加强，也包括适应院校情境、社会环境的变动。当下研究医学生的教育问题时，可以参考这些理论要素来深度解释医学生个体及个体与外部环境之间的内在关系，以及它们对学习适应的干预与影响。

第三节　医学职业精神教育的理论启示

上述理论对我国医学院校的职业精神教育有以下四点启示。

一、重建教育理念

在医疗实践中，医学从业者以他们的专业能力去治疗病患并维护社会人群的健康。医学从业人员通过和病患建立起关系，以策略性的、关爱的、创造性的方式施展本领，并由此产生一种独特的自我实现能力，这是医学作为一种职业做出的承诺。同时，医学从业人员还要加入一个专业群体，去施展治疗的艺术。医学从业者对社会的职业承诺能否实现，取决于其是否能取得社会的充分信任。在医学职业与社会之间存在一个隐性的但又非常重要的契约，那就是社会将自由裁量权与自治权授予了医学职业，作为交换，医学从业者需要向社会提供高品质的医疗服务。然而，对医患双方而言，只有在很好地理解并且借此塑造医学职业发展的价值导向之后，这一承诺才能实现。而确保这一承诺的兑现，是医学职业精神教育的任务所在。

不能仅仅将职业精神教育看作医学课程体系中的一个特殊组成部分，而应将其视为医学教育整体框架的一个定义维度。职业精神对于医学实践总体轨迹的勾画有重要意义，为医学生从启蒙到职业后期的继续教育提供了全新的视角。医学职业精神拥有的独特张力，决定了其是具有形成性的，但这种形成性的特殊张力在当下并未被医学教育工作者所全面认识。承认医学职业精神教育的形成性特点，将有利于医学教育工作者更加自觉、更有针对性地对未来的医学从业群体进行培养。另外，形成性视角也将有助于医学生和住院医师在他们职业训练的每一个阶段，更加自觉地提高自身的专业能力。因此，对医学职业精神在医学教育中地位的重新认识和界定，把职业精神的教育体系置于医学教育的各个阶段,将成为未来医学教育的关注点和评估标准。

二、贯穿教育全过程

如何在一个漫长的时段内保持方向性和连续性是医学教育面临的巨大挑战。从进入医学院到成为高级住院医师,这个教育过程可谓特别漫长,极其复杂。当这些未来的医学从业者在学校之类的场所开始接受培训时,他们经常被鼓励去延续学生的角色,并保持学生的思考方式。也就是说,他们基本上面对的都是学习和运用常规技术来解决结构清晰的问题。但是,随着教育过程的深入,他们必须逐渐放弃熟悉的思考方式与行为方式,学会从一个临床新手的角度去学习、去行事,继而成为一名经验丰富的执业人员。为了能更好地执业,这些未来的医学从业者必然要学会综合运用他们所学的知识,根据复杂的情境去分辨问题所在,从而应对层出不穷的挑战,在这个过程中他们也会更真实地在多重维度上参与医学医疗实践。

医学从业者的成长道路并不是由简单到复杂的线性运动过程,而是包含了一系列循环往复的复杂过程。在这一过程中,医学从业者不断加深对医学的总体认知,获得关于医学艺术目标的理解。职业精神为医学生提供了一个连续性的线索,提醒他们贯穿始终的基本目标,从而帮助他们将碰到的各种理论、实践、环境、教与学等独立的方面串联到一起。

究竟运用什么方式来指导那些整合的或正在整合之中的职业精神教育呢?许多学者认为学习理论或许可以促使医学从业人员形成对职业的认同感。学习理论的专家们认为,“做中学”能够最大限度地提升专业能力。虽然“做中学”的方式往往具有一定的形成性,但并不必然表现出自觉性。因此,这就要求指导者将学习目标和学习内容尽量交代明确。高效学习要求有实践,并对实践反馈予以回应,还要时常关注实践的目标、行动,即要时刻进行反思。此外,过程评估也是这个学习过程的关键一环,因为评估的结果能够让学习者明了学习的成效及不足。学习理论使学习者在一种很实在的感觉中成长:他们不仅可以提升能力,也可提高洞察力,从而扩展并超越自身具有的能力。这种教育方式会激发学习者去思考,什么是值得做的事,从而形成对自我的认识和期许。总之,学习理论模式特别适合职业精神这类兼具复杂性和整合性的学习对象。

三、突出以实践为中心

可以说,医学实践以及医学教育的核心在于,以一种独特的思维方式去揭示患者所经受的病痛。因此,医学对疾病的作用是通过去理解患者的经历发挥效应的,这一点可通过病案叙述表现出来。

病案叙述是医学中思考、记忆与理解的主要手段。它让"临床决策回到情境中,回到不确定中"[①]。这就要求医学从业人员要在患者的述说与科学的病理生理学提供的各种一般性中分析数据、反复权衡思量,才能懂得如何把握疾病的发展过程和治疗情况。其中的核心思想就是,病例推理本身就是临床决策的一种表现。可以说,这是所有医学技能的基础。因此,我们有必要认识到这一点,也有必要去教授,让医学从业人员懂得,医学是一种科学,也是一项复杂的治疗实践,因为"诊断与治疗只是集中性地利用了科学",而并非"全部就是科学"。[②]

因而,以案例为基础的推理能力是医学训练中的一个重点。它既不是从个别到一般的归纳,也不是从原理到具体的演绎。其实,病例推理是一个循环往复的过程。在这个过程中,医学从业者形成关于导致患者现状的基本假设,然后通过对患者更深入的检查去验证这些假设。医学决策实质上就是通过科学知识与临床经验的应用,将发病的各种原因进行解释性分析,并排除其他可能,从而形成一个"鉴别诊断"的过程。

鉴别诊断的过程就是在疾病的普遍性与患者的特殊状况之间进行权衡,通过在这两者之间反复推敲来形成一个决断,以便了解患者真实状况的发展过程及治疗情况。可以说,临床医学教育正是通过将学习带入这种对话情境中,通过榜样学习、提问质疑、辅导练习等方式锻炼出这种往复性的临床推理能力,从而使学生在患者的独特叙事、概况性的知识分析和标准化的操作程序之间形成平衡的。

如果我们能将医学实践按照病例推理的模式去理解,那么医学实践和教学的核心就能契合医学职业精神的主题了。我们要教给学习者关注理解患者经历的方法,教他们学会理解与病例相关的社会性因素及其生物性背景,也就是在常规知识与变化情境之间的往复发展。这恰恰就是医学艺术的基本特征,如果我

---

① 陈明华.医生该如何思考:临床决策与医学实践[M].北京:人民卫生出版社,2010:46.
② 陈明华.医生该如何思考:临床决策与医学实践[M].北京:人民卫生出版社,2010:52.

们以病例推理的视角看待问题，那么职业精神的主题就是对医学从业人员洞察力、推理力和决策力的拓展与深化，这正是医学职业精神教育的核心所在。

四、建构认知学徒制

学习理论的发展，为学徒制这一传统的教育模式注入了新的生命。通过研究各类领域中的思维与行为，我们有一个重要发现，就是所有的学习都与专业能力的提高相辅相成。当医学教育者向初学者展示并讲解专业能力的精要之处时，他们其实也在给医学生提供一个通过实践步入职业的途径，给予医学生进行专业实践的机会，并通过提供反馈帮助他们学习提高专业水平，在这一过程中，教师实际上建构了一种类似于学徒制的心理经验模式。这就是所谓的"认知学徒制"。

临床教学如果开展得好，就能够塑造医疗操作中的理论与实践相结合的思考方式。要想使这种复杂的教育模式发挥效力，就要兼顾个体医学从业者和医学从业群体成员的双重视角，提出相应的实施策略。为了将诸多方面进行综合，教育者和学员既要具备形成性的视角又要有总体性的视角。因此，可以把医学教育比喻为一个"三重结构的学徒制"。这个三重结构分别指向理解力、决策力和责任心。

第一重结构是学术性或知识性的，侧重于训练科学性、分析性的思维模式。它主要关注的是医学领域内的学术知识，以及教师们认为对职业最为重要的那些习惯。开展这方面教育的场所是教室，采用的教育策略是不断强化学生学习，最后通过正式的考试来评估学生对知识的掌握程度和推理水平。虽然这些内容与实际的医学职业实践尚有一定距离，却是医学职业精神教育的基础环节。

第二重结构在于对决策力的培养。主要方法是让医学生们去"观摩"那些训练有素的执业人员表现出来的一系列临床技能从而内化于行。另外，医学生们开展以相应技能为基础的学习是通过多种不同的教育方式来进行的，他们经常跟随不同的教师或学长学习。这种学徒模式的一个突出特点体现在其经常向同辈住院医师学习，住院医师担负着重要的带教教师的角色，他们将向医学实习生传递职业技能及职业价值。在这重认知结构中，学习者必须进入学徒的角色，从而逐步成长起来去承担治疗患者的责任。

第三重结构在于将医学职业群体特有的价值观与气质禀赋传输给医学生。

从职业教育角度来讲，培养职业责任心是这一阶段教育面对的主要挑战，即如何将职业精神注入医学生和医学教育者的主观意识。与第二重结构相似，这个层面经常通过生动的参与方式来教授。一般而言，传统学徒制强调通过面对面的接触来传递专业知识。

要想成为一个完整意义上的专业人士，就需要意识到自己已经投身于一个通过服务他人来体现个人价值的职业。正是因为医学职业是为大众服务的，所以未来的医学从业者如果只是了解一点医学实践的框架背景是远远不够的。医学教育不仅要培养医学生成为专家，更要培养他们成为公民，既要培养他们对专业群体有所贡献，更要培养他们在社会层面成为健康问题的参与者与领导者。这正是我国医学职业精神教育最需要开拓的层面之一。

总体来看，通过职业精神的培育，医学教育可以向医学生提供丰富的外部资源，帮助他们规划自己的职业发展，建设充满意义的个人生活，帮助其成为对社会有益的个体。

第二章　调研与访谈：医学生职业精神教育的 实然考察

为进一步了解我国医学生职业精神的教育现状,本章从医学生、医学院校和临床教师三个维度展开医学生职业精神的相关研究,以期从受教育者层面了解医学职业精神的教育成效、从教育者层面(医学院校与教师)了解医学职业精神的教育情况,从而呈现我国医学生职业精神的教育全貌。

第一节　医学生职业精神教育的现状调研

一、调查设计与实施

(一) 研究目的与假设

本调研结合知信行理论,通过定量研究的方式,对医学生职业精神的认知、态度和行为三方面进行归纳与解读,再辅以不同年级、不同性别、不同培育模式的比较分析,重点对医学生职业精神的具体水平、年级变化、性别差异、培育模式影响等因素进行深层次的探究,发现规律,探求成因,为医学生的职业精神的教育实施提供数据支撑。同时,围绕我国医学院校开展职业精神教育的具体实施情况展开调研,重点探究学校层面思想是否重视、措施是否得当、教育效果是否理想、资源保障是否到位等问题,旨在通过医学生的视角对我国医学院校的职业精神教育进行评判,从而为医学生职业精神教育存在问题的准确聚焦提供实证依据。

(二) 调查对象

本调查选取 2012 年教育部、卫生部批准的 5 年制临床医学人才培养模式改革试点 72 所医科院校中的 10 所院校展开调研,分别是中国医科大学、吉林大学、南方医科大学、天津医科大学、南京医科大学、浙江中医药大学、绍兴文理学院、温州医科大学、华中科技大学、成都医学院。取样高校在地理空间分布上涵盖了东西南北中 5 个区域,办学层次包含"双一流"建设高校:吉林大学、华中科技大学、天津医科大学、南京医科大学;部委省共建医科大学:中国医科大学、南方医科大学、温州医科大学;普通本科院校:浙江中医药大学、成都医学院、绍兴文理学院。基本兼顾综合性大学的医学院和独立设置的医科类院校,具有较好的代表性。本研究采用分层整群随机抽样的方式开展调研,选取目前中国医学高等教育培养人数最多、最具代表性的临床医学专业 5 年制学生作为调查的具体对象,每所高校选择临床医学 5 年制本科学生约 500 人,每年级大约 100 人开展调查,10 所学校共计 5000 份左右的有效样本(以班级为整群抽样单位,因此每所学校的调查总量略有不同,同时由于 2012 级、2013 级学生已进入临床实习阶段,参与调查难度较大,这两个年级的样本量整体偏少)。

（三）调查设计

笔者首先查阅国内外文献,依据知信行理论自制我国医学生职业精神的评估量表。随后在一所学校进行约有 200 名学生参与的小范围预调查,分析其结果并对初始问卷加以修改,形成正式问卷。正式问卷采用匿名形式,题型以封闭式选择题为主,共 20 道题,1—15 题针对所有医学生,16—20 题只针对实习的医学生。

（四）调查实施

1. 问卷发放及回收情况

本研究共发放调查问卷 6000 份,回收 5759 份,回收率为 96%,其中有效调查问卷 4783 份,有效回收率 80%。男生 1656 人（34.6%）、女生 3127 人（65.4%）;2012 级 472 人（9.9%）、2013 级 593 人（12.4%）、2014 级 867 人（18.1%）、2015 级 1188 人（24.8%）、2016 级 1663 人（34.8%）,具体如表 2-1 所示。

表 2-1　调查对象基本情况

因　素	分　组	人　数	构成比例
年　级	2012 级	472	9.9%
	2013 级	593	12.4%
	2014 级	867	18.1%
	2015 级	1188	24.8%
	2016 级	1663	34.8%
性　别	男	1656	34.6%
	女	3127	65.4%

2. 问卷的信度与效度

本研究依据知信行理论，设计研究问卷，采用主成分因素分析的方法，分析其结构效果，并采用克朗巴哈系数分析其总体信度和分量表的信度。

1) 效度

本问卷的结构效度采用主成分因素分析法。KMO（Kaiser-Meyer-Olin）和 Bartlett 检验结果如表 2-2 所示。由 Bartlett 检验可以看出，变量间有较强的相关性。KMO 统计量为 0.840，说明各变量间信息的重叠程度比较高，适合进行因子分析。

表 2-2　医学生职业精神现状和培养模式问卷 KMO 检验和 Bartlett 球形检验

取样足够的 Kaiser-Meyer-Olin 度量		0.840
Bartlett 的球形度检验	近似卡方	17 826.070
	D	55
	Sig.	<0.001

根据主成分因素分析法，共提取特征根大于 1 的公因子 3 个，3 个公因子方差贡献率分别为 30.10%、19.35%、13.88%，累计贡献率为 63.33%，说明公因子解释了问卷的大部分差异，问卷结构效度可以满足医学生职业精神培育的研究需要（见表 2-3）。采用最大方差的旋转方法，提取 3 个公因子，依次命名为认知、态度和行为，其中认知包括题 1 和题 2，态度包括题 7、题 8、题 9 和题 10，行

为包括题16、题17、题18、题19和题20，因子载荷的结果如表2-4所示。

表2-3　医学生职业精神培养现状和培养模式问卷的主成分分析结果

成分	提取平方和载荷			旋转平方和载荷		
	合计	方差贡献率（%）	累计贡献率（%）	合计	方差贡献率（%）	累计贡献率（%）
1	3.83	34.83	34.83	3.31	30.10	30.10
2	2.03	18.48	53.31	2.13	19.35	49.45
3	1.10	10.02	63.33	1.53	13.88	63.33

表2-4　因子旋转后因子载荷矩阵

题号	成分		
	认知	态度	行为
M1	0.865	0.138	0.095
M2	0.831	0.223	0.093
M7	0.035	0.680	0.120
M8	0.130	0.798	0.009
M9	0.141	0.621	0.095
M10	0.136	0.718	0.144
M16	0.123	0.156	0.676
M17	0.085	0.132	0.804
M18	0.070	0.078	0.860
M19	0.067	0.099	0.866
M20	−0.017	0.035	0.810

2）信度

本研究采用克朗巴哈系数分析该评估问卷指标的内在一致性。克朗巴哈系数值越高，表明测评工具的信度越高。有学者认为，克朗巴哈系数在0.65～0.70为最小可接受值，0.70～0.80为较好，0.80～0.90为非常好。由表2-5可知，该评估问卷的总量表克朗巴哈系数为0.810，认知、态度和行为维度的克朗巴哈系数分别为 0.687，0.694 和 0.869。本次问卷调查结果的信度符合要求，问卷设计合理。

表 2-5　医学生职业精神现状和培养模式问卷的内在一致性信度检验

维度	项数	克朗巴哈系数
总量表	11	0.810
认　知	2	0.687
态　度	4	0.694
行　为	5	0.869

3. 统计分析方法

笔者应用 SPSS18.0 统计软件对有效数据进行统计分析（不包含有效问卷中个别缺失问题的数据），定量资料的统计描述以均值和标准差表示，两组均值的比较采用独立样本 t 检验，采用结构方程模型分析医学生职业精神的认知、态度和行为之间的关系，所有的检验水准为双侧 $\alpha = 0.05$。

二、调查结果与分析

笔者接下来依据知信行理论，从医学生的职业精神的总体认知、态度评价及行为表现进行分析，得到不同年级、不同性别和不同培育模式下的医学生对职业精神的认知、态度和行为情况，并采用结构方程模型分析认知、态度和行为的关系。

（一）医学生职业精神教育的总体现状

本书的问卷采用 4 级评分的方法设计，以此分别计算认知、态度和行为维度的得分，得分越高表明职业精神越好。如表 2-6 所示，问卷总得分的范围为 12～44 分，认知维度得分范围为 2～8 分，态度维度得分范围为 4～16 分，行为维度得分范围为 5～20 分。医学生的职业精神平均得分为 29.06 分，以 12～44 分为分值变化区间，31.2 分代表多数人的一般情况[①]，说明医学生的职业精神的总体水平中等偏下。同样，认知维度平均分为 5.81 分，以 2～8 分为分值变化区

---

① 职业精神一般性得分计算参照公式：（最大值－最小值）×0.6＋最小值。下同。

间，5.6 分代表多数人的一般情况，说明医学生的职业精神认知水平中等偏上；态度维度平均分为 11.86 分，以 4~16 分为分值变化区间，11.2 分代表多数人的一般情况，说明医学生的职业精神态度水平中等；行为维度平均分为 11.39 分，以 5~20 为分值变化区间，14 分代表多数人的一般情况，说明医学生的职业精神行为水平中等偏下。

表 2-6 医学生职业精神总体和各维度评分情况（N＝4783）

	最小值/分	最大值/分	均值/分	标准差
总得分	12.00	44.00	29.06	5.44
认知维度	2.00	8.00	5.81	1.04
态度维度	4.00	16.00	11.86	1.86
行为维度	5.00	20.00	11.39	4.22

1. 不同性别、年级医学生的职业精神水平差异

不同性别医学生的职业精神水平存在差异（t＝6.804，P＜0.001），表现为男性较好；不同年级医学生的职业精神水平存在差异（F＝115.376，P＜0.001），以 2012 级学生职业精神评估得分最高，为 33.55 分（见表 2-7）。

表 2-7 不同性别和年级医学生的职业精神得分差异

变量		N	均值	t/F	P
性别	男	1656	29.81	6.804	＜0.001
	女	3127	28.66		
年级	2012 级	472	33.55	115.376	＜0.001
	2013 级	593	30.12		
	2014 级	867	28.18		
	2015 级	1188	28.04		
	2016 级	1663	28.59		

2. 不同培育模式下医学生的职业精神水平差异

不同培育模式下医学生的职业精神水平存在差异，具体表现如下（见

表2-8）。学校的教育行为影响医学生的职业精神水平，且存在明显差异性（t=-23.004，P<0.001），肯定学校"有开展相关教育活动"的医学生的职业精神总体水平较高（得分为29.69分）；医学生对学校职业精神教育的满意度影响其职业精神的总体水平，且存在明显差异性（t=-19.257，P<0.001），评价"满意"的医学生职业精神总体水平较高（得分为 29.63 分）；学习途径影响医学生的职业精神水平，且存在明显差异性（F=58.357，P<0.001），"以必修课程为主要学习途径"的医学生的职业精神总体水平最高（得分为 30.13 分），从高到低依次为必修课程、选修课程、实践活动和校园文化；考核方式影响医学生的职业精神水平，且存在明显差异性（F=509.109，P<0.001），"有接受严格考核"的医学生职业精神总体水平最高（得分为 33.90 分），从高到低依次为严格考核、一般考核、不太考核和不考核；职业精神养成途径影响医学生的职业精神水平，且存在明显差异性（F=44.855，P<0.001），认为"课堂教育是其职业精神养成最有效途径"的医学生的职业精神总体水平最高（得分为 30.66 分），从高到低依次为课堂教育、行为养成、家庭教育和社会实践。

表 2-8 不同培育模式下医学生的职业精神水平差异

变量		N	均值	t/F	P
学校活动开展	无	668	25.17	-23.004	<0.001
	有	4115	29.69		
职业精神教育满意程度	不满意	717	25.84	-19.257	<0.001
	满意	4066	29.63		
主要学习途径	校园文化	1085	27.46	58.357	<0.001
	实践活动	1195	28.74		
	选修课程	708	29.35		
	必修课程	1794	30.13		
职业精神考核	不考核	1374	26.17	509.109	<0.001
	不太考核	860	27.26		
	一般考核	1768	30.04		
	严格考核	781	33.90		

（续表）

变量		N	均值	t/F	P
职业精神养成 最有效途径	社会实践	1716	27.94	44.855	<0.001
	家庭教育	186	28.70		
	课堂教育	365	30.66		
	行为养成	2516	29.61		

（二）医学生职业精神的认知现状

从表2-6中可以看出,调研中,医学生的职业精神总体认知水平中等偏上,认知维度平均分为5.81分。为进一步了解医学生的职业精神认知情况,本调查还设计题3、题4、题5和题6对医学职业精神的具体认知进行深入调查。调查发现,医学生对职业精神相关内容的总体认知良好。具体表现为:有79.3%的医学生能准确认知医学伦理中的自主原则,即维护患者在诊疗过程中的独立和自愿的决定权,仅有1.8%的医学生认为自主原则是听从患者的所有要求(见表2-9);70.2%的医学生能准确认知医学伦理中的利他原则,即对患方有利(见表2-10);55.8%的医学生能准确认知尊重患者最重要的内容是尊重患者的隐私(见表2-11);56.4%的医学生认为职业道德是医生的核心素质和能力(见表2-12)。这些调查结果表明,医学生对医学职业精神的具体内容认知与其总体认知基本一致。

表2-9 医学伦理中的自主原则了解情况

医学伦理中的自主原则	频数	百分比(%)
遵从患者的所有要求	88	1.8
按照疾病规律,医生自主决定治疗	660	13.8
维护患者独立、自愿的决定权	3791	79.3
听从患者家属意见	244	5.1

表2-10 医学伦理中的利他原则了解情况

医学伦理中的利他原则	频数	百分比(%)
对医方有利	86	1.8

（续表）

医学伦理中的利他原则	频数	百分比（%）
对社会有利	1171	24.5
对患方有利	3356	70.2
其　　他	170	3.6

表 2-11　关于尊重患者最重要的内容

尊重患者	频数	百分比（%）
尊重患者的隐私	2671	55.8
维护患者的尊严	1736	36.3
注意自己的言行	296	6.2
其　　他	79	1.7

表 2-12　关于医生的核心素质和能力

医生的核心素质和能力	频数	百分比（%）
医疗技术	1557	32.6
职业道德	2699	56.4
沟通能力	210	4.4
其　　他	317	6.6

1. 不同性别、年级医学生职业精神的认知差异

不同性别医学生的职业精神认知水平存在差异（$t=4.762$，$P<0.001$），表现为男性较好；不同年级的医学生的职业精神认知水平存在差异（$F=13.524$，$P<0.001$），以 2012 级学生职业精神认知得分最高，为 6.04 分，见表 2-13。

表 2-13　不同性别、年级医学生职业精神认知的差异

变量		N	均值	t/F	P
性别	男	1656	5.91	4.762	<0.001
	女	3127	5.76		

（续表）

变量		N	均值	t/F	P
年级	2012 级	472	6.04		
	2013 级	593	5.75		
	2014 级	867	5.66	13.524	<0.001
	2015 级	1188	5.76		
	2016 级	1663	5.88		

2. 不同培育模式下医学生职业精神认知差异

不同培育模式下医学生职业精神认知水平存在差异，具体表现如下（见表2-14）。学校的教育行为如活动开展情况影响医学生的职业精神认知水平，且存在明显差异（$t=-13.419, P<0.001$），肯定学校"有开展相关教育活动"的医学生职业精神认知水平相对较高（得分为5.90分）；医学生对学校职业精神教育的满意度影响其职业精神的认知水平，且存在明显差异（$t=-11.325, P<0.001$），评价为"满意"的医学生职业精神认知水平较高（得分为5.88分）；学习途径影响医学生的职业精神认知水平，且存在明显差异（$F=23.129, P<0.001$），"以必修课程为主要学习途径"的医学生职业精神认知水平最高（得分为5.96分），从高到低依次为必修课程、实践活动、选修课程和校园文化；考核方式影响医学生的职业精神认知水平，且存在明显差异（$F=139.391, P<0.001$），"有接受严格考核"的医学生职业精神认知水平最高（得分为6.37分），从高到低依次为严格考核、一般考核、不考核和不太考核；职业精神养成途径影响医学生的职业精神认知水平，且存在明显差异（$F=13.066, P<0.001$），认为"行为养成是职业精神养成最有效途径"的医学生职业精神认知水平最高（得分为5.90分），从高到低依次为行为养成、课堂教育、社会实践和家庭教育。

表 2-14　不同培育模式的医学生职业精神的认知差异

变量		N	均值	t/F	P
学校活动开展	无	668	5.28	-13.419	<0.001
	有	4115	5.90		

（续表）

变量		N	均值	t/F	P
职业精神教育 满意程度	不满意	717	5.39	−11.325	＜0.001
	满意	4066	5.88		
主要学习途径	校园文化	1085	5.64	23.129	＜0.001
	实践活动	1195	5.78		
	选修课程	708	5.76		
	必修课程	1794	5.96		
职业精神考核	不考核	1374	5.56	139.391	＜0.001
	不太考核	860	5.53		
	一般考核	1768	5.89		
	严格考核	781	6.37		
职业精神养成 最有效途径	社会实践	1716	5.72	13.066	＜0.001
	家庭教育	186	5.62		
	课堂教育	365	5.73		
	行为养成	2516	5.90		

（三）医学生职业精神的态度现状

从表 2-6 可以看出，医学生职业精神的总体态度处于中等水平。下面分别分析不同性别、年级和不同培育模式下医学生对职业精神的态度差异。

1. 不同性别、年级医学生职业精神的态度差异

不同性别医学生职业精神态度水平不存在差异（$t=1.202$，$P＞0.001$）；不同年级的医学生的职业精神态度水平存在差异（$F=52.175$，$P＜0.001$），以 2016 级学生职业精神态度评估得分最高，为 12.35 分（见表 2-15）。

表 2-15　不同性别、年级医学生职业精神的态度差异

变量		N	均值	t/F	P
性别	男	1656	11.91	1.202	0.229
	女	3127	11.84		

（续表）

变　量		N	均　值	t/F	P
	2012 级	472	11.91		
	2013 级	593	11.51		
年级	2014 级	867	11.42	52.175	＜0.001
	2015 级	1188	11.65		
	2016 级	1663	12.35		

2. 不同培育模式下职业精神态度的态度差异

不同培育模式下的医学生职业精神态度水平存在差异，具体表现如下（见表 2-16）。学校的教育行为如活动开展情况影响医学生的职业精神态度水平，且存在明显差异（$t=-26.931$，$P＜0.001$），学校"有开展相关教育活动"的医学生的职业精神态度水平较高（得分为 12.15 分）；医学生对学校职业精神教育的满意度影响其职业精神态度水平，且存在明显差异（$t=-30.999$，$P＜0.001$），评价为"满意"的医学生职业精神态度水平较高（得分为 12.20 分）；学习途径影响医学生的职业精神态度水平，且存在明显差异（$F=60.843$，$P＜0.001$），"以必修课程为主要学习途径"的医学生职业精神态度水平最高（得分为 12.31 分），从高到低依次为必修课程、选修课程、实践活动和校园文化；考核方式影响医学生的职业精神态度水平，且存在明显差异（$F=487.855$，$P＜0.001$），"接受严格考核"的医学生职业精神态度水平最高（得分为 13.54 分），从高到低依次为严格考核、一般考核、不考核和不太考核；职业精神养成途径影响医学生的职业精神态度水平，且存在明显差异（$F=28.174$，$P＜0.001$），认为"行为养成是职业精神养成最有效途径"的医学生职业精神态度水平最高（得分为 12.09 分），从高到低依次为行为养成、课堂教育、社会实践和家庭教育。

表 2-16　不同培育模式的医学生职业态度差异

变量		N	均值	t/F	P
学校活动开展	无	668	10.07	-26.931	＜0.001
	有	4115	12.15		

（续表）

变量		N	均值	t/F	P
职业精神教育满意程度	不满意	717	9.92	−30.999	＜0.001
	满意	4066	12.20		
主要学习途径	校园文化	1085	11.45	0.843	＜0.001
	实践活动	1195	11.63		
	选修课程	708	11.75		
	必修课程	1794	12.31		
职业精神考核	不考核	1374	11.31	487.855	＜0.001
	不太考核	860	10.69		
	一般考核	1768	12.12		
	严格考核	781	13.54		
职业精神养成最有效途径	社会实践	1716	11.59	28.174	＜0.001
	家庭教育	186	11.48		
	课堂教育	365	11.78		
	行为养成	2516	12.09		

（四）医学生的职业行为现状

从表 2-6 中可以看出，医学生整体职业行为水平处于中等偏下。下面分别分析不同性别、年级和不同培育模式下医学生的职业行为差异。

1. 不同性别、年级医学生的职业行为差异

不同性别医学生的职业行为水平存在差异（$t=7.281$，$P<0.001$），表现为男生较高；不同年级的医学生的职业行为水平存在显著差异且差异水平逐年递增（$F=200.079$，$P<0.001$），2012 级学生职业行为水平得分最高，平均 15.61 分（见表 2-17）。

表 2-17 不同性别、年龄医学生的职业行为差异

变量		N	均值	t/F	P
性别	男	1656	12.00	7.281	＜0.001
	女	3127	11.07		

（续表）

变量		N	均值	t/F	P
年级	2012 级	472	15.61		
	2013 级	593	12.87		
	2014 级	867	11.10	200.079	＜0.001
	2015 级	1188	10.63		
	2016 级	1663	10.36		

2. 不同培育模式下医学生职业行为的差异

不同培育模式下的医学生职业行为水平存在差异,具体表现如下(见表 2-18)。学校的教育行为如活动开展情况影响医学生的职业行为水平,且存在明显差异($t=-11.74,P＜0.001$),肯定学校"有开展相关教育活动"的医学生职业行为水平较高,且存在明显差异(得分为 11.64 分);对学校职业精神教育的满意度影响医学生的职业行为水平,且存在明显差异($t=-6.571,P＜0.001$),评价为"满意"的医学生职业行为水平较高(得分为 11.54 分);学习途径影响医学生的职业行为水平,且存在明显差异($F=32.059,P＜0.001$),"以必修课程为主要学习途径"的医学生职业行为水平最高(得分为 11.86 分),从高到低依次为必修课程、选修课程、实践活动和校园文化;考核方式影响医学生的职业行为水平,且存在明显差异($F=265.173,P＜0.001$),"接受严格考核"的医学生职业精神行为水平最高(得分为 13.99 分),从高到低依次为严格考核、一般考核、不太考核和不考核。职业精神养成途径影响医学生的职业行为水平,且存在明显差异($F=43.269,P＜0.001$),认为"课堂教育是其职业精神养成最有效途径"的医学生职业行为水平最高(得分为 13.15 分),从高到低依次为课堂教育、行为养成、家庭教育和社会实践。

表 2-18 不同培育模式医学生的职业行为差异

变量		N	均值	t/F	P
学校活动开展	无	668	9.82	-11.74	＜0.001
	有	4115	11.64		

（续表）

变量		N	均值	t/F	P
职业精神教育满意程度	不满意	717	10.53	−6.571	<0.001
	满意	4066	11.54		
主要学习途径	校园文化	1085	10.37	32.059	<0.001
	实践活动	1195	11.33		
	选修课程	708	11.84		
	必修课程	1794	11.86		
职业精神考核	不考核	1374	9.29	265.173	<0.001
	不太考核	860	11.04		
	一般考核	1768	12.04		
	严格考核	781	13.99		
职业精神养成最有效途径	社会实践	1716	10.64	43.269	<0.001
	家庭教育	186	11.60		
	课堂教育	365	13.15		
	行为养成	2516	11.63		

（五）认知、态度和行为三个维度

基于知信行理论和主成分分析的结果，本研究提炼出认知、态度和行为三个主成分，以此作为潜变量，构建结构方程模型，探索认知、态度和行为的关系。结果表明，模型的拟和优度指数 $GFI=0.981$，比较拟合指数 $CFI=0.973$，规范拟和指数 $NFI=0.971$，递增拟合指数 $IFI=0.973$，均大于 0.9，表明模型拟合效果较好。而且认知、态度及行为之间存在正向相关关系（见图 2-1），模型中的各路径系数均具有统计学差异（见表 2-19）。但是，我们从表 2-19 中发现，认知转化为态度的标准化估计值为 0.544，明显高于态度转化为行为的 0.248 和认知转化为行为的 0.171，可见虽医学生的职业精神认知、态度与行为三个维度间可直接实现转化，但从认知转化为态度容易，从态度转化为行为相对较难，而从认知转化为行为最难。

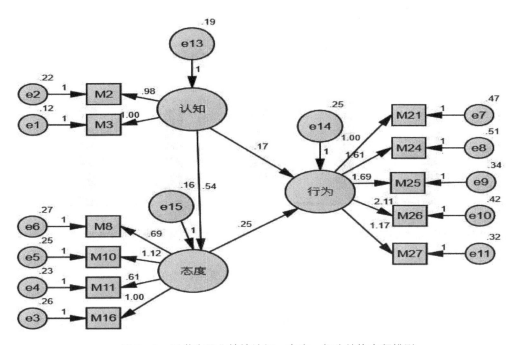

图 2-1　医学生职业精神认知—态度—行为结构方程模型

表 2-19　医学生职业精神结构方程模型路径分析结果

路径	标准化估计值	标准误	P
认知→态度	0.544	0.027	<0.001
认知→行为	0.171	0.028	<0.001
态度→行为	0.248	0.026	<0.001

(六) 医学院校职业精神教育的现状

本研究为深入了解样本高校开展职业精神教育的现状,设计了题 11、题 12、题 13、题 14 和题 15 予以调查,结果如下。

1. 高校教育投入存在年级差异,呈现先高后低,先降后升的规律性变化

据调查,一年级(新生)普遍认为学校重视职业精神教育。2016 级(一年级)医学生选择"非常重视"和"重视"的合计占 90.9%,而 2015 级(二年级)、2014 级(三年级)、2013 级(四年级)和 2012 级(五年级)的医学生选择"非常重视"和"重视"的分别占 77.7%、70.7%、70.2% 和 77.7%(见图 2-2)。

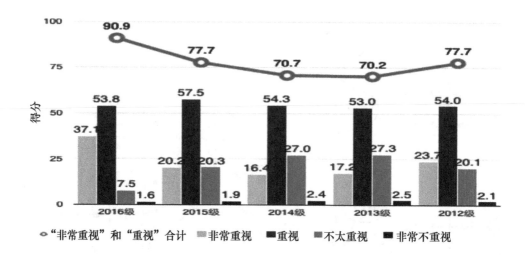

图 2 - 2　高校对职业精神教育的重视程度（单位:%）

医学院校的职业精神教育普遍集中在一年级。47.5%的 2016 级（一年级）医学生认为学校经常开展职业精神的宣传教育或文化活动,而 2015 级（二年级）、2014 级（三年级）、2013 级（四年级）和 2012 级（五年级）持有同样观点的学生分别占 29.3%、24.8%、25.5%和 34.3%（见图 2 - 3）。

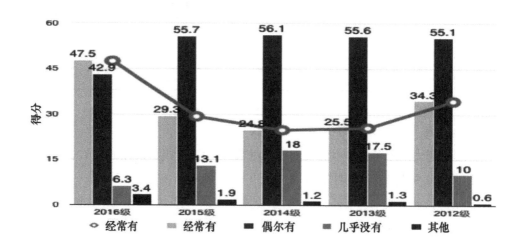

图 2 - 3　对高校开展职业精神宣传教育活动的评价（单位:%）

2. 教育途径多样化,但第一课堂仍是主渠道

调查结果表明,53.7%的医学生认为自己在校期间接受医学职业精神教育的主要方式是通过课堂(必修课和选修课),而46.3%的医学生认为各类宣传、校园文化和其他实践活动是其接受医学职业精神教育的主要途径(见表2-20)。这说明长期以来医学院校开展的医德教育、职业道德教育、医学伦理学教育等主要通过第一课堂教学的形式展开,同时学校开展的其他类型的宣传教育、校园文化和实践活动也起到重要的辅助作用。因此,如何巩固和改善第一课堂的教育对于医学院校的职业精神教育至关重要。

表2-20 接受职业精神教育的主要途径

	必修课	选修课	实践活动	宣传、校园文化等
人数	2201	876	1388	1265
占比(%)	38.4	15.3	24.2	22.1

3. 实践教育价值认同高,但严重不足

调查结果表明,52.2%的医学生认为职业精神养成的最有效途径是自己的"行为养成",35.0%的医学生认为是"社会实践"。可见,医学生对实践教育的价值认同较高(见表2-21)。但医学院校开展医学职业精神教育的文化活动严重不足,关于文化活动,34.3%的医学生表示"经常有",而合计63.7%的医学生表示"偶尔有"或"几乎没有"。可见,在医学院校的医学职业精神教育中,除去第一课堂,其他类型的教育实践活动明显不足(见表2-22)。

表2-21 医学职业精神养成的最有效途径

	行为养成	课堂教育	家庭传承	社会实践
人数	3004	507	225	2014
占比(%)	52.2	8.8	3.9	35.0

表 2 - 22 各校职业精神宣传教育文化活动

	经常有	偶尔有	几乎没有	其他
人数	1971	2970	690	110
占比（%）	34.3	51.7	12.0	1.9

4. 思想意识到位，但对教育过程及教育实效缺乏专门评估

调查结果表明，合计80.5%的医学生认为所在学校"十分重视"或"重视"职业精神教育（见表2-23）。76.2%的医学生认为所在学校教师对职业精神的教学"十分重视，经常讨论"或"重视，上课经常提起"。然而仅有16.3%的医学生反映学校对此类教育的成果"有严格的考核标准"。这表明，医学院校普遍缺乏对医学生职业精神教育的过程监控及教育成效的专门评估（见表2-23、表2-24、表2-25）。

表 2 - 23 学校对职业精神教育的重视程度

	十分重视	重视	不太重视	非常不重视
人数	1367	3267	1020	102
占比（%）	23.7	56.8	17.7	1.8

表 2 - 24 教师对职业精神的教学态度

	十分重视，上课经常讨论	重视，上课经常提起	不太重视，上课很少提及	非常不重视，上课没提及
人数	1124	3260	1288	80
占比（%）	19.5	56.7	22.4	1.4

表 2 - 25 各校开展医学生职业精神的测评与考核

	有严格的考核标准	融为专业考核的一部分	不进行考核	不太清楚
人数	938	2148	1040	1628
占比（%）	16.3	37.3	18.1	28.3

（七）调研结果讨论

经过调研，我们可以得出以下这些结论。

第一，医学生的职业精神总体水平中等偏下，其中认知、态度和行为水平依次递减；

第二，医学生的职业精神评估存在性别差异，男生在职业精神总体水平、认知水平和行为水平方面比女生得分高。

第三，不同年级的医学生职业精神总体水平呈现先降后升的规律性变化；

第四，不同培育模式下的医学生职业精神存在显著差异，课堂教育、校园活动、考核方式以及教育满意度等直接影响医学生的职业精神水平；

第五，认同课堂教育的医学生职业精神总体水平与行为水平最高；

第六，医学生职业精神的认知、态度及行为间存在正向相关关系；

第七，医学生职业精神的认知、态度与行为间可实现直接转化，但转化率依次递减。

针对以上结论，我们展开以下讨论。

（1）如何认识医学生的职业精神总体水平中等偏下，其中认知、态度和行为水平依次递减的现象？

医学生职业精神的总体水平中等偏下，基本符合我们的研究预设。这种现象的形成原因较为复杂，我们会在后面的问题剖析中予以专门讨论。在医学生的职业精神分维度中，认知、态度和行为水平呈现不断下降的趋势，符合知信行理论的基本规律。认知相比态度、行为而言，获得和形成相对比较容易，也最容易通过课堂教育教学而形成。而态度是属于情感类的，需要通过有效的情感激发而产生，单纯的课堂教育教学并不能完全满足情感教育的要求。因此，在目前课堂知性教育模式下，职业精神的态度水平就显得没有认知水平高了。同理，行为相对认知、态度而言，更难形成并巩固。同时调查也揭示，认知、态度和行为的转化存在不同的转化率，且转化率不断下降。因此，在医学职业精神的培育过程中出现认知水平较高，态度水平中等，而行为水平中下的现状就可以得到合理解释了。

（2）为什么医学生的职业精神水平存在性别差异，男生在职业精神总体水平、认知水平和行为水平方面比女生高？

调查显示，在医学职业精神的总体水平和认知、行为两个维度上男生平均得

分高于女生。在大多数的医学院校女生数量相对偏多,而女生的学业成绩普遍
比男生优异,通常拿奖学金的女生比例也高于男生。但是,女生总体学业上的优
秀表现并没有带来更高的职业认同,这或许可以用心理学中的性别刻板印象来
解释。在世人眼中,男性更多表现出开朗、雄心,女性多表现出柔静、羞怯。在医
学职业领域,由于专业的特殊性,有些科室如外科、骨科等对体力要求较高,也会
出现对男生的需求更加强烈。这些情况会让女生在就业时总体上自信心不如男
生,职业期望值有所下调,职业精神的认知、态度和行为表现略低于男生。

(3) 如何解释不同年级医学生职业精神水平先降后升的规律性变化?

调查显示,大学一年级新生职业精神水平最高,随着专业学习和大学生活的
不断深入,医学生的职业精神水平呈现逐年下降的趋势,至大学三年级降至最
低,随后四、五年级又逐年上升,至五年级达到最高点。为什么会出现这一显著
的规律性变化? 或许我们可以借用职业认同理论,结合医学专业特点以及我国
医学本科学制的特点加以解释。以医学 5 年本科教育为例,医学生的职业化、专
业化的过程可以粗分为三个阶段,如表 2 - 26 所示。

表 2 - 26　医学本科生职业精神水平的发展阶段

阶段	阶段特点	年级	学习特征	学习地点	关键因素
第一阶段	天真的角色认知	一年级	公共课程	医学院校	家庭、高校
第二阶段	激烈的角色冲突	二年级、三年级	医学基础课程、医学专业课程	医学院校	家庭、高校、社会
第三阶段	艰难的角色认同	四年级五年级	见习、实习	临床医学院、医院	高校、社会、医院

第一阶段(天真的角色认知阶段)。大一新生涉世不深,性格天真无邪,抱着
对医学、医学职业的憧憬进入大学校园。这一阶段学校多为公共课程,医学生尚
未正式接触医学,对医学职业存在理想的看法与期望。这时在医学生的心目中,
医生是一种美好的象征,是医院里的白衣天使,是高度敬业的。学生获得这些观
念主要是通过大学的课堂教学、思想政治教育和家庭教育、媒介宣传等各类的间
接经验,自身未形成理性思维和独立判断能力,对所接受到的职业精神教育全盘
接受。因此,这一阶段的医学生的职业精神水平是较高的,对医学职业是一种

"非理性"的"假性认同"。

第二阶段（激烈的角色冲突阶段）。大二、大三年级的医学生随着专业学习的深入和对社会接触了解的增多，逐渐进入了理想与现实的矛盾冲突阶段。在专业学习方面，这一时期的医学生开始接触医学基础课程和少量的医学专业课程，比如生理、病理、生化、解剖、药理、免疫、统计、遗传学等。随着课程的增多和专业深度的加强，考试的压力也随之增大，学医苦、学医累的感觉开始出现，消极的职业情感体验逐渐积累。同时，随着年纪增长，医学生接触社会的机会增多，社会对医学从业者角色的否定性舆论、医患矛盾和社会医疗卫生体制的不完善等因素，都会对医学生产生一些负面的心理影响，医学生也会对从医的职业价值感产生怀疑。这一阶段的医学生理性意识和独立判断能力不断加强，开始对自己一年级接受的各种医学职业精神教育产生怀疑，职业精神水平相比一年级自然出现大幅度的下降。

第三阶段（艰难的角色认同阶段）。大四、大五年级的医学生开始进入角色识别、模仿和认同的阶段。这一阶段的医学生开始转入临床医学院（附属医院）进行见实习。临床学习环境是医学生将所学理论知识与临床实践相结合的重要场所，带教老师和学生所接触的其他医疗工作者都是其职业发展过程中的指导者和引路人。国外研究者认为，学生会把带教老师视作自己的榜样，通过对带教老师的行为（即榜样行为）进行观察，编码这些信息，进而指导自己的行为。榜样行为可分为正向和负向，正向榜样行为可以促进职业性格和价值观的形成，被认为是职业认同发展的重要因素；而负向榜样行为（如个别医生不尊重患者的做法）与医学生在院校教育所接受的价值观相矛盾，容易引发医学生职业价值观的内在冲突。利用 2019 年 CMSS[①] 数据所做的研究显示，总体来看，医学生认为实习期间医疗工作者塑造了较好的榜样形象。其中，在正向行为中，医疗工作者责任感强的评分最高（3.60±0.99 分），其次为注重在医疗过程中对医学生的示

[①] 中国医学生培养与发展调查（CMSS）是关注医学生培养与发展的全国性大型调查项目，由全国医学教育发展中心和全国高等院校医学教育研究联盟发起。CMSS 希望通过收集翔实、可靠的基础信息，从学生的视角全面了解我国医学本科教育教学质量和医学生培养与成长状况，为医学教育的改革与发展提供政策建议。这项调查也是教育部和国家卫生健康委员会委托全国医学教育发展中心立项的医学教育研究重大课题"中国临床医学教育质量监测与评价"的重要内容。

范作用(3.55±1.02 分)，注意言行的影响(3.51±1.02 分)。[①] 这些结果表明，进入临床学习阶段的医学生通过对带教教师的观察、模仿和学习，职业认同感逐步提升，并开始形成"理性认同"。

(4) 如何看待课堂教育、校园活动、考核方式以及教育满意度等因素对医学生职业精神的影响？为什么认同课堂教育的医学生职业精神总体水平与行为水平最高？

调查发现，课堂教育、校园活动、考核方式以及教育满意度等因素与医学生的职业精神形成正相关，也就是说，课堂教育效果好、活动开展得多、有进行专门的考核和医学生对所在高校的职业精神教育比较满意的话，医学生的职业精神水平会较高。本研究证明，医学院校教育行为对于医学生形成医学职业精神具有重要意义。

认同课堂教育的医学生的职业精神总体水平与行为水平较高，说明认同课堂教育的学生，某种意义上也容易在学习的前期形成较高的职业精神认知，随后在见实习阶段也较容易接受带教教师的教育和言行示范，所以行为水平也会相对较高。这个研究结论也带给我们一些启发：课堂教学仍是医学职业精神教育的主阵地，如果改善课堂教育教学的方式与方法，必将有力提升现阶段医学生的职业精神教育实效。

第二节　医学院校职业精神教育的实施

随着国际医学、医疗卫生的发展以及缓和医患关系的需要，医学职业精神教育问题愈发引起学界和卫生医疗领域的重视。医学院校作为医学人才培养的主阵地，"德才兼备"是人才培养的主要目标。然而，在教育实施的过程中，我们却仍然发现存在不同程度"重智育、轻德育""一手硬、一手软"的问题。医学职业精神教育更多通过第二课堂等隐性教育手段来实现，以第一课堂为代表的显性教育存在较大的不足[②]。

---

① 闫昱江，姚业楠，吴红斌.医学教育提升医学生职业认同需要"言传"更要"身教"[N].健康报，2021 - 01 - 19.
② 刘兵.完善高校第二课堂模式研究[J].中国高等教育，2009(18)：59 - 60.

一、资料和方法

（一）资料来源

研究数据主要来自样本高校的临床医学本科（5 年制）人才培养方案、相关课程材料和对相关人员的访谈调查。

（二）具体研究方法

研究以文本分析为主，并辅以访谈。第一阶段，选取 2012 年教育部、卫生部批准的 5 年制临床医学人才培养模式改革试点院校中的 10 所高校（中国医科大学、吉林大学、南方医科大学、天津医科大学、南京医科大学、浙江中医药大学、绍兴文理学院、温州医科大学、华中科技大学、成都医学院）作为研究样本，通过收集各校的人才培养方案和相关课程材料展开文本分析。人才培养的主要环节一般包括培养目标、课程设置、教学方法和评定方式四大方面[①]。因此，第一阶段研究主要围绕以上四大关键环节展开。第二阶段，选取样本高校 40 名相关人员（每校各 4 名，主要是学校或学院教学办公室人员、课程负责人等）进行访谈调研。设计访谈提纲进一步了解医学院校职业精神教育课程教学开展的具体细节，以形成对第一阶段研究的有效补充与验证（见表 2 - 27）。

表 2 - 27　访谈提纲

调查问题
1.你校是否开设了与职业精神教育相关的课程？
2.如有，具体都有哪些相关课程？
3.你校是否单独开设以职业精神命名的课程？
4.你校是否制订了职业精神教育课程的教学大纲或类似材料？
5.你校职业精神教育课程都采取了哪些教学方法？ 在讲授式教学、实践能力培养式教学、问题导向式教学、研讨式教学和社区式教学中，最常采用的是哪一种教学方法？
6.你校职业精神教育课程主要采用哪种评定方式？ 在闭卷考试、客观结构化临床考试、多项选择题、改良式问答题、出勤率与课堂参与、问答题、整体临床表现、口试等方式中最常采取的是哪些评价方式？

---

① 董泽芳.高校人才培养模式的概念界定与要素解析[J].大学教育科学，2012,3(133):30-36.

（续表）

调查问题
7.你校是否对学生在校期间的职业精神发展进行过追踪评价？
8.你校职业精神教育课程的任课教师都是哪些教师？
9.你校是否有开展教师提升职业精神教育水平的相关培训？
10.您认为何种措施有助于进一步加强职业精神的教与学？

二、调查结果

（一）职业精神培养目标的设定

人才培养目标是人才培养体系中的决定因素，解决的是"培养什么样的人"的问题，是对人才培养的质的规定，也是人才培养活动得以发生的基本依据[①]。据调查，尽管有6所高校在人才培养总体目标中提到"职业素质"与"职业素养"，但没有一所高校明确将职业精神列为人才培养的总体目标。可见，医学职业精神作为职业道德规范在医学教育领域仍未成为明确性、共识性的教育目标。

（二）职业精神相关课程的设置

课程是教育教学的基本依据，是实现学校教育目标的基本保证，对学生全面发展起着决定性的作用[②]。课程体系是完成医学人才培养目标的重要实现途径，是培养过程的集中体现。

1.门数和学时数

医学专业必修主干课程可划分为四类：公共基础类、生物医学基础类、临床医学类、其他一般课程类。医学职业精神相关课程主要划归于公共基础类课程。样本高校临床医学专业的必修课程平均有51.9门，平均学时数为3232，其中生物医学基础类课程最多，临床医学类课程和公共基础类课程次之，其他一般课程设置门数最少（见表2-28）。在公共基础课程中，人文社会科学和自然科学基础课程占比相对偏高，职业引导类课程的门数与学时明显偏少（见表2-29）。

---

① 项璐，眭依凡.培养的目标：人才培养模式改革的价值引领——基于斯坦福大学"开环大学"计划的启示[J].现代大学教育，2018(4):103-111.

② 刘献君.大学课程建设的发展趋势[J].高等教育研究，2014,35(2):62-69.

表 2 - 28　必修课程设置门数及学时

课程类别	门数/占比(%)	学时/占比(%)
公共基础类课程(含职业精神相关课程)	13.5/26.0%	805.7/24.9%
生物医学基础类课程	18.5/35.6%	1156.9/35.8%
临床医学类课程	16.3/31.4%	1116.8/34.6%
其他一般课程	3.6/6.9%	152.6/4.7%

表 2 - 29　公共基础类课程门数及学时

课程类别	门数/占比(%)	学时/占比(%)
人文社会科学类课程	4.7/9.0%	323.2/10.0%
自然科学基础类课程	3.1/6.0%	161.6/5.0%
思想政治类课程	4.0/7.7%	259.6/8.0%
职业引导类课程	1.7/3.3%	61.3/1.9%

2. 课程内容与特点

在职业引导类课程的内容设计中,有 90% 的高校单独开设了医学伦理学和医学心理学课程,但单独开设沟通类课程和行为医学类课程的院校比例仅为 30% 和 20%。可见,虽然有不到三分之一的院校开始关注到跨学科开展工作的合作能力、职业道德、循证实践、新信息学运用能力并设置了相应的课程,但课程设置比例还有待进一步提高。这样的课程设计和安排远不能满足学生进入临床以后处理复杂医患关系的需要,也不利于医学生在未来的职业生涯中掌握相应的医疗行为规范。

（三）职业精神的教学方法

样本高校开展职业精神教学采用最多的几种方法依次是讲授式教学（100%）、实践能力培养式教学（77%）、问题导向式教学（62%）、研讨式教学（45%）和社区式教学（9%）。虽然不同高校常用教学方法的排序存在差异,但讲授式教学作为知识传授的重要手段,仍是各校首选教学方式。不过,随着现代教育理念被大家接受并应用,以问题为导向的教学方法（problem based learning,PBL）和研讨式教学已得到了广泛应用。不同高校不同专业依据各自特点,各有侧重。部属院校"经常"和"广泛"使用 PBL 的比例高于地方院校。研讨式教学在基础课程的应用高于实践课程，在单独一门课程教学中的应用多于几门课程整合后的应用。接近 80% 的样本高校把实践能力培养式教学列入前三位的教学方法，实践能力培养的重要性得到了院校的普遍重视。社区式教学仅被 2 所样本高校列为第三种教学方法。

从学习时间分配上看，医学生用于课堂学习的时间最多（46%），其次是临床实践（23%）和实验室学习（18%），自学时间占 8.5%，用于公共卫生机构实践、社会实践的学时不足 5%。样本高校的课堂教学学时比例为 46%，个别院校甚至达到 70%；临床实践仅占 23%，个别院校只有 10%。总体来看课堂教学过多，而临床实践的重要性未在整个课程体系中得到充分的体现。在样本高校中，仅有 20% 的院校在必修课中单独开设了早期接触临床课程。与国外医学院校相比，实验教学学时比例，实验教学的设计思路、内容、与理论教学的匹配，都有待进一步深入改革。公共卫生实践学时占 4.5%，自学时间占 8.5%，自学时间没有得到保障；实践能力培养教学没有得到足够重视，尤其临床实践学时依然不足。

（四）职业精神教学的评价方式

在职业精神教育相关课程中，样本高校采用最多，也是首选率最高的评价方式为闭卷考试，将出勤率与课堂参与作为常用评价方式的院校有 3 所，结合临床表现评价的只有 1 所学校（见表 2-30）。可见，将学习过程纳入评价指标还有待进一步完善。

表 2-30　职业精神教学的评定方式（%）

课程类别	门数/占比（%）	学时/占比（%）
人文社会科学类课程	4.7/9.0%	323.2/10.0%
自然科学基础类课程	3.1/6.0%	161.6/5.0%
思想政治类课程	4.0/7.7%	259.6/8.0%
职业引导类课程	1.7/3.3%	61.3/1.9%

三、第一课堂职业精神教育存在的问题

10 所院校的现状调研，显示出我国医学职业精神第一课堂教育不同程度存

在着"供给的失准"，实质在于对医学职业精神教育地位和需求认识不够准确，具体体现为以下几方面。

（一）教育供给理念相对陈旧

理念是行动的先导，科学、与时俱进的教育理念直接影响医学职业精神教育的成效。在现阶段，医学职业精神教育仍未得到医学院校的准确认同与落实。首先，大多数院校对其的认识仍然只停留在职业道德、职业素养等层面，对于医学职业精神的现代内涵和重要性认知不足，明确将职业精神列入人才培养目标的院校少之又少。其次，医学院校对医学职业精神教育的重视仍显不够，在课程体系的建设过程中仍然可以看出浓浓的"专业优先"的思维导向，职业精神相关课程的门类、数量普遍偏少，课程设置缺乏系统性。更为重要的是，医学职业精神教育服务不能精准对接医学生职业化过程中的优质发展、多元发展的现实需求。总之，对于医学职业精神教育本质和教育主体需求识别上的"误差"，必然会引发教育供需的巨大失衡。

（二）教育供给内容偏向单薄

医学职业精神教育的本质就是要培养医学生形成正确的职业认知，树立正确的职业理想和职业信仰，养成尊重生命、敬畏生命、维护生命的敬业精神和责任担当的自觉意识[①]。这就要求教育者必须整合所有教育资源，优化教育供给的内容。然而，调查发现，医学行为学、医患沟通学等职业精神相关课程没有得到应有的重视，仅有的少量职业引导类课程，内容又相对陈旧，仅部分对准了医学生职业精神的教育需求，针对性不强，难以满足医学生的职业化需求。同时，部分院校对课程整合也存在认知上的偏差，职业精神引导类课程尚未形成科学体系，缺乏上下融会贯通，与专业课程的融合仍显不足。

（三）教育供给方式略显单一

多元化、多样化、立体式的教育供给方式是提高医学职业精神教育成效的重要保证。而如今，部分医学院校职业精神的教学仍以课堂教学为主，传统讲授式教学是主要的供给方式。虽然PBL、研讨式教学、情景式教学、实践式教学等方法得到重视，但离大范围的应用仍有较大差距，少数院校实践类教育课程明显不足，表现为供给结构上仍以大课堂的理论教育为主，实践教学、实训教育明显偏

[①] 汪小云."供给侧改革"视域下医学人文精神的培养[J].中国继续医学教育,2017,9(5):57-59.

少。教育供给方式的单一化,很大程度上影响了第一课堂对医学生的吸引力和感染力。

（四）教育供给评价太过传统

相比国外医学职业精神教育的全员、全程、全方位的形成性评价体系,我国多数医学院校更多还是采用应试型、总结性的评价模式,评估方法也略显单一,主要以课程评价为主,评价的主体一般是任课老师,评价的依据主要是课程成绩。这种传统的评估体系存在较多的弊端,例如:过于机械化,把学生当作知识的储存器;太过关注评价的结果,忽视教育主体过程中的德性成长;评价主体比较单一,不能多角度客观地呈现教育的成效。这种评价方式缺乏对医学生职业精神教育的全面性、及时性、互动式反馈,不利于教育者根据教育对象的特点和教育的实效及时调整教育行为,显然也不太符合教育的基本规律。

第三节　医学职业精神教育的教师访谈

临床教师在医学院校职业精神教育中具有特殊的地位,一方面,他们是医学职业精神教育的实施者,另一方面,他们是医学职业的现职从业人员。他们对于医学职业精神的理解与实践将对医学生产生重大影响,这一点也已在医学生的职业精神教育现状调查中得到印证。因此,我们以临床教师为对象,开展医学职业精神的访谈研究,以了解他们如何认识和定位医学、医学教育和医学职业精神,如何看待实施医学职业精神教育,对医学职业精神教育改革有哪些意见和建议,从而为医学职业精神教育提供质性研究的补充。

一、访谈设计与实施

（一）访谈方法的选择

笔者通过访谈进行追踪研究,进一步了解临床教师如何实践医学职业精神,如何实施医学职业精神教育。访谈研究所呈现的"情境性"可以帮助研究者更好地"还原"我国医学生职业精神教育开展的具体场景。通过当事人看问题的视角,帮助研究者获取在其他文献中没有出现的信息,是对问卷调查很好的检验和补充。

在明确采用访谈研究方法之后,笔者进一步考虑了具体的实施环节。由于访谈研究所要面对的每位临床教师的年龄、职业经历、教育背景、家庭情况等各不相同,必须事先明确想要询问的问题框架,但又不能严格控制问题的顺序和内容,否则会影响和限制研究者和受访者的发挥。对于已经毕业数年的临床教师而言,他们本科教育阶段的某些记忆已经稍显模糊,也很难直接观察,需要研究者在访谈的过程中结合已有的研究设计一些开放型的问题,引导受访者积极参与,并且根据访谈的实施情况对访谈的流程、问题及内容进行灵活的调整。总而言之,半结构型访谈能帮助研究者了解临床教师在教学实施过程中对医学职业精神教育的理解与贯彻情况,同时能深入捕捉到他们在自身职业生涯和教学实践中的所思所想,以及对自己职业角色、教育行为的感触和思考。

(二)访谈对象的确定

此次访谈研究在对象的选择上采取了目的性抽样的方式,即研究者有意寻找能为本研究提供丰富研究信息的临床教师作为典型样本来做深度的访谈。访谈对象不需要具有百分之百的代表性,但是必须能够帮助研究者揣摩来自不同背景的医生的可能反应。[①]

本研究共深度访谈了 16 位在职临床教师:14 位男士,2 位女士;13 位主任医师,2 位副主任医师,1 位主治医师。同时 16 位访谈对象的职称情况:9 位是教授,4 位是副教授,3 位是讲师。20 世纪 50 年代出生的,3 人,20 世纪 60 年代出生的,9 人,20 世纪 70 年代出生的,4 人。本研究为了让访谈对象更具有代表性,在选择时不仅考虑性别、年龄、地域、工作岗位及学科背景,同时还兼顾了教育背景及工作表现,详见表 2 - 31。

表 2 - 31 受访者基本情况

医生编号	性别	工作岗位、职务与职称	教育背景及工作时间
D1	男	某三级甲等综合性医院、某医科大学附属医院党委书记,急诊科主任医师,教授	1968 年生,医学博士,1990 年参加工作

① 欧本汉,吕以荣.问卷设计、访谈及态度测量[M].台北:六合出版社,2002:62.

（续表）

医生编号	性别	工作岗位、职务与职称	教育背景及工作时间
D2	男	某三级甲等专科医院、某医科大学附属医院院长，口腔修复科主任医师，教授	1967 年生，生物医学工程博士，1991 年参加工作
D3	男	某三级甲等综合性医院、某医科大学附属医院急诊内科主任医师，副教授	1975 年生，医学学士，1997 年参加工作
D4	男	某三级甲等综合性医院、某医科大学附属医院内镜中心主任，主任医师，副教授	1957 年生，医学学士，1977 年参加工作
D5	女	某三级甲等综合性医院、某医科大学附属医院感染内科副主任，主任医师，副教授	1962 年生，医学学士，1985 年参加工作
D6	男	某三级甲等综合性医院、某医科大学附属医院肝病中心主任，主任医师，教授	1959 年生，医学学士，1982 年参加工作
D7	男	某三级甲等综合性医院、某医科大学附属医院血液科主任，主任医师，教授。	1960 年生，医学学士，1983 年参加工作
D8	男	某三级甲等专科医院、某医科大学附属医院眼科主任医师，教授	1975 年生，医学博士，1997 年参加工作
D9	男	某三级甲等综合性医院、某医科大学附属医院麻醉科主任，主任医师，教授	1967 年生，医学博士，1990 年参加工作
D10	男	某三级甲等综合性医院、某医科大学附属医院胃肠外科主任，主任医师，教授	1960 年生，医学学士，1983 年参加工作
D11	男	某三级甲等综合性医院、某医科大学附属医院风湿免疫科主任医师，教授	1960 年生，医学硕士，1983 年参加工作

医生编号	性别	工作岗位、职务与职称	教育背景及工作时间
D12	男	某医科大学期刊社社长,某医科大学附属医院中医科主任医师,教授	1961 年生,医学学士,1984 年参加工作
D13	男	某三级甲等综合性医院,某医科大学附属医院副院长,心内科主任医师,副教授	1973 年生,医学硕士,1997 年参加工作
D14	男	某民营三级甲等精神病专科医院、某医科大学附属医院精神科副主任医师,讲师	1964 年生,医学学士,1988 年参加工作
D15	男	某民营三级甲等精神病专科医院、某医科大学附属医院心理科副主任医师,讲师	1957 年生,医学硕士,1980 年参加工作
D16	女	某三级甲等综合性医院,某医科大学附属医院消化内科主治医师,讲师	1978 年生,医学博士,2001 年参加工作

（三）访谈假设与问题设计

为了对医学生职业精神的教育现状进行深入追踪研究,我们在问卷调查结论的基础上,重点围绕以下三方面问题进行追踪访谈:

第一,临床教师是否对医学职业精神具有准确认知?

第二,临床教师对医学职业精神的教育目标是否清晰?

第三,临床教师在医学职业精神教育中的参与度如何?

围绕以上问题,我们设计了以下访谈提纲,为访谈提供方向和指导。

问题 1:请问您当初为何选择学医?

问题 2:请问您如何认识医生这个职业?

问题 3:您了解《新世纪的医师职业精神——医师宣言》或者《中国医师宣言》吗?

问题 4:您怎么看待医学职业精神?

问题 5:您认为医学职业精神的影响因素有哪些?

问题 6：哪些因素(哪些人、哪些事)对您的职业精神影响最大？

问题 7：请您回忆一下，大学期间的哪些教育活动对您的职业精神形成特别有帮助？

问题 8：您认为怎样的医生才算是好医生？

问题 9：您如何培育学生的职业精神？

问题 10：您如何评价现在的医学生职业精神教育？ 若需加强，如何进一步加强？

（四）访谈研究的实施

巴顿指出，质性研究的目的在于发现，其挑战性在于要从大量的资料中寻找意义所在，辨别出对所研究的事物有重大意义的资料，并揭示实质资料内容的构架[①]。为了客观真实地保留和再现访谈中的内容，每次访谈征得受访者同意后会进行录音(16 位受访者中 15 位同意录音，1 位不同意)。访谈完成后研究者会及时对访谈资料进行整理和数据的简化。

整理录音或记录，将访谈中重要的对话内容以及与研究问题相关的特定数据、片段整理成文并记下记录的时间点。

规范资料收集的记录格式：以 A4 纸张大小的笔记本记录每次访谈的日期、地点、对象和访谈用途，纸张左方的四分之一空间用于记录每次访谈时产生的问题或访谈后的想法，右方的四分之三供研究者记录现场访谈的具体描述。

二、访谈结果与分析

（一）临床教师对医学职业及职业精神的认知情况

1. 职业动机呈现多样

个体的择业行为和择业动机体现了个体的职业价值取向，它是个体对职业的倾向性意识和行为，是职业发展的内在驱动力，也是个体职业精神的核心组成部分。访谈发现，临床教师的职业动机呈现多样化。

第一种，因为个人的兴趣爱好。D12："小时候看到别人利用一些传统的中医方法来治病，(如)当初温州有老一辈(人)做中草药来抗癌，用一些当地的药材来治疗癌症，反响很好，(于是)自己对这方面也产生了兴趣，就学了医学。"

---

① Patton，M.Q. Humanistic psychology and humanistic research[J]. Person-Centered Review，1990：191 - 202.

第二种,因为职业待遇好(包括经济待遇和社会待遇等)。D3:"我们那个年代,我父母也不是知识分子。我想找个工作养活自己。"D14:"那时候我们还是计划经济嘛,有三种职业是比较好的,第一种是拿方向盘的,也就是司机……第二种是售货员……第三种就是受人尊敬的医生,所以就选择了(当)医生。"

第三种,受家庭及社会关系影响。D4:"我的长辈,就是一个乡村医生,可以为群众解除一些病痛,所以(对我)有比较早的影响。"D5:"我母亲是医生,因为母亲的关系,所以选择了学医。"

第四种,认为当医生能够治病救人,实现人生价值。D2:"助人的时候,发现了自己存在的价值,并从自身价值中不断得到精神的满足和灵魂的慰藉,这种幸福和愉悦感是无与伦比的。"D9:"在(20世纪)80年代,医生在老百姓心目中就是救死扶伤(的人)。在我们(20世纪)六七十年代受到的教育当中,医生的形象都是很高(大)的。"D15:"我选择了医生这个职业,是因为我觉得要实现自己的人生价值。"

受访医生存在不同的择业动机:有工资福利、工作环境、安全条件等物质方面的择医动机,有成就感、荣誉感、事业心等精神方面的择医动机;有长者、权威人士、领导等外部影响下产生的择医动机,有对职业活动本身感兴趣的,即由求知、求新、求奇等内部因素而引发的择业动机。具体来看,家庭因素是最为重要的择业影响因素(16位受访者中有9位属此情况)。其次是职业待遇(包括经济和社会地位等综合待遇,有5位受访者提及)。同时访谈还发现,尽管个别受访者原本不想学医,但从医之后仍然能够建立起对医学职业的高度认同。可见,即使职业动机不同,但职业认同是可以通过引导或塑造建立起来的。

2. 职业认知相对单一

对于医生这个职业,有的受访者认为是解除病痛,治病救人的崇高神圣职业。D3:"医生是关乎患者生命安危的职业。"D4:"(医学)一个非常神圣的职业,把患者从危重的病情中救回来这种,感觉是非常好的,我觉得是任何职业都比不上的。" D6:"其实医学是很崇高的。当你把一个患者从死亡线上拉回来的时候,你心里就特别开心,总觉得做了一件有益于社会的事情。"

有的受访者认为医生是倡导健康生活的职业。D11:"刚刚参加工作时,可能更多地关注医术。我觉得医术好了,才可以把病治好,但实际上,并不是这样。我们大部分的疾病实际上是不能治愈的。所以我的思想慢慢转变了,在治疗时可能会更多地强调预防,更多地强调综合的治愈,教导患者预防疾病、带病生存,教导他们跟疾病作斗争,与疾病共存亡。就是从疾病医学慢慢向健康医学发展。"

还有的认为医生是一门专业性很强的职业。D4:"医学其实是一门很好的专业。它紧紧围绕着人的一生,与人的生命紧密相连。(医生)是为数不多既能从事临床诊疗,又可以从事深层次研究的职业之一。"

谈到如何认识医生这一职业时,大部分受访者首先想到的是治病救人和责任感、使命感、荣誉感等。这一点与当时选择从医的动机相比有了较大的变化(见表2-32)。可见,一个医生的职业履历对其职业动机、职业认知和职业态度有较大的影响。

表 2-32　受访者择业动机与职业认知对比

编号	最初择业动机	现实职业认知
D1	受亲戚朋友的影响	医生在缓解患者的病痛方面,极具价值和意义
D2	追求个人存在的价值、精神的满足和灵魂的慰藉	当初就是想要这样,工作以后确实也是体会到这样一种感受,证实了
D3	找个工作养活自己(谋生的手段)	在学校时感觉比较迷茫,现在觉得医生的职业素养或者责任感很重要
D4	我的长辈就是一个乡村医生(受长辈影响)	医学是一门很好的学科,它紧紧围绕着人的一生,从出生、成长、衰老到死亡。医生是一个好的职业,既能从事临床诊疗,又可以从事学术研究
D5	因为我母亲本身就是医生(受长辈影响)	一个非常神圣的职业,把危重的患者救回来,那种感觉是非常好的,是任何职业都比不上的
D6	我是恢复高考后第一届(大学生),当时读大学是比较困难的。我们也没有什么选择,当然医学在当时来说还是一个比较好的专业(谋生的手段)	医生是一个很崇高的职业,当你把一个患者从死亡线上拉回来的时候,心里就特别开心,总觉得自己做了一件有益于社会的事情。跟金钱比起来,我觉得精神层面的满足更重要

（续表）

编号	最初择业动机	现实职业认知
D7	我是 1978 届的,那时候没有更多的选择,觉得学医也是挺好的,不怕没饭吃(谋生的手段)	患者还是对你很尊敬的,因为你是真正地为他看病啊
D8	未明确回答	要解决人的痛苦
D9	医生的社会形象好,为了更好地照顾家人,自己也喜欢(家庭影响)	对我而言,选择这条路后就没有变换过自己的追求
D10	有一个医生,当时(选择学医)有一定程度上是受了他的影响	往大了说,治病救人嘛;现在呢,除了治病救人,更多的是感到一份责任,一份压力
D11	我们当时选择职业受到家庭的影响(当然医生是一个很好的职业)	在学医的同时,学会怎么去关怀别人,怎么去教育别人预防疾病
D12	看到人家利用一些传统的中医(手段)来治病,效果很好,于是自己也对中医产生了兴趣	科技飞速发展以后,要树立中医的现代观。要向全世界推广祖国医学
D13	由于妈妈体弱多病,高中开始就立志当医生(照顾家人)	选择医学,选择心血管内科,认为未来会有更大的用武之地,能承担更大的社会责任
D14	主要是父母决定的	这个职业(医生)现在仍然感觉还是不错的。现在医生地位越来越高,走在路上都可以昂首挺胸了(很自豪)
D15	主要是因为家里没有医生(照顾家人)	医生是一个非常神圣的职业,我们从事这个行业,就是要帮助患者摆脱心理和生理上的痛苦
D16	当时学医只是把它当成一种职业选择,想要有一份稳定的工作	虽说有时对患者也有不耐烦的时候,但是很多时候还是很耐心的

3. 对现代医学职业精神了解不够

访谈选取现代医学职业精神最具有代表性的经典文献《新世纪的医师职业精神——医师宣言》和《中国医师宣言》作为切入点,研究临床教师对医学职业精神的了解程度。

访谈的结果令人吃惊,大部分临床教师表示"不了解"或"不太了解",甚至表示"听都没有听过"。D1:"中国的医师宣言,我还真没注意,原来希波克拉底(誓言)都是挂墙上的";D3:"没听过";D4:"这个宣言呢,就是不同的院校,有不同的措辞";D6、D13、D14、D15、D16均表示不了解。有些干脆与赫尔辛基宣言、希波克拉底誓言相混淆。D7:"这个我知道,赫尔辛基宣言,哦,不太知道,我只知道赫尔辛基宣言,新赫尔辛基宣言,和旧赫尔辛基宣言。"D12:"《中国医师宣言》,它是源于希波克拉底(誓言),再结合那些我们传统的(内容),但是好像还没有成熟的一个东西。其实医学生的宣言、誓言主要还是源于希波克拉底(誓言)的,我的理解是这样的。"只有少数受访者了解《新世纪的医师职业精神——医师宣言》或者《中国医师宣言》的些许内容。D2:"这个医师宣言,就是美国,还有欧洲国家共同发起的,确实在对医生、患者尊重这方面做得很好。我们国家医师协会也加入这个宣言大概十来年了吧。"

可见,中外的医师宣言在医生中的知晓度都不高。我们发现现代医学职业精神在我国医疗界的普及性宣传教育不足。尽管中国在2005年就加入推广国际医师宣言的工作,并且于2011年推出了《中国医师宣言》,但这两份有关医学职业精神的纲领性规范都没有在医学职业群体和未来医学职业群体中得到真正有效的宣传和贯彻。

4. 对医学职业精神缺乏科学理解与现代阐释

当面对"您怎么看待医学职业精神?"这样的问题时,笔者发现临床教师们的观点基本上还是集中在中国传统医德规范的范畴之内,如医者仁心、救死扶伤、大爱无疆、奉献精神、敬畏生命等。D4:"简单说就是救死扶伤";D7:"力所能及,治病救人";D9:"救死扶伤,良师益友";D15:"医者仁心,大爱无疆";D4:"人道主义,奉献精神";D16:"敬畏生命,就是敬畏我们的职业"。他们对医学职业精神的总体认知大多还是停留于主观的体验和传统狭隘的理解层面,缺乏科学、现代、全面的理解与阐释。在当下推动健康中国建设和深化医疗卫生体制改革的大背景下,大多数医学从业者对医学职业精神的认知还只停留在传统医德的层面,这无疑会对我国医学职业精神的教育和医疗卫生事业的发展带来不利的影响。

5. 对职业精神的特质判断体现"怀旧情结"

受访医生对"好医生"的评价基本集中在以下两大类关键词中。

一是涉及专业能力与素质范畴的。D1："满足患者的就医需求（安全、有效、方便、价廉）"；D2："博学，沉着冷静、甘于寂寞、冷静的头脑与思维"；D6："有效的沟通"；D8："学习上执着，自身有较好的约束力"；D9："救死扶伤的精神，专业的素养，善于与患者交流"；D14："终身学习，知识与专业技能，学习与钻研能力，冷静的思维，善于沟通的能力和制度下的执行力"。

二是涉及职业态度范畴的。D4："三个心，热爱医学之心、对患者的仁慈之心、钻研专业之心"；D5："换位思考，态度要好"；D7："医德（热爱事业、敬业）"；D8："为大众服务的思想，守住自己的本色（救人济世）"；D12："人文情怀，仁爱之心，哲学理念，一种人与自然的整体理念"。

我们对每一个受访者对于"好医生"的评价关键词进行整理，并根据《全球医学教育最基本要求》进行对照研究（详见附录Ⅳ、表2-33）。通过对比分析，我们发现受访者对于医生的职业价值、态度、行为和伦理方面要求最多，其次是关于医学科学知识、临床技能和沟通技能的要求，个别受访者还提到对于群体健康和卫生系统的要求，但对于信息管理等的要求，所有的受访医生均无涉及。"德才兼备"的传统要求仍是现阶段我国医生对于职业核心胜任力的首要判断。但对于医学职业发展的新要求、新趋势，我国现职医生的关注仍显不够，这不利于我国医学教育的现代发展和国际融入。

（二）临床教师对职业精神教育的认知情况

1. 普遍认为个体是影响职业精神的决定性因素

针对医学职业精神的影响因素，受访者的回答主要集中在以下几方面。

第一，个体的因素，如性格品质、教育经历、家庭出身等。D13："我觉得是种探索的精神，还有就是一定要不怕吃苦"；D15："我觉得还是教育比较重要"；D7："就是（需要有人）引导，引导（学生）很重要"；D3："应该是跟自己出身有关系"；D4："家庭的理解与支持"。

第二，社会的因素，如环境舆论、社会保障等。D2："医生形成良好的职业精神除了自身的努力，还要良好的社会环境，包括政府啊，患者个人，当然还有社会媒体等"；D4："有一个好的保障体系，医生和患者没有直接的（矛盾与冲突）就好了"。

受访者认为影响目前影响医学职业精神的主要因素集中在医生个体和社会层面，个体包括医生个人的兴趣爱好、性格品质、历史观、接受的教育、得到的家庭支持等，社会层面包括社会整体的环境氛围、法律保障和医患关系等。虽然他们的回答涵盖了影响医学职业精神的方方面面，但绝大多数的受访者还是首先提到个体的因素，他们普遍认为个体的因素是最为重要的。

2. 对体验式教育经历印象深刻

针对问题六：哪些因素（哪些人、哪些事）对您的职业精神的形成影响最大？受访者们回答整理总结如下。

第一，受关键人物的影响。D2："我出生在农村，有一个叔叔在村里头当赤脚医生，所以我就经常看到村民、亲戚朋友满脸愁容，前来看病。他（叔叔）看了以后，会给一些简单的中医治疗，如针灸，草药，当然还有一些简单的西药，就可以解决很多问题。这就使我觉得学医能解除别人的病痛，很神圣。"D3："××院长，我们的行为是跟他学的，是榜样的力量。他很早来医院，碰到患者抢救，能加班加点或者随叫随到。把工作当成一种事业，投入全部的精力。"D6："（老师）严谨谦虚，永远影响着我。什么叫严谨？写论文，一个字都不能写错，一个字都不能多也不能少。什么叫谦虚？永远说自己不懂。谦虚就是前进的动力。"

第二，关键事件的影响。D12："有一个肺癌患者，住到我当时负责的病区。其实化疗等抢救治疗的措施都（用）上去了，就是没办法（挽救）。我坐到他旁边，跟他悄悄地说话，我说'你放心，我们会尽最大的努力来帮助你'。讲到这里时，患者的眼泪一下子就涌出来了。其实这个患者当时也知道自己肯定不行了，但（我的行为，对他）是一种安慰。这件事对我感触很深。医生在很多时候是无奈的，更多是安慰。但你心怀善良之心，别人都是能感觉到的。"D13："我现在关于医学职业的一些思想有很多来源于我当团委书记的经历。我在医院里当了十年的团委书记，我们去做义诊，去做慈善的拍卖，我们自己的（职业精神）就是在这个过程中潜移默化养成的。然后援疆，确实在那里我也是感触非常多，在偏远地区医生的价值可能更大，那里少数民族群众很多，他们对医生是非常尊重的，一年半的（援疆）经历对我来说是值得我一辈子去珍藏的。"

在上述受访者的陈述中，我们会发现，不管是小时候的一次经历，还是学校老师的严谨治学、职场领导的率先示范，乃至于一位无法救治的患者带来的思想触动，都会在医生个体的职业生涯中留下不可磨灭的印象。在回忆的过程中，他们都是两眼熠熠生辉，充满感情，可见这些人与事对于他们职业观的形成有着多么重要的作用。尽管影响医生职业精神的因素众多，但访谈揭示体验性事件对于个体职业精神的形成影响巨大。因此,医学教育者要重视和利用好体验性教育载体,加深受教育者的切身体验,确保职业精神教育能触动受教育者的心灵,从而提高教育实效。

（三）临床教师对职业精神教育的实践

1.职业精神没有被专门教授

问题九:您是如何培育学生的职业精神的? 受访医生的回答整理总结如下。

第一,言传身教。D3:"这个嘛,主要靠言传身教,我觉得老师怎么做学生也会怎么学。做比说重要。"D6:"我觉得职业精神非常重要,我们有些临床医生自己都没有职业精神怎么带学生? 我觉得我带实习生,就是培养他们的职业精神。"D9:"我们平时给学生上课,带学生做科研,会对学生的职业精神方面产生潜移默化的影响。"

第二,尚没有专门课程。D7:"职业精神是一门课吗? 我没有教,应该是'两课'老师或辅导员他们会教吧!"D10:"我上的是专业课,没有具体涉及职业精神。"

第三,在专业课中有适当涉及。D11:"我平时给学生上专业课,没有专门上职业精神的课,有时碰到具体的医患冲突等案例时,会讲到这方面的内容。"D8:"我们带实习生时,在具体病情案例讨论或碰到临床冲突或矛盾时,会教学生们如何处理。"

2.医学职业精神教育改革迫在眉睫

受访者认为进一步加强医学生职业精神的教育途径主要有以下方面。

一是开展全方位的教育改革。D2:"对医学生要做好全方位职业精神相关教育,不只是专业上的教育,还要有人文修养的熏陶。"D12:"把医学教育纳入一个系统的体系之中,让人家更多地接触现在学科的信息,提高学生的视野,有助于其职业精神的培养。也要重视教学与学工体系的对接,重视对学生的职业熏陶教育。"

二是开展课程建设。D10:"不单单是选修的课程,医学教育对此是有要求的。我们现在学校在这方面有一点缺乏,应该更多地开展一些人文教育。学校可以多举办一些比如名医讲堂、名医故事会等形式（的活动）。"D13:"我是特别提倡医科大学专门设立这种有关职业精神的课程的。不单单就去讲一些伦理学的问题,人文精神一定要在大学里养成,而不是在医院里（形成）。"

三是提早接触临床。D15："我觉得比较重要的还是要改变我们现行的教育模式，改变这种临床与理论基本脱节的教育模式。希望学生尽早接触临床，多与患者、家属进行沟通，这个可以改变他们对职业的认识。"D7："因为医学是一门实践课程，必须要临床（实践）。"

四是开展社会实践。D2："在学校期间要参加敬畏生命（这类）活动，像志愿活动、慈善活动，从一开始就培养对生命的敬畏。"D11："参加一些医疗活动，公益的或志愿者活动，可以从不同的侧面来形成实践到理论的升华。"

五是重视示范引导。D5："（先进）事迹的宣传，会起正面的引导作用。"D11："要把（职业精神的教育）融入每一次的临床教学活动，反复地要求。在每一次的临床活动中，要求每个学生有善心、责任心，干任何事情都要跟这些（要求）相挂钩。如果只有独立的一门课，讲完了学生也就慢慢淡忘了。"

六是重视校园文化建设。D6："（学校）要厚德载物。现在出现了很多不和谐的（现象），如有些专家、行政干部、学生等，不是通过公平的竞争去获得资源，而是通过一些手段去获得。这实际上是一种不好的风气，这对于培养职业精神是个大问题。"

表 2-33　"好医生"的判断与"全球医学教育最基本要求"的对照

医生编号	职业价值、态度、行为和伦理要求	医学科学基础知识要求	沟通技能要求	临床技能要求	群体健康和卫生系统要求	信息管理要求	批判性思维和研究要求
D1		安全有效		方便价廉			
D2	甘于寂寞	博学					冷静头脑与思维
D3	医术卓越						
D4	仁慈之心、热爱医学	钻研专业之心					
D5	换位思考、态度好						
D6	尊重患者的意愿、对患者的同理心		有效沟通				

（续表）

医生编号	职业价值、态度、行为和伦理要求	医学科学基础知识要求	沟通技能要求	临床技能要求	群体健康和卫生系统要求	信息管理要求	批判性思维和研究要求
D7	热爱事业、敬业			治病救人			
D8	服务的思想、守住本色	学习执着、自身良好约束力					
D9	救死扶伤的精神	专业素养	善于交流				
D10	良好的医德			过硬技术			
D11	尊重患者、同情心、对患者的人文关怀		沟通能力		制度下的执行能力		
D12	人文情怀、仁爱之心			治病	防病		人与自然整体理念
D13	人道主义、尊重患者						
D14	奉献、勤奋努力	终身学习、善于钻研	善于沟通	专业技能	制度下的执行力		冷静思维
D15	爱心、恒心、仁心、专心、同情心						
D16	医道、善于发现患者的社会性			好医术和医技			

第三章　参照与启发：医学生职业精神教育的国外借鉴

发达国家的高等医学教育开展得早,在医学生职业精神培育方面有一些经验①值得借鉴。因此,本书选取美国、日本、英国等国家的医学生职业精神教育作为研究范本,对其发展动因和现实策略、教育实效展开探究,以期为我国的医学生职业精神教育提供借鉴。

第一节　美国医学生职业精神教育

美国把医学职业精神界定为正直、勇敢、学术诚实、怜悯、信任/仁爱、忠诚。早期的美国医学界过度关注医疗技术,而对医患关系和职业价值关注不足,因而引发了一系列医疗事故与矛盾。之后,美国医学愈发强调职业精神的准入门槛,高等医学教育的变革也日益将学生职业精神的培育作为核心目标。

一、美国医学生职业精神教育的发展动因

（一）职业精神成为医学执业的关键门槛

美国早在 18 世纪就开始为医生颁发执照,但其目的并非控制职业准入,而是为医生收不到医疗费而去法院起诉提供合法行医凭证。到了 19 世纪中期,美国的一些医学院校为了多招学生而不断降低招生标准,尤其是那些为数众多的"私营医学院"(不从属大学也无附属医院),只要学生能够担负学费就可录取,导致生源质量严重下降,大多数医学生在学医前只完成了小学课程,很多医学生甚

---

① Pellegrino, E.D. Professionalism, profession and the virtues of the good physician[J]. Mount Sinai Journal of Medicine,2002(5):378 - 384.

至还是文盲。当时美国的医学教育非常落后与混乱，学生无须实习，只需通过非正式的简单口试就可以获得医学博士（M.D.）学位。行医不需要执照，只要拥有医学院的毕业文凭，就可以在当时美国任一地方自由行医①。由此可见，当时美国的医学教育连基本的医学专业能力都没能有效夯实，更遑论建立医学职业精神了。②

医学教育的混乱无序，把美国的医疗行业带入了混乱的时代。1847 年美国医学会（American Medical Association，AMA）在费城成立，为医学教育提供了第一套医学职业道德准则，设立了第一个全国性标准，并成立了医学教育委员会。在随后的一百多年里，医学会始终致力于提升医学人才培养的质量，对医学教育和医疗行业的蓬勃发展做出了卓越的贡献③。1910 年，《弗莱克斯纳报告》推动了美国医学教育和对医学从业者的培养，最终形成由科学教育、实验室和正规的实习训练组成的培养模式④。到了 1980 年前后，随着医学技术的发展和医疗费用的不断增加，美国民众的医疗负担不断加重，人们对医学的看法又发生了重要的改变⑤。社会开始对医学行业的专业性及其是否对社会履行了服务誓言进行广泛的讨论，医学职业的规范及要求被重新界定。1990 年，美国内科医学会提出医师职业精神的三项承诺和六种元素。1998 年，美国医学院校协会（AAMC）提出：医学毕业生一定要具备责任、知识、技能和利他主义等核心素养，并将职业精神与进入医院工作相挂钩。2002 年，《新世纪医师职业精神——医师宣言》发布，成为医学职业精神领域的代表性文件。该宣言宣扬的医学职业精神在内容上主张：第一，以专业视角来理解医学的职业化进程，即要求医学从业者必须先经历系统的专业知识和严格的临床技能训练，再通过专门的医学职业从业资格测试，才能获取从业资质；第二，倡导人文关怀是医学职业精神的价值旨归，具体到医学职业实践中，主要体现为利他主义的职业伦理道德观；第三，尊重患者的自主性，这是现代医学与传统医学家长制相抗衡的宣言，也意味着现

① 俞方.美国医学课程改革历史探索[M].北京：人民卫生出版社，2010：7.
② Leslie，W.B. The curious tale of liberal education，professional training and the American college（1880－1910）[J].History of Education，2011(1)：85.
③ 丛亚丽.医师职业精神研究及其对我国的启示[J].中华医学杂志，2013(10)：721－723.
④ Bonner，T. N. Becoming a physician：medical education in Britain，France，Germany，and the United States[M]. New York：Oxford University Press，1995：293.
⑤ Post，S.G. Encyclopedia of Bioethics [M]. New York：Macmillan Reference USA，2003：1749－1750.

代医学中患者主体意识和维权意识的逐渐觉醒；第四，追求合理的公平公正，站在追求社会公平公正的角度，要求医学从业者具有高尚的品德、追求公平正义的意识和责任感，尽量将有限的就医机会和稀缺的医疗资源优先给最迫切的患者，真正做到公平与公正；第五，倡导医疗行业自治，要求医学从业者用医疗行业的精神来指引和约束自己，确保医者在公众及社会中树立正面的形象①。

总体而言，美国早期医生执业缺乏门槛、医学毕业生职业道德和素养缺失等乱象，直接催动了医师职业精神准则的诞生。后续颁布的系列文件不仅对医学职业精神做了系统阐释，也普遍被视为医学毕业生进入医疗行业的关键条件，对医学教育起到了重要的规范和引导作用。

（二）职业精神成为医学教育变革的核心目标

早在20世纪60年代初，为应对频繁发生的医疗事故，美国开始重新审视医学教育的目标取向，并将职业精神作为培养变革的重要方向。此后，医学生职业精神教育在美国愈加受到重视，1984年美国发布"为21世纪培养医生"的DPEP报告，重点强调了医学职业精神教育的关键价值；20世纪90年代，美国医学教育协会提出21世纪的医生必须具备4种职业特质，即利他主义、知识渊博、临床技术熟练、富有责任感。其中利他主义和富有责任感就是医学职业精神的主要内涵。有调查显示，当时美国约有120所医学院校，其中104所学校开设了医学职业精神教育的正式课程，71所学校举办了仪式类教育活动，64所学校制订了系统的医学生职业精神评价办法，来引导医学生加深对职业精神的感知②。

总的来看，美国的医学职业精神教育主要分为两个阶段，一是夯实基础阶段，在这一阶段，学校一般通过开设医学人文社会类课程，如医学与社会、医学人文学及伦理学、老年医学、医患沟通等，培养医学生的人文素养和综合素质，为后期的医学职业精神教育打下基础。二是临床教育阶段，此时学校通过开设多门职业精神教育类课程，深化医学生对职业精神的感知。同时将医学职业精神的原则和要求融入某一门或几门医学专业课程之中，以保证医学生在进行专业的课程学习时能接受到与职业精神相关的教育。当然，这两个阶段并不是完全割裂，而是有内在联系的系统教育，甚至有些课程的教育是贯穿医学生的整个大学生涯的，如美国哈佛大学医学院开设的医患关系课程就从第二学年开始一直延

① 张云飞.从传统医德到现代医学职业精神[J].医学与哲学,2011(6):11-14.
② 乔敏,郭立,贺家,等.国外医学课程改革的发展趋势及特点[J].医学教育,2001(6):19-22.

续 4 年，由浅入深，层层推进，不断深化①。

当然，在美国的医学职业精神教育中，除了有与职业精神教育相关的显性课程外，还有各种影响医学生观念、准则和行为的隐性课程（包括举办一些到社区服务的社会实践类活动）②，如此真正将职业精神培育作为高等医学教育变革的核心目标，培养医学生正确的职业态度，形成良好的职业精神和职业素养。

二、美国医学生职业精神教育的现实策略

美国的高等医学教育不断经历重大改革，努力实现以职业精神为核心的高素质医学人才的塑造③，为此，提出课程改革、考核评价、机制保障等诸多举措，全面助力医学职业精神教育的推进。

（一）开展医学职业精神显性课程改革

美国医学院校基本都开设了职业精神教育课程，并积极开展教学方法改革探索，主要包含以下 4 个方面。

一是开设医学人文和职业引导类课程。随着医学逐渐由生物模式转向生物—心理—社会范式，现今美国几乎所有医学院校都把医学人文社会课程作为医学人才培养的必修课程，注重医学发展、医学人文、医学伦理、医学实践、社会医学、医患沟通等课程的开设，并广泛开展"以器官系统为基础的学习"和"以问题为导向的学习"课程教育改革，以更好地培育医学生的医学人文素质④。

二是整合医学职业精神教育的课程内容。美国医学职业精神教育的课程整合，主要是将与医学职业精神教育相关的人文社会类课程内容加以整合，并紧密结合医学教育的内容，进行系统性，而不是割裂式的教育⑤。如美国加州大学旧金山分校的"患者关怀基础"课程，实现了包括临床技能、医患互动、医学伦理和

① Anderson，M.B.，Kanter，S.L. Medical education in the U.S and Canada，2010［J］. Academic Medicine，2010（9）；S2-S19.

② Wear，D.，Castellani，B. The development of professionalism，curriculum matters［J］.Academic Medicine，2000，75（6）；602-611.

③ Wynia，M.K.，Latham S.R.，Kao，A.C. Medical professionalism in society［J］. New England Journal Medicine，1999（18）；1611-1616.

④ Brown，M.，Steven，L.B.Medical education in the U.S and Canada，2010［J］.Academic Medicine，2010，85（9）；S2-S19.

⑤ Meakin，R. Medical humanities in medical education-moving on［J］.Medical Humanities，2009，28（1）；32.

专业发展的跨学科整合，以切实提升学生关怀患者的职业意识，培养学生的实践行动力[1]。

三是保持医学职业精神教育的连续性。美国的医学职业精神教育除了对教育内容进行横向整合外，还重视把职业精神教育贯穿于医学生教育的全过程，即对医学职业精神的教育采取一种纵向的教授方式，并将教育内容拆成若干部分，分散到每一年的授课过程中。如堪萨斯大学医学中心入学第一课都会讲授职业精神的定义以及职业化的特征，并在随后的教育阶段让专业人员运用与医学生成长阶段相对应的故事情节，带领学生进行小组讨论，让每一名医学生思考自己将来如何满足患者和社会的期望[2]。

四是情景体验等多种教学方法的运用。美国的医学职业精神教育非常重视案例分析、情景教学、角色扮演、小组讨论、专题讲座、电影放映等教育教学方法的灵活运用。这使学生真正体验并了解了职业精神的要求。学校还会定期开展医学职业精神论坛，邀请具有一定影响力的医学从业者为医学生系统讲解临床案例，并在实习见习期带领学生亲身沉浸和参与到医学临床工作和医院日常运行中。此外，美国的医学院校还建立伦理教师定期在各教学医院查房的制度，以及时帮助解决医学生在见实习中遇到的职业伦理道德困惑与难题。如美国犹他大学医学院在医院创设"病房伦理小组"的学习组织，由实习生和高级住院医师组成，每天早上巡视病房，每周针对遇到的职业伦理道德问题进行讨论[3]。

（二）发挥医学职业精神隐性课程育人功能

医学从业者的职业认识、职业态度、职业精神、职业人格等非认知领域教育目标的达成，一部分受到正式教育的影响，另一部分则植根于隐性课程[4]。美国对医学生职业精神形成有较大影响的教育活动主要包括以下几类教育。

一是仪式类教育。美国医学院校在医学教育伊始，会举办类似"医学生宣誓""白衣仪式"等仪式类活动，以增强学生对医学及医学生身份转换的感知。在进入岗前培训阶段时，医学院校还会组织学生在老师、父母、同学、朋友面前宣读

① 刘春雨.中美医学人文课程比较研究[D].沈阳:中国医科大学,2013.
② Cruss,R.,Cruess,S.R.,Steinert,Y 医学职业精神培育[M].刘惠军,唐健,陆于宏,译.北京:北京大学医学出版社,2013:90.
③ 王昕,黄蕾蕾.英美医德教育模式对我国医德教育的启示[J].教育科学,2014(30):85-88.
④ 俞方.美国医学课程改革历程探索[M].北京:人民卫生出版社,2010:31.

"职业精神宣言"，以获得对医学职业从业身份的感知[1]。

二是实践类教育。几乎所有的美国医学院校都拥有自己的学生活动中心，许多医学生通过学生活动中心参加一些社区或医院的义工活动，为患者包括残疾人等有特殊需要的人群提供一些基本的医疗护理与帮助，这也是培育医学生职业精神的一种有效途径[2]。

三是示范性教育。医学院校提供的人才培养环境中所包含的医疗文化会潜移默化地影响医学生的职业态度和职业精神。因此，美国的一些医学院校会时不时组织对教师的行为教学和医疗行为调查，以把握教师的教育行为。若发现教师存在医疗行为不端或医德不良现象时，医学院校会重新评估相关教师的教育身份与资格，对于医学职业精神和医疗现实状况的矛盾与冲突给予及时回应与疏导。

四是辅导性教育。美国的医学院校会普遍设置学生心理咨询中心和心理辅导中心，以指导和协助医学生应对职业伦理道德的冲突困境。通过精心设计与职业精神教育相关的论坛类活动，以讲座和讨论的形式辅导解决医学生在现实中碰到的职业问题。这些院校也会通过与师生、朋辈间的交流，帮助医学生及时实现思想的互动。如美国犹他大学医学院设立的伦理小组就是类似的做法[3]。同时，学校还会运用医学文化、校园环境、朋辈沟通来涵育医学职业精神，以实现潜移默化的培育功能。除了学校，美国一些独立的研究机构也会参与提供与医学职业精神教育相关的机会，如举办会议、提供研究基金等，为医学生的职业精神教育提供额外的学习机会和途径，这也成为职业精神教育的有益补充。

（三）实施医学职业精神教育的考核评价

阿诺德认为："如果没有科学的评价工具，就无法对学生职业精神教育的成效做出有效的回答。"[4]美国在医学生职业精神方面的测评开始较早，如美国新墨西哥医学院开发了一个职业精神评估表，将学生某些职业特性如是否诚实、正直，有无责任心，人际沟通能力如何，是否尊重患者等作为评估指标，来记录评估

① 周维红.浅析美国医学生职业精神教育及其对我国的启示[J].职教通讯，2015(31)：45-48.
② 李亚平.中美八年制医学博士教育比较与调查研究[D].长沙：中南大学，2011.
③ 李亚平，陈翔，田勇泉，等.美国医学生职业精神教育对我国医学教育的启示[J].西北医学教育，2013(3)：424-426.
④ Lynch，D. C.，Surdky，P.M.，Elser，A.R. Assessing professionalism：a review of the literature[J]. Medical Teacher，2004(4)：366-373.

学生的行为。1995 年,美国加州大学旧金山分校借鉴该评估体系,通过长期观察医学生的职业道德行为表现,对医学生的不良行为给予相应的扣分,以评估和及时纠正医学生不符合医学职业精神的行为①。

随着医学职业精神教育的不断深化,美国从传统的总结性评价方式转变为更注重过程的,多维度、长效性的形成性评价。为此,多数医学院均专门设立了医学生的职业精神评价体系,如约翰·霍普金斯大学、耶鲁大学等都制订出规范的医学职业精神测评体系,并高度重视考评结果的运用,把医学生的职业精神考评结果纳入其医师执业考试、课程考核和技能考核。当前,美国对医学生的职业精神的评价方法非常多,评价参与主体包括学校管理人员,实习所在科室的医护人员、患者、教师、学生本人、同学、朋辈等。具体评价方法包括:教师评价、学生相互观察、网上评价、患者和模拟患者评价、对问题学生的长期观察、建立学习档案、开展 360 度评价、学生自评等。美国学者斯特恩还专门出版了专著《医师职业素养测评》,集中呈现了美国关于医学职业精神评估的研究和实践成果②。

(四)建立医学职业精神教育的机制保障

美国医学生职业精神教育取得的成就离不开各种制度保障。首先,美国医学院校的招生制度为提高医学人才的职业精神培养进行了生源上的筛选和优化。美国医学教育是建立在本科教育之上的高层次教育,医学生只有完成了本科阶段的文理教育后才能接受医学教育。美国医学教育界普遍认为,医学教育作为有特定职业取向的专业教育,并不适合所有学生。换句话说,唯有具有某些性格特质和素质的学生才能胜任医学岗位。2004 年,美国的医学教育联络委员会(LCME)要求医学院校"必须选拔那些睿智、正直、个人品质和情感方面符合成为合格医生要求的学生"③。同时,美国医学院校严格控制其每年的招生数和师生比。即使医生短缺(2020 年美国医生供需缺口高达 5 万～10 万人),医学院校的招生数仍然非常少,如哈佛大学医学院 2012 年、2013 年的招生数分别为165 人和 167 人;2014—2015 学年的师生比为 13∶1,耶鲁大学医学院 2012 年、

① 陈燕玲,郑会贤,陈进,等.核心能力为导向,循证医学为载体,终身学习为目的的医学人才培养模式研究(二)——中美本科医师职业精神教育现状比较[J].中国循证医学杂志,2010(4):426-433.
② 李亚平,陈翔,田勇泉,等.美国医学生职业精神教育对我国医学教育的启示[J].西北医学教育,2013(3):424-426.
③ Funtions and structure of a medical school:Standards for accreditation of medical programs leading to the M.D. degree[R]. Washington DC:Liaison Committee on Medical Education,2004.

2013 年招收学生均在 100 名左右,2014—2015 学年的师生比为 3∶1。这样的招生数和师生比为他们开展细致深入、富有个性化医学职业精神教育提供了可能[①]。

为了保证职业精神教育的开展,美国医学院校还组建了如职业精神发展办公室和学生职业精神发展咨询委员会等辅助机构[②],建设了"促进医师职业品质发展的医学生学习环境"[③],完善了教育制度和管理体制,促进了医学院校教育管理职责与医院管理职责的协同,以及教学医院内部研究生管理部门和住院医师规范化培训管理部门的协同运作[④]。

三、美国医学生职业精神教育对我国的启示

与美国相比,我国医学生职业精神教育尚处于起步阶段,有必要吸收其先进经验,探索符合我国实际的医学生职业精神教育模式。

(一)树立"做中学"的教育理念

"做中学"是美国现代医学教育和课程改革的基本理念。"做中学"理念也被落实于医学生的职业精神培育过程中,PBL 教学、早期接触临床、初级保健教育、导师制和标准化患者的应用、社会服务等举措都充分体现了这一点[⑤]。美国"做中学"培育方式在深化职业认知,强化职业情感体验,提升职业信念和塑造正确的职业行为等方面具有较为明显的优势。有鉴于此,我国的医学生职业精神教育也应回归到医学现实,回归到医学职业的实际,回归到医学生的现实生活中,让学生多接触临床,多参加社会实践,强化情感体验,促进职业精神的养成[⑥]。

(二)突出"以人为本"的价值取向

要突出"以人为本",首先要创建以医学人文教育为基础的职业精神教育课

① 周蓝波,周国平.美国医学教育的现状与思考[J].中华医学教育杂志,2015(3):470-473.

② Gibson,D.D.,Goldwell,L.L.,Kiewit,S.F. Creating a culture of professionalism:An integrated approach[J]. Academic Medicine,2000(5):509.

③ 陈燕玲,郑会贤,陈进,等.核心能力为导向,循证医学为载体,终身学习为目的的医学人才培养模式研究(二)——中美本科医师职业精神教育现状比较[J].中国循证医学杂志,2010(4):433-436.

④ 邱蕾,马金辉,李娜.中美医学教育对比与我国医学教育改革的若干思考[J].西北医学教育,2016(4):538-540.

⑤ 蔡锋雷,吴秀珍,等.浅谈美国医学教育改革及其特点[J].西北医学教育,2012(1):58-60.

⑥ 邱蕾,马金辉,李娜.中美医学教育对比与我国医学教育改革的若干思考[J].西北医学教育,2016(4):538-540.

程体系,表现为设置系统的人文教育课程,对医学生进行系统的职业精神教育,为医学生的职业精神培育提供必要的人文基础。为此,医学院校要积极推进课程体系的改革,在原有专业课程的基础上增设人文社会科学类课程,提升设置比例。其次,要重视加强医学人文课程教育内容的横向融合和纵向衔接,打破课程的学科界限,把握不同学科之间内在规律性,在课程内容上实现医学人文课程与医学专业课程、其他学科课程的横向整合,把医学人文教育融入医学教育、其他学科的教育。再次,遵循知识体系和认知规律的内在逻辑设置课程,实现人文课程设置上的纵向贯通,最终构建符合医学知识体系形成规律和医学生认知发展基本规律的职业精神教育课程体系。最后,还要营造深厚的校园医学人文环境。培养医学生的人文精神,一方面要有意识地把人文精神融入校园的环境建设中,通过景、物、环境的打造营造一种人文的"硬件"环境;另一方面,要注重校园"软环境"建设,注重通过办学宗旨、优良传统和价值取向去引导学生。

（三）重视多种教育方法的综合运用

现实告诉我们,仅仅依赖单一专题讲座和人文课程的教育方法,难以有效培育医学生的职业精神。尽管这些年我国医学院校在教育方法的改革上也做了一些有益的探索,案例教学、小组讨论、角色扮演等教学方法均有所普及,但运用的面还不够广。由于缺乏对医学职业精神教育属性的科学界定,我们这些年对医学职业精神教育方法的探索好像缺乏理论指导的"盲人摸象"。事实上,案例教学、小组讨论、角色扮演等教育方法都是强化受教育主体的情感体验类方法,即体验式教育方法。因为职业精神不同于医学知识,也不同于医学技能,它是一种态度与信念,不可能只通过知识的传授和技能的训练而获得。有学者提出,唯有在真实临床情境中进行职业精神教育,方能起到好的教育效果。因此,体验式的教育方法才是最适应职业精神教育的方法。明白这一原理后,教育者就能真正学会根据职业精神教育的学科属性以及教育目的和内容自行选择和创新职业精神教育的方法,摆脱简单的模仿操作,实现教育方法的灵活运用。

（四）探索发展性考评体系的建设

美国的医学生职业精神考核评价有着显著的全员性特征,即融合学校、社会与家庭三方力量,重视全员参与,把学生自评、教师评价、学生互评、家长评价和社会评价结合起来,体现一种注重过程、多维度、长效性的形成性评价。而当前国内医学院校对教育教学过程和医学生职业精神的水平评价体系,总体来看仍属于应试型的传统总结性评价模式，也即把考试成绩作为医学生评价的主要标准，但忽视对医学生职业精神的过程性、全面性、及时性评价，不利于教育者根据教育对象和教育成效的实际情况对教育行为进行及时调整，这显然是不符合教育规律的①。我们应当从以下方面改进国内医学生职业精神的教育方法，一是确保考核内容的全面性，既要考查医学生的专业知识和能力，还要全方位地衡量医学生的临床能力和职业精神，如临床思维、应急处理、理解能力、沟通能力和团队合作能力等，尤其要注重考查医学生爱岗敬业、服务他人、追求卓越、认真负责的职业精神状况等。二是实现考核方式的多样性。要超越单一采取书面考核的方式，把医学生置身于真实的临床环境之中，通过医学生与患者、老师、同学等的交往、接触、合作等过程，以患者评价、教师评价、学生互评、见习和实习期医务人员评价等方式对医学生进行全面的测评。在考核方法上，充分利用标准化患者、仿真教学系统、计算机模拟考试、考核量表、视听影像评价等方式对医学生进行全方位的考查。三是实现考核过程的全程性。考核要覆盖教育教学的全过程，包括入学评价、中期评价、毕业前评价和毕业后评价等。一言以蔽之，医学生职业精神评价应从过去的终结性评价过渡至新型的发展性评价。

（五）审思教育规模与质量的关系

医学院校的办学规模与质量关乎医学院校职业精神教育的投入和保障。美国的高等医学教育是典型的精英教育，医学院校拥有相对独立的招生自主权，即每校每年的招生数是各校自行确定的，同时对招收什么样的学生各院校也拥有自主权。但是为了确保医学人才培养的质量，美国的医学院校一直严格控制招生数和师生比，同时也一直保持收取昂贵的学费以保障高额的教育投入。我国现阶段的医学教育进入大众化教育阶段，但医学院校几乎没有招生自主权。包括招生计划数、学费及具体招收什么样的学生，医学院校是无法自主决定的。尽管医学教育大众化为解决我国医学从业者的严重短缺问题作出了积极的贡献，但大规模的教育没有真正解决医学人力资源分布不均的问题，基层或边缘地区的医院仍然招不到医生。大规模的教育也带来了培养过程师资不足、学生动手机会减少、实践能力下降、培养质量下滑等问题。我国医学教育走到今天，我们需要重新审视医学教育规模与教育质量的平衡问题，赋予医学院校相对独立的

---

① 袁力,秦斌.医学院校职业道德教育的国际比较及启示[J].中国高等医学教育,2004(1):33-35.

招生自主权,并积极优化经费和师资资源配置,打牢职业精神教育开展的物质基础。

概言之,美国医学生职业精神教育的独特优势是在各方高度重视及强有力实践举措的共同形塑下形成的,深入考察其发展动因及策略,既为研究医学生职业精神提供了跨国比较的重要视角,也为我国推进医学生职业精神教育提供了一条可行的参考路径。

第二节　日本医学生职业精神教育

日本和中国同为亚洲国家,在近代医学教育发展史上相互影响深远。据日本文部科学省 2019 年统计数据,日本高等教育机构共计 3974 所,大学 795 所,短期大学 326 所,高等专科学校 57 所,专科学校 2805 所,其中医学院校仅 82 所,均以日本文部科学省发布的"医学教育核心课程"指导文件为基础开展医学教育,在医学生职业精神培养方面已经逐步形成了明确的课程体系。其中,千叶大学的医学职业精神培养课程体系多次在日本医学职业精神行动科学委员会的年度大会上作为案例介绍,对我国而言,其成功经验具有值得借鉴之处①。

一、日本医学生职业精神教育的总体目标

日本文部科学省发布的"医学教育核心课程"是面向全国医学院校开展医学教育的指导性文件,2016 年"医学教育核心课程"被重新修订,医学职业精神作为医学生应具备的基本资质和能力的第一项被明确提出,其要求医学生充分认识到医师的职责是保护与生命息息相关的健康,一边实践以患者为中心的医疗,一边探究作为医学从业人员的"道"②,并将其整理为以下 3 个条目。

（一）医学伦理和生命伦理

"医学伦理和生命伦理"条目下的培养目标是让医学生学习医疗和医学研

①　刘禹彤,丁宁,李鸿鹤,等.日本千叶大学医师职业精神培养课程体系[J].中华医学教育杂志,2021,41
　　(1):87-90.

②　モデルコアカリキュラム改訂に関する連絡調整委員会.医学教育モデルコアカリキュラム平成 28
　　年度改訂版[EB/OL].[2-20-09-02].chrome-extension://ibllepbpahcoppkjjllbabhnigcbffpi/
　　https://www.mext.go.jp/component/b_menu/shingi/toushin/__icsFiles/afieldfile/2017/-6/28/
　　1383961_01.pdf.

究中伦理的重要性,上述培养目标通过以下 3 个课程目标来实现:第一,能够概述医学、医疗的历史潮流及其意义;第二,能够概述临床伦理、生与死相关的伦理问题;第三,能够概述希波克拉底誓言、日内瓦宣言、医师的职业伦理方针、医生宪章等关于医疗伦理的规范。

（二）以患者为中心的观点

"以患者为中心的观点"条目下的培养目标是保守患者及其家属的秘密,遵守医师的责任义务和医疗伦理,优先考虑患者的安全,始终站在患者的立场考虑问题。上述培养目标通过以下 4 个课程目标来实现:第一,能够解释里斯本宣言等所示的患者的基本权利;第二,能够解释患者自我决定权的意义;第三,即使在选择项很多的情况下,也要进行适当说明理解患者的价值观,支持患者的自我决定;第四,能够说明知情同意的意义和必要性。

（三）作为医师的责任和裁量权

"作为医师的责任和裁量权"条目下的培养目标是对丰富的人性和生命的尊严有深刻的认识,认识到作为守护人类生命和健康的医师的责任。通过以下 5 个课程目标来实现:第一,在参与诊疗型临床实习中,能够和患者及其家属建立信任关系;第二,认识到患者及其家属所持有的价值观和社会背景是多种多样的,无论哪个都能灵活应对;第三,能够说明最适合患者的医疗的理由;第四,能够根据能力和环境来解释诊断和治疗的界限;第五,能列举医师的法律义务,并举例说明。

二、日本千叶大学医学职业精神教育

（一）医学职业精神的培养课程模块

千叶大学医学部的医学职业精神培养课程贯穿在 6 年本科医学教育之中,第一学年到第四学年分别设立了医学职业精神Ⅰ、医学职业精神Ⅱ、医学职业精神Ⅲ、医学职业精神Ⅳ四大课程模块,具体内容详见表 3-1。第一学年到第三学年培养医学生成为医师应当具备的基本的态度、价值观、习惯和沟通能力,第四学年到第六学年主要通过临床实习培养医学生在诊疗过程中应具备的临床能力,包括医学职业精神的临床实践能力。

表 3-1 千叶大学医学职业精神培养课程模块及学时

学年	模块	课程	课程学时	总模块学时
第一学年	医学职业精神Ⅰ	导入基于问题学习个案研究	28	136
		团队医疗Ⅰ（IPEⅠ）	48	
		医学入门Ⅰ	30	
		医学入门Ⅱ	30	
第二学年	医学职业精神Ⅱ	生命伦理学实践	22	54
		团队医疗Ⅱ（IPEⅡ）	32	
第三学年	医学职业精神Ⅲ	医师体验式学习	36	56
		团队医疗Ⅲ（IPEⅢ）	20	
第四学年	医师职业精神Ⅳ	团队医疗Ⅳ（IPEⅣ）	7 日集中讲座、演习	

注：此表根据千叶大学 2020 年各学年课表制作。

第一学年的医学职业精神Ⅰ是理解和实践关于与患者、家属、医疗团队以及社会的关系中医学职业精神的最初阶段。其目标是通过小规模的小组学习和与其他学部学生共同完成的校内外相关机构的体验与回顾，促进关于医学职业精神构成要素的交流，习得自主学习和负责任行动的能力。第二学年的医学职业精神Ⅱ是在第一学年学习的基础上，通过理论和实践来深化对现代社会中医学职业精神的学习。其目标是理解医学职业精神要素中的各医疗专业之间的沟通和团队建设以及医疗伦理、医疗法律的相关问题。第三学年的医学职业精神Ⅲ是在医疗现场的医师和其他医疗专业人员的指导下，通过与患者的交流，思考医生在社会中的作用，构建良好的医患关系的学习，体验团队医疗中产生的对立和矛盾，掌握在困难情况下解决问题的能力。

（二）医学职业精神的课程建设目标

千叶大学医学部将医学生毕业时应当具备的能力整合为 6 个能力领域，并细化了构成各项能力领域的共计 36 项能力。

每项能力分为 A、B、C、D 四个阶段，A 为最高，D 为最低，并将其按照 A～D 的不同层级分散至不同课程中。对各门课程在各年级应使医学生达成的能力和标准进行设定，除 12 项基本专业能力外，其他 24 项能力以不同层级分散至各门课程中，构建了通过各个年级的不同完成度来逐步提高学生医学职业精神的有顺序性的课程体系，详见表 3-2。

表 3-2　千叶大学医学职业精神培养课程的目标（2020 年）

项目	能力	基于问题学习个案研究	IPE I	医学入门 I、II	伦理学实践	IPE II	体验式学习	IPE III	IPE IV
伦理观和医学职业精神	能够理解伦理问题并根据伦理原则行动	C	C	—	D	—	C/D	—	B
	遵守法律责任和规范	C	C	C	D	C	C/D	—	—
	尊重他人的尊严，能够利他、共感、诚实、正直地应对各种工作中遇到的问题	C	C	C	D	C	C/D	—	B
	关注患者和相关人士的心理、社会因素，不同文化和社会背景，尊重其立场	C	C	C	D	C	C/D	C	B
	能够经常评价和管理自己，对自己的知识、技能和行为负责	C	C	C	—	C	C/D	—	B
	能够实践专业合作	—	—	C	C	C	C/D	C	B
	能够设计自己的职业生涯，通过自我主导型学习不断提高	C	C	C	—	D	C/D	—	B
	能够给予同事、后辈指导和忠告	C	C	C	—	—	C/D	—	B

（续表）

项目	能力	基于问题学习个案研究	IPEⅠ	医学入门Ⅰ、Ⅱ	伦理学实践	IPEⅡ	体验式学习	IPEⅢ	IPEⅣ
医患沟通	可以根据个人、文化、社会背景与患者、患者家属、医疗团队成员以倾听、认同、理解、支持的态度交流	C	C	C	—	C	C	C	B
	通过沟通可以与患者、患者家属、医疗团队成员建立信赖关系，并进行信息收集、说明和同意、教育等	C	C	C	—	C	C	B	B
医学相关领域	医疗安全	—	—	D	—	—	—	—	—
	流行病学、预防	—	—	—	—	D	—	—	—
	保健、医疗、福利制度	—	—	D	D	D	—	—	—
实践诊疗	能够正确地听取患者的主要病历	—	—	—	—	—	C	—	B
	能够制订常见病的适当的治疗计划	—	—	—	—	—	—	—	C
	能够适当地制作医疗文书并发表	C	C	C	—	C	C	C	B
	能够有效地利用循证医学，实施安全的医疗	—	—	C	—	—	C/D	—	B
	能够参加病情说明和患者教育	—	—	—	—	—	C/D	—	B
	能够参加诊断、治疗和全身管理	—	—	C	—	—	C/D	—	C

（续表）

项目	能力	基于问题学习个案研究	IPEⅠ	医学入门Ⅰ、Ⅱ	伦理学实践	IPEⅡ	体验式学习	IPEⅢ	IPEⅣ
预防疾病和促进健康	能够理解保健、医疗、福利所需的人才和设施，并与之协作	—	—	D	—	D	—	D	B
	能够评价有关健康、福利的问题，参加疾病预防、健康增进的活动	—	—	—	—	—	—	—	B
	能够参加地区医疗，实现初级诊疗	—	—	—	—	D	C/D	C	C
	能够努力进行医疗的评价和验证，以及以此为基础的改善	—	—	—	—	—	—	—	C
科学探究	理解作为医学发现基础的科学理论和方法论	—	—	C	—	C	—	—	—

注：此表根据千叶大学"2020年医学部履修案内"科目达成水平矩阵制作，B、C、D表示对各项能力的不同层级要求。

　　各个课程学分的认定则是依据对能力完成度的评估，通过理论学习和临床实践操作，最终达到毕业时要求具备的能力标准。

三、日本医学生职业精神教育的启示

　　通过对千叶大学医学职业精神课程体系的介绍与分析，我们会发现日本医学院校的职业精神教育具有以下几个显著的特征。

　　第一，医学职业精神教育得到了应有的重视。日本全国指导性文件《医学教育核心课程》将"医师职业精神"列为医师应具备的基本素质的第一条，以全国为整体布局明确了医学生职业精神培养的重要性，为医学院校的医学人才培养指明了方向。

第二，医学职业精神教育的目标非常明确。《医学教育核心课程》中明确了医学职业精神的具体内容，并将其细化为 3 个培养目标和 12 个课程目标来实现，不仅保证了医学人才的培养质量，同时为医学教育工作者提供了教学依据和评价指标。

第三，医学职业精神教育贯穿培养的全过程。千叶大学通过对各阶段职业精神课程模块学习目标的制定，形成了具有连续性的医学职业精神培养体系，将医学职业精神的培养贯穿于整个院校教育阶段。

第四，医学职业精神教育的内容体现了全面性和渐进性。千叶大学医学职业精神培养课程模块下培养的不仅是医学职业精神和沟通能力，还涉及实践诊疗、预防疾病和促进健康以及科学探究能力。同时，根据学年由低到高设定不同的课程及不同层级的能力要求，形成能力目标随着学年由低到高的渐进提升体系，从而实现医学生在毕业前能够阶段性地逐步达成毕业能力目标的培养目的。

第五，医学职业精神教育与其他专业教育相互联动。千叶大学医学职业精神培养课程中，团队医疗课程贯穿了第一学年到第四学年，其课程内容是医学生与其他医学相关专业的学生共同学习完成的，旨在通过与其他医学相关专业学生的实践合作，掌握团队医疗的必要能力，这不仅多角度地完成了对医学职业精神的思考和认识，也提高了医疗团队中的沟通协作能力。

综上所述，我们认为日本的医学职业精神教育可以对我国产生如下启发：

第一，在全国性医学教育指导文件中进一步明确医学职业精神培养的重要性，整体规划医学职业精神的培养目标；

第二，做好医学职业精神培养的顶层设计，形成一个贯穿整个院校教育阶段的医学职业精神培养课程体系，为各阶段医学生职业精神培养提供指导；

第三，组织各学科教师和教育工作者共同探讨，深入理解医学职业精神培养的总体目标和体系构建，为医学职业精神的培育提供有力支撑。

第三节　英国医学生职业精神教育

英国的医学教育在全球范围内具有重要的影响，其临床医学生的培养过程通常包括本科院校教育、住院医师基础培训、专科/全科住院医师培训 3 个阶段[①]。英国医学总会（General Medical Council，GMC）在英国医学教育及医疗保健体系中扮演着重要的角色，该机构的核心目的是通过保证医学实践遵循合适的标准，保护、促进和维持公众健康和安全[②]。GMC 在 1993 年、2003 年和 2009 年，先后出版了富有影响力的指导性报告《明日的医生》（Tomorrows，Doctors），为本科医学教育提供了综合性框架，明确提出了一个优秀的医学毕业生必须具备的专业知识、技能、医学伦理和职业态度，形成了现代教育理论指导下的职业精神培育体系。

一、英国医学生职业精神教育的开展

（一）把职业精神列为本科教育的重要目标[③]

在知识层面，1993 年版的《明日的医生》（以下简称 1993 年版）明确要求医学生在毕业时具备的知识包括：医学的科学基础、疾病的生理和心理过程、疾病在不同的社会背景人群中的表现、疾病预防治疗和健康促进的原则、道德和法律问题等。2003 年版的《明日的医生》（以下简称 2003 年版）则将医学职业置入了更广阔的社会和文化背景中，要求医学生掌握的知识类别更加全面和丰富，包括临床和基础医学、行为和社会科学、关于治疗和康复的知识、了解生活方式对疾病的影响等。除此之外，学生还需了解医疗行业的工作环境，国家医疗服务体系（National Health System，NHS）的结构、功能和指导原则，伦理和法律问题、烟酒滥用、家庭暴力、文化背景等社会文化环境对疾病的影响。2009 年版的《明日的医生》（以下简称 2009 年版）将医生职业理解为三个不同的角色，分别是作为学者和科学家的医生、作为实践者的医生和作为专业人员的医生。对三个不同角色的要求分别涵盖了医学生毕业时应达到的知识、技能和态度行为培养目标。

在技能层面，1993 年版要求学生具备基础的临床技能和有效的沟通技能，包括获得和记录病史、完整的体检、解释收集的病史和体检的资料、评估患者的

---

①　侯建林,刘东明,王维民.英国本科医学教育及对我国的启示[J].中华医学教育探索杂志,2020,8
(19):874-878.

②　General Medical Council.About us[EB/OL].[2013-01-26].http://www.gmc-.org/about/index.
asp.

③　嵇艳.英国本科医学教育培养目标的嬗变——基于《明日的医生》报告的解读[J].医学与哲学,2013,8
(34):30-33.

问题、形成计划、基础和高级生命支持、静脉穿刺术、静脉导管插入等。2003 年版与 1993 年版相比更加全面，在临床技能方面增加了评估作为临床决策依据的证据的能力，还要求学生具备沟通技能、教学技能，例如在临床实践中运用教育的原则，熟悉教学和学习技术，使用计算机和网络资源。为了应对日益复杂和快速变化的医疗环境，医学生还必须掌握一些通用技能，包括管理时间、自我反思、协调安排任务、研究能力、解决问题的能力、分析和使用数据资料等。2009 年版对上述技能做出了更加细化的要求，并且增加了在急诊单元实施紧急救护的能力，安全、有效、经济地实施诊断和治疗程序的能力，在医疗情境中有效获取、利用最可靠的证据实践循证医学的能力。

在医学伦理和职业态度层面，1993 年版对医学伦理和职业态度的要求，可以总结为两个方面，一是对患者和社会的责任，包括尊重患者和同事，认识到患者各方面的权利，特别是隐私权和知情同意，意识到道德和伦理的职责，愿意运用专业知识通过实践促进个体患者和社区的健康；二是个人职业发展的责任，包括基于好奇和探索获得知识，发展解决临床不确定性的能力，意识到个人能力的局限性并在必要时愿意寻求帮助，作为团队成员有效地工作，发展自我审视和参与同行评议的能力。2003 年版将保证患者安全提到了非常重要的位置，如避免滥用作为医生的权利，确保个人偏见不会影响对患者的决策，若有足够的证据发现不适合的实践要尽快帮助患者脱离危险。除此之外，还特别强调保障患者参与自身决策的权利，同时开始关注患者的心理感受和自身体验。该版本还将关注的人群从普通患者扩展到患者亲属，以及老年人和残障人士，及至整个社会公众。在自身职业发展方面，特别强调了医生必须不断更新专业知识，有效地与同事合作。2009 年版指出作为专业人员的医生，必须按照伦理、道德和法律原则从事医疗服务，学会反思、建立终身学习和持续发展的信念，学会在多专业人员的团队中有效地学习和工作，保护患者安全、促进健康。相对于 2003 年版，该版本更加强调医患的平等，医生必须尊重所有的患者，无论年龄、肤色、文化、国籍、性别、生活方式、宗教信仰、性取向或社会经济状况，并且在治疗方案中要考虑这些可能的影响因素；始终把患者的需要和安全置于医疗照护的中心，充分尊重患者的自主权。这种变化也代表了医生对患者的深刻理解和对社会的责任，在医疗决策时要充分考虑患者和社会的价值取向。

英国医学院校对医学职业精神的内涵认识也在不断地深入，认为现代医学职业精神要完成的主要任务之一就是去客体化，将患者还原为与医生一样的人，而不仅仅是疾病的载体，要把患者从客体变成主体，让患者参与治疗的过程以及治疗方案的选择和制定，形成医患合作的新型医疗模式①。比较三份报告的变化，从面向普通患者到对社会弱势群体的特殊关注，从尊重患者的权利到保障患者的安全，从把患者作为从属的治疗对象到与医生具有平等关系的"人"，这种看似平常的医患关系的转变，恰是回归了医学伦理的本源。对于这种变化，也有学者称之为"西方医学教育的第三次改革浪潮"，其显著的特点就是以职业精神为灵魂的人文医学的回归②。GMC 出版的三份报告，逐步为我们展现了一个日益丰满、更加有血有肉的未来医生形象。

（二）科学设置医学人文课程群

英国医学院校高度重视医学人文教育，以"课程群"的形式构建医学人文教育的课程体系。英国医学委员会明确将"全面认识医学与社会；培植道德情感，规范道德行为；依靠人文知识和方法，发展医学生的临床技能；培养协作精神和社区管理能力"作为医学人文教育的目标。在医学人文"课程群"的设置过程中，非常注重课程结构的合理性。在确保医学人文类课程占所有课程总课时 15%的基础上，确定课程结构的两个层次：第一是"医学相关人文课程群"，包括哲学、历史、艺术等课程；第二是"医学与人文交叉学科课程群"，包括医学心理学、医学社会学等。其中，医学史、医学哲学、医学伦理学、医学法学、行为医学及医学社会学是核心课程，也是必修课。按照相应规范，医学生可根据培养方向选择其中的一些课程进行学习。这一举措为建立合理的医学人文知识结构提供了保证。

（三）高度重视医患沟通能力的培养

三份《明日的医生》的报告均把沟通技能作为医学生在毕业时必须具备的核心能力：1993 年版仅仅提到医学生必须熟练地与患者及其他医护人员沟通，有效地向患者传达复杂的信息，做一个好的倾听者和团队成员；2003 年版强调了医学生作为多重角色的沟通能力，包括临床工作者、团队成员、团队领导者和教师，能与不同语言、社会文化背景的患者及其亲属清晰、有效、慎重地沟通，并能应付各种情形，包括报告坏消息、与有精神疾病的患者沟通等，并将沟通的形式

---

① 戴庆康.我所了解的英国医学伦理学教育[J].医学与哲学，2003，24(12)：25 - 28.

② 于双成，金祥雷，于雅琴.美国医学教育改革三次浪潮的文化背景及本质特征[J].医学与哲学，2011，32(12)：11 - 14.

从口头扩展到书面及电子方式；2009 年版在 2003 年版对沟通能力有所要求的基础上，增加了一些细微的变化，如沟通包括倾听、分享和回应，关注在医疗咨询中与患者的非语言性沟通。这体现了在不同的历史阶段，英国对医学毕业生在沟通技能的要求上的明显变化，也是对现代医学职业精神的积极回应。

大部分医学院校都设有医患关系类课程，通过结合大量的临床伦理案例进行讨论、分析，传授医学伦理知识和正确的医疗行为，在指导医学生进行临床实践的同时，强调患者权利的维护。如基尔大学课程设置的五大主题中有两个与此相关，其一为临床、沟通、信息管理技能主题，其二为伦理、个人及其职业发展主题。牛津大学、格拉斯哥大学、伯明翰大学等在第一、二学年就设置诸如医患关系学（沟通技能）、医学社会学、医学心理学、个人及其职业发展等方面的课程[①]。

英国医学院的教师在教学过程中十分重视学生交流能力的提高，每次课上都安排学生表达自己的意见和看法，有时还会安排情景对话练习。比如让学生分别扮演患者和医生模拟医患沟通，最后由教师和同学做评价。学生可以随时提问，教师不直接给出答案，而是引导学生一起讨论，最终解决问题。对持正确观点的学生给予肯定和鼓励，而对持相反观点的学生则以轻松、幽默的语言进行点评，这种教学氛围培养了学生自信乐观的性格和良好的沟通能力。英国医学教育制度的制定者认为，医生是一项极具挑战性的工作，作为医生必须有能力处理好各种社会关系，如医患关系、医护关系、医生之间的关系等，这种能力的重要性甚至不亚于专业知识。因此，对于医学生"口才"的培养贯穿于整个教学过程。

（四）适时增加健康促进的教学内容

现代医学职业精神不仅要求医学毕业生具备胜任医学职业的专业素质，推动医学及医疗卫生的发展，同时还要积极承担起社会健康促进的主体责任。主动承担起向公众宣传健康知识、对特殊人群进行健康教育的责任，这也成为英国医学总会对医学毕业生的能力要求之一。在伦敦国王学院，研究者设计了针对临床医学生的健康促进课程。该课程贯穿本科医学教育的后三年，讲授健康促进相关知识。此外，在以戒烟、孕产妇健康教育、肥胖控制为主题的社区实践中，情景教学、角色扮演、课堂展示、小班讨论等教学方式不但帮助学生了解了健康

---

① 苏婧媛，闻德亮.英国医学专业课程设置特点及其启示[J].中华医学教育探索杂志，2014,8(13):778 - 781.

促进的基本原则，还帮助学生学会了如何对患者进行健康教育①。

二、英国利物浦大学医学生职业精神的教育

1996 年，历史悠久的英国利物浦大学本科医学课程在教育理念、教学设计与课程实施方面发生了全面的转变，其中包括形成了一套以问题为导向的职业精神隐性教育模式。以下就英国利物浦大学二十余年的职业精神教育体系进行总结与分析，重点反思如何在以问题为导向的课程体系中进行职业精神的学习，如何开展评估，如何吸取经验教训，以形成对医学职业精神显性教育的有益补充。

（一）以问题为导向的隐性教育体系

职业精神的理念是在 1996 年正式引入利物浦大学人才培养体系中的，当时英国医学总会（GMC）要求医师具备自我批判和团队合作的能力，具有道德感，能建设性地进行革新，能保持行医的艺术性与科学性，并能保持终身学习。利物浦大学为了回应总会的要求，对人才培养体系进行了相应调整。此次的人才培养体系改革遵循的首要原则即"适用于临床决策的伦理"，并致力于将这些伦理学内容添加到以问题为导向的学习案例和评估之中。这套设计精良的方案因为政策变化与实施中的变故，最终大多以隐性课程的形式落实了。

（二）问题情境的设置

医学生的社会化过程和专业成长总是发生在一定的情境中，这些情境在两个方面发挥着重要的线索作用。第一是正面的，即好的医学实践的关键特征；第二是侧面的，也就是一些辅助性的补充规范。采纳以问题为基础的体系，意味着接受了一套"问题为先"（problem-first）的学习理念。在这种理念指导下，医学生以问题为导向的学习成为获取知识的主要途径，要依靠"包含问题"的案例自主设定学习目标，一般这种学习由一名导师指导，每 2 个星期上 3 次课，每次 2 个小时。学习的重点主要放在"从现象中寻求解释、探究先前的知识与经验、主动分享学习目标、挖掘案例的本质、学习反思与评价"等目标上。同时将医学核心知识整合为"健康与疾病的结构与功能，个人、团体与社会，人群的视野，职业

① Wylie，A.，Leedham-Green，K. Health promotion in medical education：lessons from a major undergraduate curriculum implementation[J].Education for Primary Care，2017，28(6)：325-333.

与个人的成长"4 个课程模块，形成螺旋式的课程体系。四年以问题为导向的讨论，加深了医学生对职业精神核心概念理解的广度和深度，推动了以符合"适用于临床决策的伦理"为导向的医疗实践的发展与应用。

（三）仪式性的感悟与体验

英国医学生职业精神的学习还体现在一些仪式性的感悟与体验活动之中。

在入学第一天，医学生就会接触到英国皇家医师学会（royal college physicians，RCP）关于医学职业精神的阐述[①]：

医学是这样一种职业，其中医师的知识、临床技能和判断都在于保护维持人类的福祉。这一目的的实现体现在患者与医师之间的关系上，建立在一种互相尊重、个人义务性和适当的责任基础之上。

医学职业精神包含了一系列价值、行为和关系，集中体现了社会公众对医师的信任。在日常的医疗实践中，医师也必须对社会作出如下的承诺：

· 坚守诚信

· 富有热心

· 秉持利他

· 不断提高

· 追求卓越

· 团结协作

这些价值观是支撑医学的科学性与实践性的基石，它们构成了医疗行业与社会之间的道德契约。每一方都有义务基于人类共同的尊严去促进医疗卫生体系的完善。

同时，在原则性的承诺基础上，进一步明确强调了医师的具体义务：

· 提供令人满意的服务，做到守时、守信、诚实、尊重、有礼貌，谈吐得当；

· 能根据自己的健康状况和能力水平承担相应的临床工作；

· 同意并遵守《日内瓦宣言》；

· 在跨学科环境中保持团队精神；

· 包容专业实践中的不确定性，并展示良好的领导力；

· 为了患者和群众的利益，为了专业发展和个人成长，努力推进医学实践的

---

① Royal College of Physicians. Doctors in society：medical professionalism in a changing word［R］. London：RCP，2005.

科学性和艺术性。

同时,学校在医学生第一次进入临床的时候开展"白大衣"仪式(White Coat Ceremony),在仪式上,教师一般会给医学生披上白大衣,并要求学生公开宣誓遵循希波克拉底誓言或日内瓦宣言(由世界医学会颁布,相当于当代的希波克拉底誓言),以此作为医学生成为医学职业群体的准正式成员的标准。仪式的目的是使医学生从一开始就明确职业的要求,开启职业认同。尽管医学生们一开始在诵读誓言时显得非常生涩。但是,当他们领悟到誓言的要旨时,再次宣誓时的会场气氛就会发生明显的转变。

另外还有一种仪式,也颇具特色和神秘感,即在解剖室开展对解剖组织标本的致敬仪式。此举意在让学生们怀着崇敬的心情利用解剖组织标本来学习解剖学和临床技能。与此同时,以问题为导向的案例设计也可以引出有关使用人体组织的伦理与法律问题的讨论。类似的宣誓活动与仪式贯穿医学生的学习生涯,随着学习的深入,医学生通过这些活动感受到的和体悟到的职业精神都将在脑海中逐步深化与升华。

(四) 临床实践与自我反思

在这个课程体系中,医学生得以循序渐进地接触临床实践。从第一年跟随全科医师参与社区的实践活动,参与儿科门诊,接触有孩子的家庭开始,到高年级进入医院具体的科室进行临床实习,整个过程要求医学生对所有参与的实践活动进行反思,以实现形成性自我评估。例如在每个学期,导师和学生要分别填写一个评估表,关于学生在以问题为导向的课程中的表现,然后当面讨论,目的在于强化职业精神中反思、小组参与、沟通和批判性思维等能力的培养。此外,还要针对书面的评估意见做出一些简要的回应,这也是评估程序所要求的,这一设计旨在促进职业精神中的自我意识和正直品质的形成。

在一年级,学生通过探讨一些相对一般的话题来学习反思,例如,为什么要选择医学、如何调整大学的生活,以及如何面对形成性评估结果等。在二年级和四年级,将会出现一系列针对临床实践的具体问题。在三年级,将有一个特别的练习,要求学生去反思在临床实践中观察到的好的或不良的职业行为案例。随着时间的推进,这个课程体系也在不断地完善,为促进医学生在职业态度、行为,以及对患者、同事和社会层面按照好医生的职责要求进步方面做出努力。

(五) 职业精神评价和执业的恰当性

对医学生的职业精神评估包括形成性评估、终结性评估和执业的合适性评估。在这一评估体系中,利物浦大学在每次终结性评估之前的几个月都要进行一次形成性评估,以及时反馈医学生职业与个人成长方面的内容。从第一年到第四年,对医学生就临床实践的知识掌握、理解力以及批判分析能力的书面评估,都建立在问题式学习案例教学基础上,学生在问题式学习情境中的每一种活动表现都会折射出职业精神的某些方面。包括职业行为表现、伦理困境的处理、对教条的挑战能力、法律的理解力、恰当处理同行关系的能力,以及从历史中吸取教训的能力。每个问题式学习小组都要向一个年度小组"真实学习环境"(virual learning environment)(一种网络教育系统)提交电子版的学习目标,作为共享资源,这也构成了形成性评估和终结性评估的内容。评估活动也会涉及临床和沟通技能的掌握情况,如果学生重修一年,即便曾经通过评估,也必须接受再次评估,以此来证明他们已掌握了这些能力。这些评估将涉及职业行为举止的各个方面。

以下为一些关于终结性评估的例子,其中包括了一些职业精神的内容。

比如,在三年级时学生要提交一份批判性思维作业(一份学习计划书),对此要有一次终结性的自我评估和同行评价活动。在这次活动中,一名学生将匿名对另外两名同学的学习计划书做出正式的评论,还要就其他同学对自己的学习计划的评论给出正式回应。

又如,五年级的评估活动有些特别,包括了"职业教育与培训鉴定",这期间的评估不是以考试形式进行,而是要不断积累,到最后提交一个学习证明档案袋。每7周一个单元(第八周进行反思总结),共进行5个单元。这种做法与学生们即将到来的实习年有密切联系,学校将这一年称为第一个奠基年(foundation year 1,FY1)。在每个单元的开始,学生们要与他们的导师填写一份报表,其中包括他们的预期学习成果(包括专业能力与沟通能力),以及如何证明他们实现了这些学习目标。根据学生的报表内容,学校在单元学习进行中和结束时对学生进行评估。其中有两个单元要求完成一份书面报告,内容关于当前的临床指南或临床困境,后者将涉及职业实践和伦理难题的评估。除了学生自己提供的鉴定材料,医疗团队中的其他人(包括各种医疗专业人员)都将参与学生的职业行为评估。这一点特别重要,因为学生的职业行为,需要在临床情境中接受大家的观察,其中就包括职业精神的内容,以此来检验这些未来医师的自我目标与患者的预期。

"执业适合性"(fitness for praetice)的评估是医学毕业生完成注册必经的程序。随着英国法律的变化,医学总会在开展注册程序前,要对每一名医学毕业生的执业适合性承诺进行考量。医学院也应该明确哪些行为会有损于"学生进行医学学习和毕业后执业的适合性"。如何在"执业适合性"评估中体现职业精神始终是一个难题,但是利物浦大学医学院正在为此做准备。利物浦大学已经具有一套针对执业适合性的工作机制,以此来考查学生的职业表现(例如个人诚信、团队关系、职业态度或者出勤情况)。非法药物滥用、违法药物交易、酗酒等行为都会启动这一工作机制,同时,学生们也必须私下报告其他学生药物滥用或酗酒等行为,这些都符合医学总会的相关要求。

三、英国医学生职业精神教育的启示

(一)促进医学生职业人格的完善

应将职业精神的学习置于具体情境当中,使学生在一个有计划、有支持的框架内不断迎接挑战,发展适宜的职业人格。学校应积极推动以学生为中心的,以问题为导向的整合性课程体系的建设,调动起所有的力量共同去实现课程的目标,确保这些目标在课程发展的不同阶段都有清楚的表述。与此同时,大学对职业精神的强调也贯穿到课程体系中。另外,当隐性课程的设置和建设面临挑战时、学生的自我导向学习存在短板时,学校需要不断探索学生的需求,合理面对课程体系中存在的很多变量,以推动职业精神的建设。

(二)加强医学生人文素质的培养

当今社会医疗纠纷日益增多,与医患沟通不良、部分医生职业道德水平不足不无关系。我国医学院校应该在课程设置中进一步加强对沟通技能、伦理道德、职业精神等方面课程的设置,培养医学生综合素质,从而帮助医学生在未来的执业过程中与患者建立良好的医患关系、避免不必要的纠纷。另外,我国需加强对医患关系或临床沟通技能方面的重视及研究,出版相应教材供医学生使用。

(三)提倡医学生尽早接触临床

国内虽已有部分院校开设了临床医学导论课程,但是通常设置在二年级,这是远远不够的,也有点晚。基础与临床脱节问题仍然存在,以至于造成部分学生早期学习目的不明确。我国应该加强这方面的培养,临床医学导论、医学导论等理论课程可以在医学生入学伊始即开设,同时也可以安排一定课时用于临床见

习或者实习，让学生进入临床科室，熟悉基本的临床流程，培养学生的学习兴趣。另外，要把接触临床课程贯穿医学教育的始终，保证学生学习的连续性，避免产生脱节。

（四）建立医学院校与社会组织的合作关系

除教学医院之外，医学院校可以建立与其他社会组织，如地方性医院、社区医院、精神卫生所、拘留所等的合作关系。可以根据实际情况安排一定的课时，如1周、2周，或4周、8周等，使学生有更多的机会和充足的时间进行实习，也可以将实习课程调整到暑期短期进行，以实践报告或者论文的形式结束，给医学生提供更多的实习基地，拓宽他们的知识范围，开拓其眼界。

（五）对医学教师提出更高的要求

如何保证拥有一支称职的医学专业教师队伍也是一个非常重要的问题。现在医学专业教师队伍普遍感觉到了一定的挑战，这些挑战既有来自辅助教学技能和相关限制的要求，也有来自教学内容的广度要求。同样，医学教师发展系统也面临着巨大的挑战，那就是如何招募新教师、如何向他们支付薪酬，以及如何挖掘职业精神角色榜样的困难。因此，强化对教师的培训，克服教师发展系统内的困难就显得尤为重要。

第四章　危机与反思：医学生职业精神教育的时代困顿

医学生职业精神问卷调查、医学院校职业精神教育实施和临床教师的质性访谈研究都在不同层面、不同角度揭示出我国医学职业精神教育存在的一系列问题。对其中问题和背后深层原因的分析有利于我们把握住医学生职业精神教育的关键。

第一节　医学生职业精神教育的现实困境

中华人民共和国成立初期，我国的高等医学教育有着深深的"苏联模式"的印记，主要表现为注重医疗专业知识传授与技能培训，忽视职业精神塑造[1]。进入 21 世纪以来，医学界和教育界已经意识到职业精神培育的重要性，也在反思与探索医学生职业精神培育的可行路径[2][3][4]。但从相关调研结果来看，医学生的职业精神教育状况不容乐观[5][6]，职业精神在高等医学教育当中仍处于"边缘化"地位，并主要表现为目标、内容、过程、方法、效果及系统上的"六大困境"。

---

① 贾颜.医学生人文教育的现实困境及路径探析[J].中国卫生事业管理,2014(12):935-936.

② 唐焕韶.医学院校思想政治教育应重视医学职业精神培养[J].教育与职业,2010(29):88-90.

③ 石淑霄,陈红,周庆环.加强医学生职业精神培养,促进和谐医院建设[J].中国卫生事业管理.2011,28(S1):155-156.

④ 王维民.实施医学生的全人教育,塑造医师职业精神[J].中华医学杂志,2013(10):732-734.

⑤ 陈君然,张艳,罗晓.实习护理专业学生职业精神认知现况调查分析[J].重庆医学,2017(22):3163-3165.

⑥ 石嫣,于双成,李玉玲,等.东北地区临床实习生医学职业精神现状调查[J].医学与社会,2019(5):123-126.

一、教育目标缺乏确定性

医学生职业精神教育的目标，全面制约着职业精神教育的教学计划、课程体系、教学内容、教育方式等环节。随着我国医学学科的发展和医学教育的进步，医学生的职业精神教育实际上已逐渐得到国家政府、医学院校和各级教育者的重视，但医学职业精神教育如何实施，并没有形成明确的文字要求。

具体到各医学人才培养单位，其在培养方案设计上的问题集中体现在设置不科学、培养规格缺乏具体描述上，存在"远、大、虚、旧、偏"的弊端，使得医学职业精神趋向为过于高尚的道德取向，难以实际"落地"操作。此外，还有部分高校直接把医学职业精神的教育目标与医学人才的培养目标等同起来，忽视两者之间的差异，无形中扩大了医学职业精神的领域与范畴，纳入了它本不该包含的内容，这种做法明显不科学，必然会带来医学职业精神教育的混乱，使之丧失针对性和职业特性，如此不仅不能给医学职业精神教育指明方向，还容易致使医学职业精神教育步入误区。

二、教育内容缺乏递进性

医学生职业精神教育内容递进性的缺乏，主要体现为全面性、连续性和延展性的不足，这在医学职业精神教育的目标、内容、方法、途径等方面都有体现。实质上是当代医学生职业精神的教育没有正确处理好教育内涵与教育规范、教育认知与教育实践、教育的阶段性与教育的整体性等的一系列矛盾。

具体而言，医学职业精神培育的相关课程在教育内容上缺乏横向关联和纵向衔接。从横向来看，我国医学职业精神的课程主要集中在伦理学、心理学等学科门类中，但没有深入渗透至医学及其他学科的相关课程当中，从而无法充分发挥医学职业精神在医学教育课程体系中的规范和引领作用。从纵向来看，职业精神的相关课程主要集中在前三学年的课堂讲授，而在后两年的临床实习中则不再过多强调，这就导致医学职业精神相关课程仅停留在理论上，缺少与医学实践的融合。尤其是，我国医学院校开设的医学职业精神课程缺乏延续性，在知识体系的设计上缺乏时间深度，很多知识与理论只是蜻蜓点水般涉及，并未让学生真正体会其内涵和精髓。

三、教育过程缺乏体验性

注重教育过程的体验性，是当前新型教育理念的迫切呼吁，也契合职业精神教育的内在诉求和医学人才培养的特点。然而，当前的医学职业精神教育过度强调理论性和经验性，从而使学生普遍缺乏"生活"和"实践"的涵育，进而难以真正塑造起职业精神。

具体而言，一方面，理论性教育比重过高，缺乏"生活涵育"。德国哲学家雅斯贝尔斯曾指出，教育是人的灵魂的教育，而非理智知识和认识的堆积[①]。但当代医学职业精神的教育是偏向知识体系式的教育，虽然因其理论性较强的优势便于讲授和理解，但也限制了自身的内在开放性和发展性，使医学生无法用一种既定的道德价值观来指引自己的行为，并使之成为合乎职业精神要求的道德规范。另一方面，经验性教育比重过高，缺乏"实践涵育"。如果不考虑医学生的个性特征和具体生活情境而用经验性、模式化的医学道德案例"生搬硬套"，则会遮蔽学生这一道德主体的能动性和创造性，难以调动其道德认知与道德情感的积极主动性，终究会使学生产生道德冷漠感和被动感，导致职业精神教育与学生个体发展的时代性和现代性的违背。

四、教育方法缺乏创新性

我国医学生职业精神教育主要以课堂讲授式为主，从而遮蔽了医学职业道德情感、职业道德行为的培养。尽管医学院校职业精神的教育方法也在不断发展，专家座谈、临床实践、小组讨论、案例分析、角色扮演等创新方法也不断被运用，但基本上还处于教学改革的初步探索阶段。最主要的是，这些教学探索并没有改善课程过度注重知识输送、缺少道德实践的本质缺陷。并且，由于缺乏相关理论的指导和明确的教育目标，也没有经过实践的检验，医学院校职业精神教育的教学方法采用显示出一定的随意性，其实效问题也令人担忧。

此外，在医学职业精神的教育中，新信息技术未能得到有效利用。目前医学教育者对新信息技术的利用和管理能力仍跟不上科技的迅猛发展。面对这一现状，医学职业精神的教育者要重视这些新的信息技术在教育过程中的创新性运

---

① 雅斯贝尔斯.什么是教育[M]邹进，译.北京:生活·读书·新知三联书店,1991:4.

用,通过网络平台与新技术手段,引导学生开展更加自由、灵活、个性化的"柔性学习"。

五、教育效果缺乏检验性

目前我国医学生职业精神教育存在的重大问题就是"教后无评",教育与考核相分离。要提升医学职业精神的教育实效,首先就要求教育者要时时掌握教育各阶段性目标的实现程度。因此,针对医学职业精神的不同教育阶段采取不同的评估方法与手段就显得至关重要。然而,现在大多数医学院校对职业精神缺乏专门的评估,即使有评估也是整合在专业课程的评估之中,较多以知识测试的单一方式开展。同时,由于医学生职业精神教育的目标和内容缺乏确定性,具有针对性且切实可行的评价工具难以构建,必然也无法真实掌握医学职业精神教育的成果与成效。因此,现阶段要积极借鉴国外经过证明的适合职业精神测量评估的方法量表等,积极研发设计出适合我国医学职业精神教育的评价体系,为我国医学生职业精神的塑造与提升起到积极推动作用。

六、教育系统缺乏整合性

尽管医学院校开展了各种各样的教育活动,然而医学职业精神教育并没有形成有效的教育合力。

一方面,学校相关教育元素未实现深度的融合。在课程层面,医学职业精神的教育内容无法全面渗透于医学生的课程体系之中,尤其在医学专业课程体系与实训实践环节中体现得非常不充分。在教育者层面,教师、临床一线的医护人员、学校相关部门的管理服务人员未能"拧成一股绳",形成教学、示范与管理的强大合力。在校园文化层面,同样存在校园文化与职业精神教育缺乏系统对接的问题。校园文化建设分属不同的系统与部门,未能在建设理念、建设思路上与医学职业精神教育形成有效的协同。

另一方面,医学职业精神教育在体制上缺乏应有的保障。首先在医学职业精神的教学投入上没有体制保障,教学经费、教学资源应该投入多少,怎么投入,这些在学校的教育体系中都没有明确要求,上级教育主管也都没有明确界定,导致医学职业精神教育的经费得不到保障,资源、人员得不到落实。

第二节 医学生职业精神教育的影响因素

伴随着市场经济体制改革的逐步深入和全球化、信息化、城市化的逐步推进，社会进入转型期，这一时期的经济、文化、就业制度变迁，医疗卫生体制和医院文化，医学院校的职业精神培育，社会环境和家庭教育都会对医学生的职业精神确立和形成产生深刻影响。

一、社会层面对医学生职业精神的影响

社会转型过程具有的变动性和不确定性，使人们的价值观念表现出矛盾、混乱和无所适从，特别是社会转型所带来的社会经济的发展、文化的争鸣与多元化以及就业制度的变迁，必然对医学生职业精神的形成、变化与发展产生深远的影响。

在计划经济体制下，一元主导的价值观占绝对地位。改革开放以来，我国社会主义市场经济不断发展，思想文化领域也相应发生了重大变化。任何经济变革过程中，都必然会激荡着新旧观念的碰撞以及价值观念的重新定位。在市场经济确立和完善过程中，市场活动对大学生的价值观的影响既有积极意义，也有负面影响。其一方面使得当代医学生更加敢于参与公平竞争，更加注重发挥自己的主体性，最大限度地实现自身价值，并力求为社会多作贡献。但另一方面对经济利益的过分追求也使得部分医学生在职业选择中把经济待遇和自我价值的实现看得过重，奉献意识有待提高。

二、医疗体制与医院文化的影响

医学的专业性质决定了大多数医学生将会到医疗卫生部门就业，因而我国的医疗卫生体制和医院文化将会对医学生职业精神产生重大而深远的影响，这种影响在一定程度上决定着对医学生进行职业价值引导的效果。

（一）医疗体制的影响

我国医疗卫生体制中的医疗保障制度、医院经费拨付制度等方面的一些不足影响了医患关系，也对医学生的职业精神产生了一定影响。

首先，我国现有的医疗卫生保障制度存在一定不足之处，使得人们对医疗现

状不满,影响了医生的职业声望和社会地位,进而影响了医学生的职业选择。

我国当前医疗卫生体制的问题在于原本计划经济体制下基本由政府负责的医疗卫生体制如何与新经济制度衔接的问题。计划经济条件下,城市居民的医疗保障依托各自的单位,而农村实行合作医疗制度,形成了集预防、医疗、保健功能于一身的县、乡、村三级卫生服务网络。计划经济时期,医疗卫生的投入以政府为主,卫生医疗资源在不同领域和不同群体间的分配由政府统一规划。改革开放以来,我国医疗卫生体制发生了很大变化,医疗卫生机构的所有制结构从单一的公有制变为多种所有制并存,即便是公立机构的医院,其组织与运行机制在扩大经营管理自主权的基础上也发生了很大变化。而且随着 20 世纪 80 年代初期人民公社的解体和国有企业的改制,原有的农村合作医疗和城市公费医疗遇到了很大困难,原来的农村医疗制度由于资金的不足基本瓦解,城市公费医疗在各单位之间存在较大的不平衡,保障性明显不足。当前,我国新的医疗卫生体制正在逐步完善,新农村合作医疗和社会医疗保险制度的推行取得了较大成效,但仍存在一些问题,具体表现为:一是城镇职工医疗保障制度(包括公费医疗与劳保医疗)公平性有待提升;二是农村合作医疗发展水平不高,保障水平参差不齐;三是社会医疗保险的覆盖面和保障力度有待提升。目前社会医疗保险存在一些不足之处,主要表现为个人负担有加重趋势、保险的保障范围和力度不足两个方面。由于目前我国医疗保障制度中存在的不足,一些群众对医疗卫生的不满转嫁为对医院和医生的不满,从而影响了医生职业的神圣性和医生的社会地位,使得一些医学生对职业的热爱程度减弱,甚至有的学生惧怕从事医疗行业。

其次,我国卫生政策体系仍不完善,影响了医学生对职业的认可度。我国医疗卫生事业面临的问题主要有以下几点。一是如今我国医疗卫生公共开支明显偏少,在世界处于中下等水平,导致在卫生事业改革中政府责任一定程度上的缺失。二是医疗卫生的公平问题。当前医疗卫生的公平问题已成为影响卫生事业发展的关键因素,主要体现在卫生资源分配的不合理,城市积存着大量的优质卫生资源,包括人才、技术、设备和资金,而广大的乡镇以下医院的卫生资源明显不足。由于社会医疗保障制度的不健全和不完善,造成了人们在实际享有卫生服务上的差距不断拉大,西部地区和偏远的农村群众享受不到优质的医疗卫生服务。三是医患之间的关系紧张。由于医药资源的相对稀缺性与医患双方在医疗过程中的信息不对称性,形成了医者的垄断地位与局部医疗服务供求关系严重失衡的现象。由于医院医生和患者的信息不对等,有些心术不正的医生误导患者过度医疗,做不必要的高额检查,也推高了治疗成本,使"看病难、看病贵"成为人民群众抱怨的大问题。这就要求政府采取措施,尽可能多地保证患者的知情权,从而在医疗经费有限的情况下,保障患者的基本医疗要求。四是重医疗轻预防的问题。由于有限的医疗资源无法保证所有人获得预期的医疗保健服务,我国的医疗模式必须从以医疗为主的传统模式转变为医疗、保健预防、康复并重的综合健康模式。

最后,过去"以药养医"的卫生制度使得医院过分追求经济效益而忽视了社会公益性质。部分医疗机构的过分商品化倾向造成医患关系紧张,医院存在过度医疗、医生收受红包等现象,部分医生和医药代理商串通,通过开贵药、多开药来换取个人和医院的高收入,从而加重患者负担。这在一定程度上造成了医患关系紧张,影响医学生对职业的认可度,对医学生的职业精神产生了不良影响。随着新医改的推进,药品零加成的政策实施和集采制度的推广,相信这一现象将会大大减少。

(二)医院文化的影响

医院是我国建设和谐社会的组成部分,医德医风是提高医疗质量,发挥医院公益作用的重要条件,它体现了社会主义社会医疗机构的服务方向。医德作为医疗卫生工作人员的职业道德,是社会道德在医疗工作中的反映,它和社会公德紧密联系,是在长期医疗实践中逐渐形成的比较稳定的职业心理和职业习惯。它调节着医务人员和患者之间、医务人员之间以及社会与医疗卫生行业内部的关系。

以医德医风为核心的医院文化对医学生的职业精神塑造和培养起着至关重要的作用。由于医学专业需要理论与实践的紧密结合,医学生一般在大学的第三年或第四年就进入医院实习,在此之前也有较多在医院见习的环节,总的算起来,医学生在真正就业之前,大学期间(包含研究生阶段)有一半甚至更长的时间要在医院里度过,在此期间医学生的身份是实习医务人员,这就决定了医院的医德医风对医学生具有非常大的影响。这种影响主要体现在以下几个方面。

首先,医院的医德医风影响了医学生对医疗卫生职业的总体评价。我国医疗卫生体制改革的推进使医疗卫生领域内的利益格局发生了深刻变化,价值观念的多元化反映在医疗领域,就是患者的权利意识增强了,而医务人员的服务意识没有随之提升。受经济利益的驱使，我国公立医院的公益性被有意或无意地弱化了，这让民众感到不满，加上有些医务人员的医德出现偏差，更影响了医疗卫生职业在公众心中的位置，也影响了医务人员的整体形象，从而影响了医学生对医疗卫生职业的总体评价，使他们失去了对医疗卫生职业神圣性的向往。

其次，医院的医德医风对医学生的职业道德形成有直接的影响。近年来随着卫生体制改革的逐步推进，市场经济的观念对医疗卫生行业也产生了较大冲击，一些医务人员产生了重经济效益轻社会效益的思想，服务意识不强，过度诊疗和检查，甚至发生一些发错药、打错针的恶性事故，还有些医务人员收受"红包"，这影响了整个医疗卫生行业的声誉，造成了医患关系的紧张。这些也对长期在医院实习的医学生产生了潜移默化的影响，并有可能影响到医学生从业后的职业道德行为。

最后，医院的医德医风对医学生的职业发展有重要的影响。医学生的职业发展包括医学生的从业选择，从业后医德医术的提升等方面，好的医德医风可以提高医疗服务质量，促进医术的提高。医院医疗服务质量取决于医务人员的医术高低、医疗器械是否精良、医德是否高尚等因素，其中医疗器械是硬件，而医术和医德是软件。医护人员医德高尚，就会主动钻研医术，精心诊治，医护人员有好的职业操守，会努力提高自己的职业技能，千方百计为病患提供优质的服务。相反，如果医护人员缺乏基本的医德医风，即使有好的医技，工作中马马虎虎，也会酿成医疗事故，给患者带来损害。因此，医德和医术是相辅相成的。由此可见，一个医院良好的医德医风必然会促进医生医术的提升，也会对医学生的职业道德和医术产生积极的影响，从而促进医学生的职业发展；反之，则会对医学生的职业发展起到阻碍作用，甚至使有些学生不愿从事医护职业。

三、高校与家庭层面的影响

(一) 医学院校的影响

对刚进入高等院校的医学生和即将毕业的医学生的职业精神进行对比研究，结果显示：两者的职业精神有显著的差异性，并且在职业精神方面的测试中，即将毕业的医学生比刚进校学生的得分明显要高。这说明高校对学生的教育和指导是医学生形成正确的职业精神的重要途径。

首先，高校的专业设置对医学生职业精神有重要的影响。一是学生会受专业的热门程度和就业形势的影响。医学专业一直是不冷不热的专业,而受近年来医患关系紧张的影响,一些家庭和学生不愿选择这个似乎带有危险性的职业,这也是医学生专业思想不稳定的主要原因。高校的专业设置与社会需求有紧密的联系,是以社会需求为导向的,高校的专业设置就体现了社会需求。国家通过引导高校的专业设置类型、招生人数来控制招生的专业和规模,从而使高校培养的学生符合社会的需要。因此,这就从宏观和源头上体现了对学生职业精神的导向。二是医学院校自身的专业设置也会对医学生的职业精神产生较大的影响。医学院一般会设置门类较全的医疗医技专业,同时也会设置些人文类、管理类、医学信息类以及语言类专业,这也使得医学院校成为以医学为主的多学科大学,但如果专业设置或招生人数与社会需求有距离,就会造成培养的人才与社会需求不符的状况,从而影响医学生的就业择业。三是学校的专业培养制度对医学生的职业能力提升有较大的影响。各医学院校为了充分满足学生的专业兴趣,提升学生的专业素质和综合能力,通过专业辅修、专业选修课、公共选修课等方式实现学生专业培养的优化,从而满足学生职业选择和职业发展的进一步需要。

其次,高校的课程设置对医学生职业精神有引导作用。高校一方面可以通过在专业课程中贯穿职业精神的内容,如讲解实习案例等丰富医学生对职业精神的感性认识;另一方面可以通过开设医学伦理课、爱心教育课等对学生进行医德教育,这些都对医学生积极职业精神的确立有较大的促进作用。

再次,高校的职业指导对医学生职业精神有重要的影响。高校的职业指导课程设置、职业指导教育和职业指导活动的开展情况,都会对医学生职业精神有重要的影响。但目前,高校对医学生的职业指导中对就业政策、就业程序等内容涉及较多,对职业精神等方面的内容涉及较少,因而对医学生的价值引导略显不足。

最后,高校的校园文化对医学生的职业精神有重要影响。校园文化是大学师生在大学这一特定环境中创造和共享的一种精神文化,是大学全体成员共同拥有的价值观及其在物质形态上的具体体现。高校的校园文化本身就包含和体现着一定的价值观追求,而医学院校由于较强的专业性,在校园文化中也突出了医学特色,因此,无形中对学习生活在其中的医学生的职业精神产生了潜移默化的影响。

（二）家庭的影响

家庭作为社会的细胞，是学生成长的第一环境，父母是学生的第一任老师，父母的受教育程度，教育子女的方式，从事的职业，对医学专业的认可度，自身所持的价值观，都会对医学生产生较大的影响。

首先，医学生价值观点的形成和发展最早是在家庭中奠定基础的。医学生的第一个教育历程是在家庭中接受的，在与父母的互动中，个人接受了来自父母的教导，而价值观就在此过程中被传递、灌输，这种早期的价值观取向将会影响个体将来的职业观念、态度和行为。父母对子女价值观的影响是潜移默化的。父母的家庭背景会通过言谈举止表现出来，有些学生对父母比较认可，会接受父母的建议，从事父母所从事的职业或父母认可的职业，而有的学生对父母的观点比较逆反，则会选择与父母的期望相反的职业，因此，父母对子女的教育方式也会对子女价值观念产生较大的影响。其次，家庭的经济状况、社会地位以及家长对医学专业的认同度等，都会对医学生的职业精神的形成产生一定的影响。

（三）医学生个体的影响

首先，医学生的心理特点对其职业精神存在影响。医学生大多处于18～25岁，属于青春中期，这个年龄阶段的学生的心理特征对其职业精神产生了较大影响，表现在以下几方面。一是自我意识和求知欲使医学生对将要从事的职业有较浓厚的探寻兴趣。自我意识是人对自己以及自己与周围世界关系的认知，随着身心的迅速发展和生活领域及交往范围的不断扩大，医学生对自我、对社会均有了自己的认识，不再轻易苟同他人的见解，另外他们又渴求获取更多的新知识。这就使得医学生并不完全赞同父母和老师的观点，而是乐于通过自己对职业的探索来获取知识和经验。二是医学生自我意识发展的不充分导致职业精神发展的矛盾性。医学生在认识自我的过程中，有时是把自己当作客体来对待，经历着一个以别人为客体到以自己为客体的内在转化机制，这一机制使医学生在形成和确立价值观的过程中，可以客观地分析自己的职业精神与社会价值观的距离，找出差距后对自己的价值观做适当的调整，但在现实生活中，医学生自我意识的发展并不充分，对自我的认识有时存在偏差，导致了他们职业精神发展的矛盾性，比如许多学生存在职业理想与现实自我的矛盾。三是对同辈群体强烈的归属感使医学生在职业评价和选择中受同伴的影响较大。同辈群体对医学生有较强的吸引力和影响力，它的群体规范和价值作为重要的参照系对医学生的社会化过程有着重要的潜移默化的影响，正所谓"近朱者赤，近墨者黑"，表现在医学生的职业探寻和选择中就是"扎堆"现象，比如一个班级或年级中有些学生愿意进入同一个医院或公司工作。四是强烈的自我实现和赞许动机使医学生有较强的成功欲望。这个年龄阶段的医学生自我评价普遍较高，尊重和自我实现需要较强，他们希望受人尊重，成就动机和赞许动机较强。因此，医学生在职业选择中比较注重物质待遇和个人的发展机会。

其次，个人能力因素对医学生职业精神存在影响。在市场经济发展的大背景下，医学生在人才市场上的竞争也就是其能力和综合素质的竞争，医疗卫生行业由于极强的专业性，更需要医学生有深厚的专业知识、功底较强的医疗实践技能、较全面的综合素质。这就对医学生的素质能力提出了很高的要求，由于医学生个体基础条件的差异和个人努力程度不同，医学生的就业竞争力存在较大的差别，从而也影响了他们的职业精神。

最后，性格、气质、兴趣等个性因素对医学生职业精神存在影响。作为个性当中的稳定因素，性格和气质对医学生的职业选择乃至职业成功都发挥着持续性的作用。兴趣在医学生职业选择过程中发挥着必不可少的作用，职业兴趣的重要意义在于它为职业选择提供强有力的驱动力，兴趣既来自天生，也可以后天培养，比如医学院校可以通过举办名师名医讲座、医疗技能大赛等方式，培养和引导医学生对医学专业的兴趣。

第三节 医学生职业精神教育的问题审思

而今已是 21 世纪，科学技术飞速发展，作为今天的医学生，明天救死扶伤的白衣天使，却存在着职业精神教育滞后于现代社会发展的困境，这种高科技、高技能与低素养的矛盾已造成不可低估的损害，这不能不说是当代医学教育的一大问题。基于理念、制度、环境及资源等内外部因素，理性审思我国医学生职业精神教育困境的生发根源，无疑可以为未来变革提供"放矢之的"。

医学生职业精神的形成是一个将个体感性的职业价值认知，内化为个体的职业价值认同，经由理性的判断和选择，进而提升为个体职业精神的过程。医学生职业精神是在家庭、学校、社会和医院的共同影响与帮助下，伴随着个体生理与心理的发展与成熟而逐渐建立起来的。

一、医学生职业精神教育存在问题的原因分析

（一）忽视对医学教育特性与规律的科学把握

医学生职业精神教育之所以陷入困境，从理念上来看，关键是没能根据医学教育特性把握好医学生道德认知规律和医学职业精神形成规律。

一方面，国内教育者们缺乏对医学生道德认知规律的科学把握。笔者针对10 所医学院校 4783 位学生开展的问卷调查结果显示，不同年级的医学生对职业精神的认知水平呈现规律性的变化。究其缘由，是医学生在大学期间，道德认知的水平也在不断变化，相同的教育方式并不能产生相同的教育效果。为什么一年级新生的职业精神认知水平较高，随着年级的提升，呈现先下降再上升的趋势呢？一方面是因为一年级的新生还没有形成独立的理性思维，对于学校给予的教育没有选择性地"全盘接受"，对职业精神呈现一种"假性的认同"。从二年级开始，医学生慢慢接触社会、学校和家庭等各方信息，逐渐开始分析、思考和辨别接受到的教育，进而对单一的思想教育方式（主要通过课程讲授式的教育）出现了"免疫性"，也对曾经"全盘接受"的教育内容开始怀疑、否定和抛弃，于是对职业精神的认知水平有所下降。但随着大四进入见习期、大五进入实习期，真实的临床环境让医学生对职业精神的认知和践行上升到新的高度。应当指明，这种波动变化是医学生道德认知规律的正常折射，需辅之以针对性的教学方式方可使职业精神教育有效运行。

另一方面，国内教育者们缺乏对医学职业精神形成规律的科学把握。根据美国哈佛大学梅奥等人所提出的知信行理论，医学职业精神的具体内涵包括职业精神的认知、职业精神的态度（情感）与职业精神的实践（行为）[①]。知、信、行是一个不断递进的教育系统，信念的产生有赖于正确的职业精神认知的确立，而坚定的职业态度的形成则是正确的职业行为产生的前提。三者缺一不可，不断递进形成完整的系统。然而目前我国的医学职业精神的教育在这三方面"用力不均"，更多的教育重心放在职业精神的认知方面，对态度（情感）和对行为内化的教育严重不足，最终不利于坚定的职业精神的形成。

（二）唯专业倾向形塑着医学教育的培养模式

中华人民共和国成立伊始，我国各方面百废待兴。20 世纪 50 年代初期，我

---

① 汝骅.学校健康教育"知信行模式"理论与实践[M].北京：中国轻工业出版社,2011:37.

国选择了苏联单科性医学院校办学模式。这一模式在当时为解决我国医疗人才的严重短缺起了很大的作用。但这种过分强化专业意识、专业教育的模式，也导致了医学专业教育与医学人文教育的长期割裂与背离。进入 21 世纪以来，医学受到技术和资本的严重影响，逐渐偏离了"悬壶济世"的宗旨和仁爱的本色，成为医学教育不得不面对的严峻现实和困境挑战。

（三）医教协同不佳阻滞医学职业精神的确立形成

医教协同是培养医学人才的有效途径。学校、医院双方在合作教育过程中存在诸多问题，包括教学模式与人才培养目标不相适应，教学内容与岗位需求不能完全对接，学校教学管理和医院行政管理不协调等[①]，主要表现在以下几方面。

一是医学教学模式与人才培养目标不相适应。现代医学模式和医疗服务模式的转变，要求未来的医生具有更高的职业素养与职业能力。未来医生的核心职能不仅限于治疗疾病，还要承担健康顾问、沟通者、合作者、管理者、学者等多种角色，体现预防、治疗、康复和保健的统一。然而，当前我国高等临床医学教育体系，更多的还是沿袭传统生物医学模式，反映在医学人才的培养上，带有浓厚的"纯治疗型"特征，与患者和社会提出的多种角色需求不相匹配。

二是医学教学内容与岗位需求不能完全对接。许多医学院校的课程改革仅依靠学校的有关教研组织机构来进行课程内容的选择、知识的编排和课程的设置，离真正构建以岗位职业能力和工作过程为导向的课程体系还有很长的一段距离；学院开展的"校院（学校与医院）合作"主要局限于实习阶段，没有融入教学，特别是融入专业设置、课程开发，甚至部分学校在医学院合并到综合大学的过程中，医学院与教学医院关系出现倒退趋势。

三是医学教学环境与工作环境不够贴近。近年来医患纠纷多发，能给予的医学生临床操作机会越来越少，许多操作在学校实验室或实训中心完成，缺乏标准统一和严格规范的临床培训。更严重的是《中华人民共和国医师法》颁布和实施后，医学生由于没有执业资格，造成了医学教育临床教学实践过程的实际违法现状，进一步阻碍了医学生的临床实践。而且这种违法风险会随着法治建设的不断加强和社会人群法律意识的不断提高而越来越大。甚至有医学教育专家认

① 许冬武，陈迎红.医教协同理念下医学教学基地的建设与思考[J].中国高教研究，2016(2)：87-91.

为，这种没有法律保护和支持的医学教育临床教学实践状态，将会使医学教育的临床教学走向死亡。

四是医学教学方式与能力培养不够匹配。医学院校传统的教学习惯墨守"灌输式"教学方法，以教师为中心，以课堂为中心，以教材为中心的教学观念根深蒂固；在整个教学过程中，以介绍"先人经验技术""验证性实验"为主要形式，缺乏引导学生主动参与，培养实践动手能力、自学能力和促进个性发展的机制。教学安排基本上套用从基础到临床再到实习的"老三段"教学程式，基础与临床、理论与实践脱节。

五是学校教学管理和医院行政管理不协调。学校管理与医院管理、课堂教学与实践教学在许多方面仍然貌合神离。学校与医院在管理层级上同级，管理体制上，作为医疗机构的医院属于卫生系统，涉及临床规范化培训、行业准入等由卫生行政部门负责，而涉及的教育管理与学位制度改革等则由教育部门负责。具体到医院层面，本科生的临床教学由各医院教学办负责，研究生培训与临床轮训又由继教科管，具体实施则由各临床科室落实，涉及多重管理体制，牵扯的部门广，存在沟通协调和责任分配的问题。由于责任不到位，很多管理部门和教师、医师都存在着"多一事不如少一事"的心理，任其不良发展。以上问题如果仅仅从医学院校内部教育教学体系中某一局部做调整，将不可能达到改革的要求。必须借鉴世界各国医学教育改革的成功经验，以患者和人群需求为导向，借助医院平台，以医学职业岗位胜任力为基础，建立有效的医教协同培养机制，才能使医学专业教育获得突破性进展。

（四）不良职业环境影响医学职业精神的价值导向

医学生不能脱离社会而成长，医学院校的职业精神教育必然也会受到社会各种因素和环境的影响。随着经济的迅猛发展和医学的进步，医生受到社会经济浪潮的冲击，经常要经受个人经济与职业良心的两难选择。医疗机构常常利用经济手段作为激励杠杆，调动医护人员积极性以获取经济利益，从而使得患者接受医疗服务的质量往往取决于交钱的多少，甚至还出现因患者无力承担医药费而被医院拒绝救治的情况。拜金主义、重利轻义价值观等负面观念，令医护人员的职业精神普遍遭遇信任危机，进而使医患之间形成了互不信任的思维定式，医患之间形成极强的自我防范的意识。患者不得不进行选择成为"学习型患者"以防止受到医生、医院的不公对待。

日益紧张的医患矛盾，也给未来的医学从业人员带来不良的影响和心理暗示。医学生阅历不深，职业道德观尚未成熟，正如有学者研究的那样，本来部分学生选择学医可能就受到功利观念的影响[①]，再加之他们非常容易受到社会不良价值观念的影响，很难真正确立和形成职业精神。

（五）短缺的资源投入无法保障教育的实施

支撑和保障教育实施的关键在于丰沛的教育资源投入，一是充足的教育经费，二是高素质的师资队伍。然而，随着高等教育大众化趋势的持续推进，招生规模的迅速扩大与相应教育投入及师资供给的滞后所形成的突出矛盾，严重阻滞了医学生职业精神教育的落实。

据统计，2019 年我国高等医药类专业的招生数达到了 904 428 人，在校生人数达到了 3 024 407 人，分别是 1999 年的 8.34 倍和 9.18 倍[②]。然而，高等医学教育的大众化同时也引发了医学教育投入的严重不足，进而影响了教学质量的提升。更需强调的是，医学教育的"高投入"特质决定了医学类专业的教育成本远远高于其他专业。在中国，与巨大的招生规模相比，医学教育的投入尤显不足。2001 年，美国哈佛大学西医学类专业的学费标准为 28 000 美元/年（近 20 万元/年），只占医学类专业生均培养成本的 12%[③]。而我国 2019 年西医类专业的生均培养成本约为 4.42 万元[④]，远远低于西方发达国家的教育投入。

此外，医学高等教育的大众化也会导致师资力量投入的不足，使得医学职业精神的教育任务难以落实。我国医学院校职业精神教育课程设置和职业精神培育课程设置尚不充分，并且在医学院校中也没有设置专门从事医德教育和职业精神教育的教师专职岗位。即使有部分开设医学人文课程的教师，也大多缺乏医学专业背景，对医学职业精神的理解不够全面和深刻，难以在职业精神培育与医学专业之间架构起交互的桥梁。这种师资不足的窘况，自然无法保障医学生职业精神教育实施的质量。

---

① 孟繁英,李卉.社会职能视域下医学生利他素养的培养[J].黑龙江高教研究,2013(7):157-159.

② 中华人民共和国教育部.教育统计数据[EB/OL].[2020-08-16]http://www.moe.gov.cn/s78/A03/moe_560/jytjsj_2019/.

③ 梁茵.张万红.浅谈中外医学教育的基本情况及其差异[J].西北医学教育,2010,18(3):432-435.

④ 杨立奇.高等医学院校生均培养成本测算与效益探析[J].教育财会研究,2021,3(1):66-73.

二、医学生职业精神形成与发展的过程

医学生职业精神的形成与发展是由职业价值理解、职业价值认同、职业价值选择与确立等组成的循环渐进的过程。

（一）职业价值理解

职业价值理解是个体在自己的认识水平、思想结构以及外来信息之间建立起来的某种稳定的联系，用自己的职业价值结构去领会外来信息对职业的评价，从而使其转化成自己的职业价值认知。个体对外来职业价值的理解不仅是为了获取有效和有利的职业价值信息，更重要的是为了把握自己未来职业行动的方向和目标。当个体在社会整体职业精神的影响和规约下理解了某种或某类职业的价值后，个体就会把这种职业作为自己职业价值活动的目标，并在日后的专业学习和专业实践中自觉地、以实际的行动去追求。职业价值理解可以帮助医学生深切地感知、把握外来职业价值信息和职业价值评价，是医学生职业价值认同、职业价值选择、职业价值整合以及职业价值调整的前提和基础。

（二）职业价值认同

心理学认为，职业价值认同是职业人的自我概念，是人们在长期从事某种职业活动的过程中，对职业的性质、内容、价值、个人意义等熟知和认同的情况下形成的，是人们尽职做好工作、达成团体目标的心理基础，也是自我意识在其职业领域中逐渐发展的过程[①]。华特曼等则认为，职业价值认同在某种程度上是通过对职业的自我反思与理解而形成的[②]。从医学生职业精神形成的一般趋向来看，职业价值认同是其在职业价值理解的基础上，对职业形成的肯定性评价，是一种对职业价值的自觉或不自觉的赞许与遵从。医学生一旦形成了对某种职业价值的认识，就会在自己的职业价值选择、职业价值整合、职业价值调节等职业价值行为中贯穿自己的职业价值认同，并在具体的职业生活中与职业价值规范保持一致。

（三）职业价值选择与确立

医学生在经过了对职业价值的理解与认同之后，就会做出职业价值的选择。

---

① Shida, S., Sekine, R., Mochizuki, Y., et al. Study of professional identify as nurse (In Japanese) [R]. Annual report of university of Shizuoka Hamamastu College, 2000,13(2):13 - 19.

② Waterman, A. S. Waterman, C. K. Factors related to vocational identify after extensive work experience[J]. Journal of Applied Psychology,1976,61(3):336 - 340.

职业价值选择是在两个或两个以上的职业目标对象中，经过审慎、反复、多方面的比较与权衡，最终做出筛选决定的行为。职业价值选择是医学生在对社会职业价值规范基本理解和认同的基础上，按照一定的目标要求，遵从自己的职业价值标准和内在尺度，自觉地对职业社会地位、经济效益及其对选择主体可能产生的效应，进行综合分析、权衡、比较与取舍的行为过程，以求用最小的代价取得对主体最大的价值。医学生职业价值的选择，基于两个方面的认识与考虑：一是个人基本情况的认识，包括认知水平、能力结构、个性特点、兴趣爱好、社会关系等；二是个人的基本职业价值取向，包括职业的社会地位、职业所能带来的经济收益、职业地域及生活环境等。

职业价值整合。职业价值整合实质上就是缓解个体的职业价值与社会总体的职业价值之间的利益矛盾、建立价值理念及利益协调机制、促进主体价值与利益实现的过程。改革开放和市场经济的发展对我国医学生职业精神的形成与发展带来巨大的冲击和挑战。医学生的职业价值选择也必定会表现出不同的职业精神的冲突，职业价值选择和职业价值评价难免会走入两难选择的困境。总体来看，当前医学生职业精神观念变化中的冲突性，主要体现为积极、先进的职业精神与落后、消极的职业精神之间的冲突。前者是与当前的经济发展、社会整体的价值观念相适应的，也为大部分医学生所认同和接受，后者是一种唯利是图、个人至上、享乐主义式的职业精神，是与社会整体的价值观念相背离的。医学生应当根据自己的实际和社会整体的价值要求，从个体发展的全局出发，将纳入个体价值体系的各方面职业价值观加以调整、修正、更新、补充和完善，使个体职业价值体系中的各种职业价值观兼容并存，既不背离社会整体的价值规范，也满足个体的职业价值诉求，使个体的职业价值在总体上获得更高层次、更全面的实现。

职业体验——职业价值强化。职业体验即医学生通过自身的实践来认识和了解职业，是医学生通过到真实的职业环境，参加真实的职场活动或劳动，体验职业和工作的实际情况，并与自己的职业精神相联系，以加深职业理解和职业认同。实践是检验真理的唯一标准，只有实践才能获得和强化对于专业知识的认识与理解，职业体验也是如此，只有在真实的职业体验活动中，才能够强化职业价值认识，形成稳定的职业精神系统。具体来说，职业体验可以从3个方面促进医学生职业精神的形成。一是通过职业体验，加深医学生的职业价值认同。医学生在职业体验活动过程中，了解医德医风，学习医院或其他医疗机构优秀职业者的职业态度和敬业精神，可以切实地培养起乐业、敬业、爱业等良好的职业精神和职业品质。二是通过职业体验加速医学生职业价值认知的进程。一些医学生对自己的职业生涯规划缺少清晰的认识和明确的设计，多听命于父母或受亲朋师友等意见的影响，而自己缺少对职业的理性认识。由于缺乏对自我的正确认知和对职业清楚的了解，很多人在工作后往往找不准自己发展的方向，最后在职业发展中迷失自我，蹉跎了岁月。而职业体验可以让学生了解职业的性质和特征，熟悉职业的环境和具体的工作情况，从而有针对性地调整自己的职业目标，修正职业发展的方向，增加职业工作的稳定性。三是通过职业体验，调动学生学习的积极性和主动性，从而达到加强自我教育的目的。通过职业体验，医学生可以将医学理论知识应用于具体的临床实践，在实际的临床操作中发现自己的不足，从而加强学习，提高自身的业务能力和操作水平，提高职业适应能力，形成良好稳定的职业精神。

三、医学生职业精神形成与发展的主要阶段

医学职业精神形成不是简单的职业精神的继承与接受，而是学生在整个大学的学习过程中，逐步将社会普遍认同的职业精神、生活方式、职业价值规范与自身的职业价值理念相融合，进而形成自身独特的职业价值认识、职业价值情感、职业价值取向、职业价值体验和职业价值评价，初步形成稳定的职业价值体系。医学生职业精神理念的形成与建立是伴随着专业认知、社会实践以及临床见习与实习的逐步推进而实现的。因而，医学生职业精神的理念从模糊的认知到清晰的定位并最终形成，是在大学学习的各个阶段渐次完成的。

（一）大学一年级——医学职业精神的初步认知阶段

当前，我国义务教育阶段甚或高中阶段的学生，基本接受不到职业生涯规划教育和职业教育，因而，学生在高考后选择专业时，由于对社会上职业的不了解，难以从自身的愿望、兴趣和理想出发正确地选择专业。在大学一年级，医学生的职业价值期望还是比较理想化的，与社会的职业现实存有较大的差距。医学生虽然对自身的生理和心理发展状况有了一个大致的认识，对自己的兴趣爱好有所了解，却是模糊、片面的，而且也还没有明确的职业目标，因而也就谈不上有什么职业精神。随着对大学学习和生活的逐渐适应，以及医学生对所学专业的进

一步认识和了解，他们在学习过程中会将所学专业与其对应的职业相联系、相比较，初步形成自己的职业判断和选择。职业判断和选择是医学生对自己未来就业的方向、就业的领域与范围、职业的种类与性质的挑选与确定，它是医学生进入职业生活的重要行为，也是医学生职业精神形成的关键环节。俗话说："人各有志。"这个"志"表现在职业精神上就是职业价值的判定与选择，是一种具有明确的目的性、高度自觉性和异常坚定性的职业探索和职业认知的态度与行为，对医学生职业目标的确定起着决定性的作用。特别是随着职业生涯规划课的开设，医学生开始探索自己的职业兴趣，尝试制订自己的职业生涯规划，确定自己的职业目标，因而，医学生在专业学习的过程中会努力向符合职业要求的方向提升自己的综合素养。

（二）大学二、三年级——医学职业精神的发展阶段

经过一年的大学学习和生活，医学生顺利地实现了从一名高中生到大学生的角色转换，并且也基本适应了大学的学习和生活，熟悉了大学的校园环境和文化氛围，理顺了大学生活中的人际关系，开始由初入校时的青涩懵懂走向成熟和自信。这时，随着专业学习的深入，医学生的专业认知更为明晰。因而，在大二、大三阶段，医学生会更为客观地面对自身的现实处境，更为理性地去分析和思考自己未来的职业和人生方向。这一阶段的医学生自我认知更为清晰、职业目标更为明确，他们的独立意识和辩证思维能力进一步加强，他们不再完全依赖父母而开始独立规划自己的职业，会更加主动地思考自己的职业和人生，对生活和社会有了自己的态度和观点，初步形成了一定的职业精神。可以说，医学生在大二、大三阶段，专业知识有了更多的积累、实践能力不断提高、人际交往技巧较为娴熟，也开始关注本专业毕业生的就业去向和整体的就业情况，并有针对性地在专业学习和社会实践活动中进行相应的职业技能训练。在这一时期，医学生的职业精神得以稳定发展并逐渐走向成熟。

（三）大学四、五年级——职业精神的成熟阶段

医学生进入大四以后，其思想趋于成熟，世界观、人生观和价值观也基本定型，在日常学习、生活和工作中，他们更善于独立思考、分析和解决自己遇到的问题，自我调控能力大大提高。特别是在进入临床见习与临床实习后，医学生置身于一个真实的职业环境中，职业生活中的各种问题会及时而准确地反馈到自己的职业价值体系——治病救人的崇高感、医疗事故的内疚感、医疗纠纷带来的失

落感、高尚的医德与医疗腐败的错位感等当中。真实的职业体验一方面对医学生的职业精神形成强烈的冲击，另一方面也促使医学生更加慎重地定位和选择自己的职业。此外，医学生进入大学五年级后，除了更加深入地进行实习外，还要进行毕业设计，参加求职应聘，这一时期，他们的经历也会变得丰富起来，会更加客观地看待职业和评价自我，能够积极主动地调整自己的职业预期和求职行为，对自己的职业精神不断地进行整合和修正，最终形成比较成熟稳定的职业精神。

四、培养与教育在医学职业精神形成中的作用机理

大学里系统的培养和教育是医学生职业精神形成的关键。专业和职业的认知、职业生涯规划意识的培养、职业理想和职业目标的确定、职业道德的养成等，都是医学生在大学期间通过各门课程的学习而逐渐习得的，是大学整体的培养目标潜移默化作用于医学生的最终结果。医学生职业精神形成中培养与教育的作用机理是指融专业教育的深入、人文理念的渗透、职业道德的培养以及职业生涯设计的引导于一体的职业精神培育的活动原理。

（一）形成导向作用

培养与教育即发挥教育者对医学生职业精神形成的主导教化作用，是教育者以一定的职业价值理想、职业价值理念和职业价值思想的输导与传播为主要手段和目的，把职业精神传授给医学生并转化为他们自觉的职业意识和职业行为的过程。培养与教育作为一种外部传输与引导的机制和模式，贯穿于医学专业教育和临床实践教学的各个环节，对于医学生规范的职业行为和良好的职业精神的养成具有积极的促进作用。系统的培养与教育，可以更加有效地把职业精神和职业理念等职业精神教育的有关内容内化为医学生的自觉意识，提高他们的职业认知，顺利实现职业精神培养与教育的主要目标。

学校作为医学生职业精神培养与教育的主要场所，对医学生的培养和教育具有非常明确的目的性和方向性。也就是说，作为社会环境的重要部分，学校能够根据时代的变化和社会现实，因时因地制宜，按照社会主流价值观的总体要求，选择与医学生匹配的教育内容，运用合理的职业精神教育方法，安排适宜的时间，对医学生进行系统化的职业精神培育，从而使医学生形成科学、符合时代要求的职业精神。

（二）重视各类途径的运用

第一,通过"两课"教学,引导医学生树立正确的职业精神。大学是医学生职业精神形成和确立的重要时期,学校通过"两课"教学对医学生进行全面的职业精神教育,着力培养医学生科学合理的职业精神。当前,我国正处于社会转型时期,各种社会思潮杂糅并处,人们的思想观念受到各种思潮的冲击和影响,社会生活、政治生活和人的价值理念都发生了前所未有的变化,人们对职业价值也有了新的认识与理解,"两课"教学可以针对当前国际国内形势以及不断出现的新情况、新问题,帮助医学生从思想上、理论上正确认识和分析,并在现实中正确对待和处理这些问题。医学生通过系统的"两课"学习,能够正确地理解社会历史发展的规律,真正懂得人生意义和价值取向,进而掌握科学的思想方法,形成对于个人职业生涯的基本认知和合理规划,这对于医学生择业及未来的职业发展都将产生积极的影响。

第二,通过医学伦理课,培养医学生的职业道德和职业精神。当前,医患关系紧张,医疗纠纷和冲突时有发生,在某种程度上,是由于一些医务工作者职业道德水平低下,缺乏应有的职业精神,伦理观念淡薄造成的,其中很重要的原因,即在于医学伦理道德建设的缺失。医学伦理学回答了医务工作者在医疗活动中应该做什么,不应该做什么,全面指明了医务人员应该如何在医疗实践中去选择自己的行为。医学伦理学以培养医学生良好的医德素质为教学目的,是医学生职业精神教育的主渠道之一。加强医学生职业精神教育,培养良好的医德素质,不仅是医学伦理学教学的重要任务,也是医学伦理学教学需要特别强化的一项重要职责。因而,高校要通过医学伦理学教学让医学生掌握最基本的医学伦理规范,促进医学生医德修养的提高。更重要的是,通过医学伦理教学,引导医学生将医学伦理学的价值理论转化为临床伦理规范,对临床实践发挥导向作用,对不道德的医疗行为进行警示与惩罚,并最终在临床实践中将医学伦理规范内化为医德人格。医学生作为未来的医务工作者,肩负着"健康所系,性命相托"的重要职责,只有具备良好的医德素质和职业伦理精神才能成为一名合格的医务人员。医护职业的根本目的在于促进人类健康,维护患者的利益和福祉。医学生只有系统地学习医学伦理知识,形成良好的职业道德素质,才能担负起救死扶伤、提高人民群众健康水平的重大责任。

第四,通过职业生涯规划教育,帮助医学生明确职业发展方向。职业生涯规划是指医学生结合自己的专业和自身实际情况,依据当前的社会环境以及其他客观制约因素,为实现自己的职业理想和职业目标而确定的行动方案;而职业生涯规划教育就是"引导学生在对其职业生涯的主客观条件进行测定、分析、总结和研究的基础上,确定其最佳职业奋斗目标,并为实现这一目标做出有效规划的教育活动"[①]。医学生在刚进入大学时,对职业的认知是比较模糊的,对未来的职业发展是迷茫的,故而难以自主地设计自己的职业生涯,也很难有明确的职业发展方向。职业生涯规划教育,可以帮助医学生分析所学专业的现状与发展趋势,对所学专业及职业有一个客观的了解,形成正确的职业认知;职业生涯规划教育,还可以有效地引导医学生了解职业环境,形成正确的自我认知,从而做出与自己的兴趣爱好、能力特长、价值诉求等相匹配的科学的职业选择,并帮助医学生树立实际可行的职业生涯发展的短期目标、中期目标和长期目标,使他们能够根据阶段性目标、任务和相应的要求,采取切实可行而且有效的步骤和措施,有针对性地进行学习以及参加各种相关的培训和职业实践,挖掘自身的潜能,构建适于职业发展的能力结构。

第五,通过丰富的实践教学活动,加深医学生对职业价值的认识。实践教学是医学生职业精神校内教育的必要延伸和有效补充,丰富多彩的实践教学活动可以深化医学生对职业价值的认知。对医学生来说,通常的实践教学活动主要有:社会实践调查——医学生可以利用寒暑假深入医疗卫生机构,通过参观、访谈或问卷调查等方式,了解医疗卫生行业的状况,了解从业者对医疗卫生职业的评价与感受,从而为自己的职业选择提供借鉴;"三下乡"社会实践活动——通过"三下乡"活动,医学生深入社区和农村地区,通过测量血压、验血型、推拿按摩等活动为困难群众进行疾病问诊、送药上门等医疗卫生服务,了解人民群众的基本医疗需求,同时,还可以通过与群众的交流,增强医患沟通能力。更重要的是,通过实践活动,使医学生了解当前我们基本的国情和医疗卫生事业的实际情况,加深对职业价值的认识,增强社会责任感和历史使命感,从而帮助他们形成正确的职业精神理念。

---

① 张再生.职业生涯管理[M].北京:经济管理出版社,2002:18.

第五章　探索与生成：医学生职业精神教育的模式建构

　　基于以上研究,我们清醒地认识到医学院校的职业精神教育是一项集教育理念、教育实施、教育保障和制度文化协调一致的系统工程。在这个系统工程中,以何种方式切入医学生的职业精神教育并提升其教育实效性,成为加强医学生职业精神培育的关键。前期研究已证明,医学生职业精神培育低效性的核心问题是教育目标的不清晰,并由此带来教育内容缺乏递进性、教育过程缺乏体验性、教育方法缺乏现代性、教育效果缺乏检验和教育系统缺乏整合等问题。因此,医学院校职业精神教育的改革迫在眉睫,意义重大。

第一节　"三维三阶递进式"培育模式的基本内涵

　　医学生职业精神教育的"三维三阶递进式"培育模式是指:围绕医学生职业精神培育的三大教育维度,即第一维课堂教学、第二维实践教育和第三维文化熏陶,根据医学生认知发展和职业精神的形成规律,把医学生职业精神教育划分为符号学习、价值学习和意义学习3个阶段,并据此对医学生职业精神的教育目标、教育内容、教育方法、教育评价和教育保障等方面进行分层级、递进式的教育设计,从而形成以第一课堂教学为主阵地,第二课堂实践和第三课堂文化熏陶为重要渠道,贯穿医学生大学教育全过程的,横向到边、纵向到底的医学生职业精神培育新模式。针对当前医学生职业精神培育存在的问题,借鉴发达国家的成功经验,笔者提出以下"三维三阶递进式"的医学生职业精神培育模式,以期增强教育的实效性。

一、"三维三阶递进式"培育模式中的"三维度"

（一）第一课堂维度：课程教学

根据前期调查,我们发现尽管现有教育模式中课堂教学存在诸多不足,但不可否认,课堂教学（包括必修课程、选修课程）仍是医学生职业精神相关知识和情感获得的重要来源。因此,坚持第一课堂教学在医学生职业精神教育中主阵地的地位,意义重大。对于现阶段的医学生职业精神教育而言,更为重要的工作是如何充分发挥好第一课堂的主阵地作用。改革现有的医学人才培养体系,合理落实医学职业精神的分层递进式教育目标,科学设计医学职业精神的课程体系,积极推动职业精神教学新方法、新手段的运用,强化师资队伍的建设,建立全方位、立体式、全程化的评价体系等均是第一课堂教学改革亟待探索的重要内容。

（二）第二课堂维度：实践教育

实践是主体见之于客体的一种活动,是体验生成的基石[①]。实践体验法在医学职业精神体验式培育模式中的运用,即通过一系列有计划、有组织、有目的的实践活动,让医学生在实践中积极主动地进行观察、思考和实践,形成对社会、对医学等各方面真实的感受和体验,并与自身先前的职业认识、职业伦理修养形成交互,以实现其职业精神水平的发展。实践活动在医学生职业精神教育中的重要性已越来越被认识,但在如何落实、如何形成系统性教育体系层面还有待进一步深化。

（三）第三课堂维度：文化熏陶

从育人的角度上理解,医学职业精神教育实为德性的培育。德性与知识、能力（合称才能）等养成性素质相比,有着自身独特的形成规律与特点。如果说,知识等认知类素质主要来源于听知和阅知,能力等行为类素质主要来源于实践和训练的话,那么德性主要来源于被教育者内心的体验与感受。随着医学生受教育程度的提升,其医学的才能得到显著的增长,然而其德性却并不能够同步提升和完善。我们要通过校园文化建设、医学人文知识传播等增进"大医""大爱"的精神,增强学校的医学文化积淀,从而促进医学生在深厚的文化熏陶中塑造职业精神。

---

① 范清义.大学生体验式思想政治教育研究[D].长沙:中南大学,2007.

二、"三维三阶递进式"培育模式中的三阶段

根据医学生职业精神理念的形成规律,我们将对其的教育分为以下三个阶段。

（一）医学职业精神的符号学习阶段:对职业客体的认识层面

符号学习阶段,指在医学生职业精神教育的过程中,教育者把职业精神的核心内容和价值观元素以文字、图片、语言等形式传递给教育对象,引导教育对象通过"读、认、写、背"等形式知晓医学职业精神的核心内容和价值规范。在医学职业精神传统知性教育模式中,课堂教学较多是这种符号式的教育,此时的医学职业精神教育更多的是认知层面的教育,教师通过各种符号来传递职业精神教育的相关内容,而这些与符号相关的知识建构起医学生对医学职业精神的初步印象和认知基础。当然,通过文字、图画、语言等向医学生展示的其实仅仅是一个与医学职业精神相关的符号世界,还只是停留在浅层的认知教育阶段。因此,医学生职业精神教育的符号学习阶段安排在医学生刚入学的大一阶段较为适宜。

（二）医学职业精神的价值学习阶段:对职业价值的内化层面

价值学习阶段,指在医学生职业精神的教育过程中,医学生在职业精神知识获取的基础上进一步深刻理解职业精神包含的价值观内涵,真正理解和认同医学职业精神所代表的情感、态度和价值取向,这是医学职业精神符号学习的一种延伸,也是一种升华。医学生在符号学习阶段获得许多与医学职业精神相关的知识,了解什么是医学职业精神,医学职业精神的基本原则是什么,具体要求是什么,具体规范是什么。在价值学习阶段,医学生则需要依据所学知识进行价值判断、选择和认同。要在价值观层面完成"为什么"的内心探究,即要明确:为什么医学从业人员需要坚守职业精神？为什么要将患者的利益放在首位？为什么要尊重患者的自主权利和维护社会公平？这些核心问题的答案将指向医学生职业精神教育的价值内化的不同结果。这个阶段是联系医学职业精神认知教育和行为规训、信念内化的重要桥梁,是知行转化的重要中间环节,也是必不可少的阶段。在医学本科教育过程中,医学职业精神的价值学习阶段一般适宜安排在大二、大三,即完成了新生入学教育和基础公共课的教育后,医学公共课和医学专业课程的学习过程中。因为在这个阶段,随着学习的不断深入,医学职业精神

价值观的碰撞将会愈加激烈，自身理性思维和独立判断能力的加强将有助于更好地完成医学职业精神的价值学习。

（三）医学职业精神教育的意义学习阶段：对职业行为的调控层面

所谓医学职业精神教育的意义学习阶段，是医学生把习得的价值观变成自己的职业实践和生活行动的指南，从而形成职业精神的内在行为习惯，即学以致用。医学生通过临床实践和日常生活中的各种实践来践行医学职业精神的价值观，开始进入在这些价值观念倡导和指引下的有意义的生活。总的来说，职业精神的学与教，相对于知识、技能的学与教有着很大的区别，教师难以用简单、直接的方式（如讲授或训练）将有关内容传递给学生，而是必须要诉诸医学生的自身体验和理性认同，才能实现有效的职业精神的学习与教育。因此，在医学本科教育过程中，医学职业精神的意义学习阶段一般建议安排在大四、大五阶段，即在临床见实习过程中加大医学职业精神的职业行为训练，完成医学职业精神的意义探索。

三、"三维三段递进式"培育模式中的三递进

根据医学生认知发展特性和职业精神的形成规律，我们将递进式的原则贯穿于医学职业精神教育的全过程，重点推动教育目标、教育内容和教育方法等方面在医学生职业精神教育的三个阶段间的层级递进。

（一）教育目标的递进

正如前期研究所示，目前医学生的职业精神教育最大的问题在于教育目标的不清晰。一些医学院校，一方面对于医学职业精神教育的整体目标设置过于宏大，不敢真切面对医学生的思想现状和医学教育的现状，目标设置脱离现实。同时，医学职业精神教育消化、内化的措施不到位，缺乏教育内容、教育手段的有效落实，造成"理想很美好，现实很骨感"的尴尬境地。另一方面，对于不同年级的医学生缺乏职业精神的分层教育，医学职业精神的教育阶段性目标不够清晰。这样必然会带来教育内容、教育方法、教育评价等环节的不适切。因此，对医学生开展递进式的职业精神培育，首要的任务是建立医学职业精神教育的合理目标，并对整体目标进行分年级、分阶段的分解，以形成对教育的正确指引。因此，本书尝试提出以下职业精神教育的分阶段教育目标（以医学本科教育为例）。

第一阶段，符号学习阶段的教育目标：引导医学生树立医学职业的人学维

度。医学是一门特殊的学科，既不同于一般的自然科学，也不同于一般的人文科学，本质上是一门人学。一方面，随着医学的发展，人类对疾病的认识逐渐加深，从最初简单认为是生物机体内的组织器官发生了病变，到今天意识到疾病的产生有其更为复杂的心理、社会方面的原因。现代医学已经不再把人简单地理解为生物机体，而是看作具有复杂社会性的生物体。因而医学的诊疗实践不再单纯地指向疾病，它更连接社会。另一方面，从医学的目的与对象来说，医学诊疗实践不仅仅是为了消除某个体的疾病与病痛，更为重要的是要体现出对生命的尊重，追求生命的质量与生命的价值，关切人类整体的命运。因此，医学职业关注的不再是某一个患者，而是面对整个社会的生存和发展，维护和促进人类的健康。为此，医学职业精神的教育要使医学生认识到医学实践活动不是单纯的技术性活动，它更应该折射人性，彰显人文。

第二阶段，价值学习阶段的教育目标：引导医学生建立医学职业的归属感。职业归属感建立的基础是职业认同感。职业认同感是一个逐渐形成的过程，当前由于受到不良执业环境、繁重工作压力等因素的影响，部分医学生出现职业认同度不高、职业信念不坚定、职业归属感不强的情况，这不利于我国医学从业人员队伍的稳定与健康发展。在进入大学二、三年级职业精神的价值学习阶段，医学院校要着重通过医学基础课程、医学专业课程、"早临床"等接触临床的实践活动，多渠道、多方式创新教育的载体与方法，重视早期接触临床活动，充分发挥临床带教教师的榜样示范，引导学生进行职业精神大讨论，逐渐引导医学生提高职业兴趣，增强职业信心，开展职业认同教育，以提升其职业归属感。

第三阶段，意义学习阶段的教育目标：引导医学生形成职业道德的选择能力。这个阶段医学生开始进入临床见习实习阶段（四、五年级），此时是学生体验医学职业环境的重要阶段，也是医学生真正从理论学习到临床实践的重要环节。他们开始进入真实的医学职业环境，开始与社会接触，开始真正为病患服务。在这个阶段，医学生会碰到许多道德选择的两难问题，其原有的道德伦理价值观念与社会现实会发生激烈碰撞。如何处理个人的利益与患者的利益，如何坚持经济价值让位于生命价值等，会真正考验医学生的道德践行能力。因而要通过对医学道德选择困境的分析与处理，使医学生进一步理解医学的价值，升华道德认知，养成良好的职业行为习惯。在医学实践中，医学生将获得自身道德选择的自由，其道德人格和境界也将在道德选择中得到进一步提升。

（二）教育内容的递进

医学生职业精神教育的具体内容应当包括医学生个体德育内容、医学人文精神教育内容和职业伦理道德教育的内容。

第一阶段，重点关注医学生个体德性教育的基础性内容，即医学生个人道德品德修养的内容。医学生个人道德品德修养除一般的诚实守信、文明守法、勤劳勇敢、乐于助人等外，还应包括仁爱之心、甘于奉献、节制物欲、慎独等指向未来医学职业的更好道德品质。仁爱之心就要求医学生对世间的生命与万物皆有怜爱、守护之心，尊重自然、爱护自然界的万物，爱自己爱家人爱朋友爱所有同类中的"人"。同时仁爱之心，还表现为设身处地地为他人着眼，换位思考，理解和同情弱者，宽容待人、理性处事。甘于奉献就要求医学生能够为家庭为社会作出力所能及的贡献，表现为高度的家庭责任感、集体责任感和社会责任感，能把促进人类健康和推动医学的发展作为自己最高的责任。节制物欲是医学生对自己个人物欲的一种自我约束，体现为有规律的健康生活与学习，不虚荣不贪婪、不为物役。慎独则要求医学生要建立起内心的坚定，有强大的自省能力，能坚守个人道德和职业伦理的底线不盲从，做到知行合一。这些有关医学生个人品德修养的教育内容是医学生完成社会化，成为职业人的重要前提。

第二阶段，重点关注医学人文精神的结合性内容。医学生职业精神教育与医学人文教育存在目的一致性和内容的兼容性，医学生职业精神教育内容应当包含医学人文的内容。医学人文内容狭义上主要包括医学本质、医学哲学、卫生法学、医学伦理学等相关学科内容，广义上还包括医学与文学、医学与艺术等。对医学本质的理解将直接影响医学生的职业观，决定医学生在未来职业生涯中把医学当作一门技术还是当作技术与人文相兼容的本质问题。因此，医学本质应当成为医学职业精神教育中人文精神的重要来源。而医学哲学的教育任务是让医学生建立起自然辩证法、马克思主义哲学认识论和方法论以及正确的生死观。通过医学哲学相关内容的学习使医学生领悟到马克思主义认识论与方法论的科学性，并把这些方法应用于具体的医学实践。通过生死观教育使医学生深入地理解死亡的意义，反思生命存在的意义，尊重自己和他人生命，自觉执行临终关怀等。与卫生学相关的内容，尤其是《中华人民共和国执业医师法》《医疗事故处理条例》的学习，为医学生的未来职业生涯奠定重要的法律基础，也是其未来执业的重要规范，这是基本的职业教育内容之一。医学伦理学则是运用伦理学的理论和方法来研究发展中的社会和发展中的医学领域面临的人与人、人与社会、人与自然关系的伦理道德问题，尤其是最新的生殖伦理、死亡伦理、器官移植伦理、基因克隆伦理等前沿问题。这一方面使医学生对医学的社会目的、医学本质有更深刻的理解，另一方面促进医学生对医学伦理问题的关注，深入思考，为解决医学伦理难题贡献力量。而医学与文学、医学与艺术等的教育会进一步增强医学生个体的人文素养、艺术修养，对于提升医学诊疗活动的艺术性大有裨益。当前，恰当地使用社交媒体和其他在线活动，应该成为医学生职业精神培养框架和职业精神课程的一部分，应该帮助学生理解医务工作者在线行为的价值与可能存在的陷阱。

第三阶段，重点关注医学职业道德修养内容。首先，对医学生要进行普通的职业道德的教育，即做到《公民道德建设实施纲要》中明确规定的"爱岗敬业、诚实守信、办事公道、服务群众、奉献社会"等，这是为所有职业设定的普遍性道德要求。其次，医学职业的特殊性决定了医学职业要有一些特殊的职业道德规范要求。中国医师协会2011年发布的《中国医师宣言》就曾经提出平等仁爱、患者至上、真诚守信、精进审慎、廉洁公正和终身学习6方面的职业道德规范。具体来讲，平等仁爱要求医学从业者要坚守医乃仁术的宗旨和济世救人的使命。关爱患者，指无论患者民族、性别、贫富、宗教信仰和社会地位如何，一视同仁。患者至上，要求医学从业者尊重患者的权利，维护患者的利益，尊重患者及其家属对诊疗决策的知情权。真诚守信，要求医学从业者诚实正直，实事求是，敢于担当救治风险。有效沟通，使患者知晓医疗风险，不因其他因素隐瞒和诱导患者，保守患者私密。精进审慎，要求医学从业者积极创新，探索促进健康和防治疾病的理论与方法。宽厚包容，博采众长，发扬协作与团队精神。严格遵循临床诊疗规范，审慎行医，避免疏忽和草率。廉洁公正，要求医学从业者保持廉洁公正，勿用非礼之心，不取不义之财。正确处理既得利益关系，努力消除不利于医疗公平的各种障碍，充分利用有限的医疗资源，为患者提供有效适宜的医疗保健服务。终身学习，要求医学从业者持续追踪现代医学进展，不断更新医学知识和理念，努力提高医疗质量，保证医学知识的科学性和医疗技术运用的合理性，反对伪科学，积极向社会传播正确的健康知识。

（三）教育方法的递进

医学职业精神教育，既是道德教育，又是医学教育，因而就兼有两者的教育特性,在方法上也就不能完全与两者相同。在医学职业精神的教育中,做到教育方法的递进,充分发挥各种教育方法的优点,将这些教育方法与教育课程、教育活动相结合,取得更为有效的教育成效。因此,笔者建议在我国医学生的职业精神教学设置中,运用多种教学方法和教学模式与课程相整合的教学体系。首先,在对职业认知教育阶段,可综合应用"引导反思"法和经验式学习法,深化内涵理解;在关于其外延技能方面,可应用问题导向式教学法、互动讲座等方法,强化训练,提升学生实践参与能力;在职业情感和态度方面可应用案例教学法、影音会诊分析学习法、小组讨论学习等形式,以直观的现实案例,感动和影响学生,进而加强其职业素养;在职业行为调控阶段,更多的是要采取"榜样示范"教学法、教学档案和小组讨论教学等方法,对医学生的职业行为进行训练,从而促进职业精神内化为学生信念,外化为学生行为。

第二节 "三维三阶递进式"培育模式的构建原则

一、现实客观性原则

造成当前医学职业精神教育困境的一个重要原因在于:医学生"所面对"的和"所接受"的两者间的严重分离,及由此引发的普遍的价值困惑与实践失措。因此,医学职业精神的教育要与医疗现实、社会现实相联系。

医学职业精神教育中的理论与实际相结合,首先要求教育者立足于客观存在的社会现实,立足于医学职业精神教育的实际情况,立足于医学生的思想状况,研究、发现医疗实践中的新情况、新问题,加强引导,及时纠偏,从而增强医学职业精神教育的实效性,避免令人无法接受的"假、大、空"式教育,也就是我们通常所说的医学职业精神的理论教育不能脱离社会现实、不能脱离医疗现实,不能脱离患者的现实。

其次,医学职业教育中的理论联系实际不仅仅要求在医学职业精神教育中要重视理论与现实的结合,教育内容来源于现实,更为重要的是重视实践教育,培养医学生的良好修养和行为习惯,做到知行合一。所以医学生的职业精神教育首先要有理论深度,用真理的力量去说服学生、引导学生。同时还要组织和指导医学生参加实践活动,加深对医学和医学职业的理解,并积极投身于医疗实践。重视实践教育，不应仅仅追求活动形式的新颖、活动数量的增加，还要注重体现活动的目的和意义，不能使实践活动流于形式。

最后，医学职业精神教育坚持理论联系实际原则，还要求教育者（包括临床教师）以身立教，为人师表，坚持做到示范与表率。英国学者希尔顿（Hilton）等人曾就医学生职业精神培养建立了一个模型，很好地说明了榜样示范的重要性。在这个模型中"获得"（attainment）和"消减"（attrition）两种情况会影响医学生的成长。"获得"是通过观察正面的榜样并在一个积极的环境中对经历进行反思，进而形成积极的职业精神和行为。"消减"是由于接近负面榜样和不良文化而形成的负面行为和价值观或失去积极的价值观。如果影响的天平朝向"获得"，那么学生最终会获得实践智慧和职业素养。而如果主要的影响是负面的，那么学生入学之初的理想期待就会退化为玩世不恭的利己主义甚至自我保护[①]。

二、医学人文性原则

医学职业精神教育是医学教育的重要组成部分，与医学专业教育相关，与医学人文教育相辅相成。因此，医学职业精神教育要把握医学人文性原则，凸显医学院校职业精神教育的特殊性。

医学性质决定了医学职业精神的教育要体现医学人文性，通常体现为以患者为中心的医学人文信仰。从本质上讲，医学绝对不是单纯的生物技术，而是体现人性关怀、社会公正和人道主义的事业。因此，通过学习人文知识，培养医学生人文精神，使医学生具有人文信仰，是医学院校职业伦理教育和职业精神培育的重要任务。人文精神是医学职业精神的基础，要教育医学生尊重生命的价值和基本人权，尊重自己和患者基本人权，珍惜和关爱自己和患者生命，塑造崇高的人文信仰，使他们坚信"热爱生命是幸福之本，同情生命是道德之本，敬畏生命是信仰之本"，使他们正确认识和深刻理解"以患者为中心"和"救死扶伤"的深刻含义。近年来兴起的"叙事医学"充分反映了医学界对于医学人文属性的关注与强调。所谓叙事医学就是具有"叙事能力"的临床医生通过"吸收、解释、回应患者的故事和困境"来提供充满尊敬、共情、专业和信任的医疗照护，弥合技术与人

---

① Hilton, S. R., Slotnick, H. B. Proto-professionalism: how professionalisation occurs across the continuum of medical education[J]. Medical Education, 2005, 39(1):56 - 64.

性的鸿沟。"叙事医学"应成为医学职业精神培养的重要视角。

三、尊重主体性原则

在医学生职业精神培育中落实主体性原则，要坚持以下几点。

首先，要把医学生作为培育的主体，而不仅仅是培育的客体和被改造的对象，把人作为培育的本质而不是单纯的培育结果，这样医学生职业精神培育就有了内源性和可持续性。

其次，要让培育者成为名副其实的教育主体。这里的培育者包括高校的教师、辅导员、党政干部，医院的医生、护士、管理人员，医学生的家长，国家医疗卫生、教育、宣传等机构的管理人员等。让培育者发挥主体性，根据时代变化和医学生的身心实际状况，提炼出既符合时代发展需求又适合医学生特点的教育内容，创新培育形式，营造良好的培育环境，提升培育效果。

再次，应体现出对医学生主体性的充分尊重。医学生作为受教育者，和培育者一样，也是主体性的存在，他们积极主动地与培育者互动，可以影响培育者的培育活动，对培育内容和目的有价值认知，并能自教自律，这样医学生职业精神培育活动才能呈现自主、积极主动的发展状态。医学生的主体性是其作为培育主体所具有的本质属性，独立性、主动性、创造性是其中的重要内容，在职业精神培育中对主体性的尊重，就是对其独立性、自主性、能动性、创造性、实践能力的倡导和尊重。在实际工作中要把医学生职业精神培育的着眼点放在医学生主体性的发挥与培养上。

最后，医学生职业精神培育目标要坚持社会本位与个人本位的有机结合。社会本位的培育目标，其主要特征是以社会利益为出发点，认为社会价值高于个人价值，个人的存在和发展依赖并从属于社会，主张培育目标只能根据社会需要来定。以社会为本位的职业精神培育目标，强调社会发展的需要，忽视个体自身发展的需要，在职业精神培育实践中易造成对个体的强制，形成"驯服教育""见物不见人"的教育模式，会导致学生主体意识磨灭、主体性丧失。个人本位的职业精神培育目标强调受培育者个人价值的重要性，认为职业精神培育的目的在于提升个人的生存价值和生活质量，认为职业精神培育目标的确定只能依据学生的本性和价值需要来确定。个人本位的职业精神培育目标具有反对教育中的强制灌输的积极意义，但过分强调学生价值追求和自我实现，可能会削弱培育的效果和影响力。

　　单纯地以社会为本位或以个人为本位,都无法保证职业精神培育目标的合理性。社会发展与个人发展是辩证统一的。一方面,社会进步是个人发展的先决条件,个人的发展、个人价值的实现对社会的进步具有重要意义。另一方面,社会发展与个人发展之间也存在矛盾。社会发展对个人发展有规范和制约的一面,社会总是要求每个人朝着社会发展需要的方向发展,个人的个性发展与人格的社会化培养之间、个人发展与社会发展之间会存在一定的矛盾。我国社会转型期医学生职业精神培育目标应坚持社会本位与个人本位的有机结合,培育目标的确立要以社会发展为参照,兼顾现实和未来两个维度,并求得两者的统一,同时要考虑医学生的主体地位,从医学生的需要和身心发展规律出发,使我们的培育目标既符合社会发展需要又适合医学生发展规律,最终达到医学生职业精神培育的理想性与现实性的统一。

　　一般来说,主体性原则就是承认、重视、尊重并坚持主体在认识活动和实践活动中的主体地位和主体作用的原则。坚持主体性原则的核心是突出医学生在职业精神培育中的主体性。医学生在职业精神培育中的这种主体性主要包括自主性、能动性、选择性、意识性、创造性和实践性。从哲学意义上讲,它主要有三种规定。其一,真正把医学生看作职业精神教育的主体,既重视人的理性因素又重视人的非理性因素在职业价值认识和职业实践过程中的作用。其二,重视人的主体间性,突出强调医学生的社会性。从主体活动范围上说,每个社会主体既具有社会性又具有个体性。强调主体间性其实质是强调"大家"的主体性。其三,应把实践看作主体性原则的重要组成部分,从实践能动性角度去理解主体。通过实践活动,使主体具有意识性和创造性。其中创造性实践在职业精神教育活动中发挥着特别重要的作用[①]。

　　职业精神培育的一个重要途径是引导医学生积极地探索、认识和肯定自己,因为医学生职业精神教育不只是要求主体对自身以外的规范、秩序、规则负责,更重要的是要求主体对自己负责,因为主体只有对自己负责,才能对自己置身于其中的种种关系持积极、负责的态度,才能在将来的职业活动中对患者及其家属负责、对社会负责。因而,在对医学生进行职业精神教育的过程中,必须重视医

---

① 焦斌丽.论主体性原则与启发式教学[J].哈尔滨学院学报,2018(3):131-133.

学生自身的主体性，充分发挥其能动性，调动他们的主动性，唯有这样，职业精神教育才能内化为医学生内在的职业价值理念和职业道德品质，并外化为积极的职业行动和正确的职业道德行为。

作为主体的医学生由于其个性特点、认知差异、情意表现以及发展的愿望与需要各不相同，必须有针对性、有差别地对医学生进行职业价值教育，引导其树立有个性的职业精神。医学生职业精神培育坚持主体性原则，主要基于以下两点考量。一是作为主体的医学生有其独特性的要求。在职业精神教育中，由于医学生的职业认知、专业兴趣、个性特征、学习能力与水平以及创新意识与创造能力各不相同，要使他们的主体性得到充分发挥，职业精神教育过程中必须照顾到学生主体的这些差异，否则，统一的要求和"一刀切"的模式只会扼杀其主体性的发展。二是主体性教学有着个性化特点的要求。确立了医学生在职业精神培育中的主体地位，就必须要有与之相应的个性化教学模式与教学方法。

在医学生职业精神培育中贯彻主体性原则，需要做到以下几点。第一，要对学生的主体性差异及其可能变化的因素进行科学的分析与评估，这是贯彻主体性原则进行职业精神教育的前提。学生的职业兴趣与价值诉求各有特点，主体性因素各不相同，它们发挥作用的条件及对其培养的途径殊异。因此，教师应首先对学生的主体性因素进行深入、系统的了解，同时坚持发展的观点。只有这样，职业精神教育才能避免某些消极的因素，才能引导医学生的职业价值取向向积极的方面发展。第二，职业精神教学要坚持多样化和个性化。这就要求建立起和谐的师生关系，运用多元化的教学模式和多样化、个别化的教学方法，综合运用多种手段，充分发掘学生的潜能，从而促进学生构建起积极科学的职业精神。

四、层次递进性原则

医学职业精神的教育是一个系统工程，能否实现教育目标还需在层次上做出合理安排。医学职业精神教育应根据普遍性与先进性目标划分内容层次。不可要求所有学生都达到先进性目标，但也不可只要求他们达到普遍性目标，这样的目标要求过低。笔者认为医学生的职业精神教育目标由普遍性到先进性要求可分为基本目标、中级目标、崇高目标。基本目标要求医学生具有职业精神教育知识的初步认知，有基本的是非判断能力，具备基本的医学职业素质和职业责任感,遵纪守法,身心健康;中级目标要求医学生具有理论学习的主动性,自觉践行社会主义核心价值观,牢固树立为医疗卫生事业奋斗终生的信念,诚信敬业,积极向上;崇高目标要求医学生具有一定的马克思主义理论基础、共产主义远大理想、自觉投身中国特色社会主义伟大事业的决心和为医疗事业忘我献身的精神。根据这个目标层次,建议医学职业精神教育内容分为三个层次:第一层次是医学职业精神教育的基本内容,体现为知识性呈现,包括马克思主义基本理论、中国特色社会主义理论、社会主义法治理论、社会主义道德要求、医德教育内容等;第二层次是在医学职业精神教育基本内容基础上,突出重点内容,包括马克思主义科学方法、社会主义核心价值观、中国梦教育、医学的本质与医德;第三层次是在前两者的基础上,进一步以马克思主义理论、中国特色社会主义理论与现实、党的建设理论、为人民服务精神、精业勤业、勇于奉献与牺牲等为重点内容。相应针对的也是三个层次的医学生,一是少部分缺乏责任感的学生,他们的表现是除了自己的事情,对其他人其他事不热心,但守规矩、重学习;二是具有进取心、积极参与各项活动,严格要求自己,有责任感使命感的学生,他们有奉献意识、富有同情心、乐于助人、充满活力和正能量;三是少部分思想成熟、有政治追求、有自我道德追求的学生,他们处处严格要求自己,在学习工作中起模范带头作用。

五、整体性原则

医学生职业精神培育的整体性原则是指把职业精神教育视作一个完整的系统工程,对职业精神教育中的各要素统筹考虑,整体安排,科学搭配,注意各要素之间的相互联系、承接融合,关照统一,以发挥整体的最佳效能,保证职业精神教育的质量,提高职业精神教育的效果。整体由各要素有机组成,没有各要素的积极配合与作用,整体功能就不能正常发挥甚至会遭到破坏。要发挥医学生职业精神教育的整体功能,各要素的设计也要从整体性来考虑。

第一,职业精神教育目标设计的整体性。从纵向上看,医学生在校接受职业精神教育的时间应该是从大一到大五的5年时间,因而,医学生职业精神教育既要有长期的目标,也要有与每一阶段相适应的具体的培养目标,并且在每一阶段都要有相应的教育内容与教育计划。由于大学生在每一阶段有自身的生理、心理特征及其发展规律,这就要求在职业精神教育教学设计时,不能单就某次课或某一部分内容而设计。也就是说,应从整体上对阶段目标综合考虑然后进行设计,将课时目标、阶段目标与长期目标结合起来做整体的规划,使彼此之间密切联系、有机衔接。从横向上看,每一阶段学生的发展目标内在地包含着认知的、审美的、道德的、交往的素质要求,这些又是交织在一起的,也应进行整体设计。

第二,职业精神教育内容设计的整体性。职业精神教育的内容要与职业精神教育的目标相适应。医学生职业精神教育的内容应当根据各阶段的目标和培养任务,合理地进行选择与组织。总体来看,医学生职业精神教育内容包括职业认知教育、职业理想教育、职业价值取向教育、职业道德教育、职业发展观教育等,教师在设计教学计划、安排教学任务时,应当依照学生心理发展的特点和各阶段的职业认知水平,对教学内容的顺序、难易、详略等方面进行恰当的处理,使各层次的内容相互贯通、相互促进,从而使学生接受职业精神教育的内容更加合理。

第三,职业精神教育时空安排的整体性。职业精神教育的时间和空间也应当根据阶段内容、目标和环境做出整体性安排。对教师来说,职业精神教育时间的整体安排包括课堂内外各个环节的时间调控,以及在不可控因素的影响下单位时间内教学内容的安排。从学校层面来说,时间安排是指对学生在各阶段学习活动总量的安排以及各部分内容所需时间的分配。职业精神教育空间的整体安排是指课内教学与课外教学相结合、校内教育与校外教育相结合等,也就是说,医学生的职业精神教育不能仅仅局限于课堂和校内。因而,需要对医学生职业精神教育的时间和空间进行整体性的规划和安排,以便为学生的职业价值学习与探索提供恰当的时空比例,从而保证医学生职业精神教育的连续性、联系性和完整性。

第四,职业精神教育教学形式设计的整体性。职业精神教育教学形式的设计指创设最优的教学情境,最大限度地调动学生学习的兴趣和积极性,引导学生自觉主动地学习,最终促进学生自主探索职业价值,形成职业精神。由于学生不断发展、教学内容不断更新、教育情境不断转换,教师的教学形式不可能也不应该一成不变。也就是说,教师的教学形式应当是丰富多彩、变化多样的,常用的教学形式有理论讲授式、谈话式、问题引导式、合作教学式、探究发现式、实践活动式等。教师应对各种教学形式的特点、作用、适用条件充分地了解和把握,以便在进行教学设计时能灵活地选择和运用。任何一种教学形式都有其适用性及教育优势,所以,在进行职业精神教育时,应当根据阶段性教学目的和教学内容,合理选择和综合运用各种教学形式，使它们有机地结合，共同发挥作用，促进学生职业精神的形成与发展。

第三节　"三维三段递进式"培育模式的实施路径

"课内教学、课外活动、文化熏陶"的逻辑关系是：课内教学是职业精神教育的主要形式，是开展职业精神教育的主阵地，为课外活动和文化熏陶奠定教育基础。课外活动拓展了医学职业精神课程的领域，巩固了课程教学成果，促进了理论的内化。文化熏陶对课内教学和课外活动产生隐性教育的辐射影响，从情感方面增强教育效果。课内教学获得的职业精神知识可在课外活动和文化熏陶中得到延伸、综合、重组与提升，课外活动和文化熏陶中发现的问题可以在课堂教学中得到拓展和解释。因此，课内教学、课外活动和文化熏陶三者形成教育合力，可具体做如下设计。

一、第一课堂：显性课程递进式教育体系设计

目前医学院校的职业精神教育类课程普遍存在一些问题：一是课程开设时间太早，大多在一、二年级，在医学生学习公共基础知识和医学基础知识的阶段集中开设，而此时的医学生还没有机会接触临床，对职业精神缺乏直接体验和深刻认识；二是医学职业精神教育类课程多为选修课，虽然学生选择的人数多，但重视程度不高；三是医学职业精神教育类课程的专职教师多为哲学类、思政类教师，远离临床医学，多单纯运用理论教学且授课形式呆板，与临床伦理结合的实例偏少，使得医学生对课程的兴趣不高；四是当前人们普遍认为医学职业精神教育是医学伦理学、"两课"教师、思政教师的责任，专业教师在医学职业精神的教育中主动参与意识不强。基于此，本书着眼于医学生的大学生涯，从微观层面去探索如何在大学的每个阶段落实医学职业精神的教育，从课程、实践、与人的交往中去认知、体悟和内化医学职业精神。

（一）强化课堂教学，建构职业精神教育的课程体系

现今很多学者都将医学分为基础医学、应用医学、技术医学和理论医学4个部分。基础医学是涵盖了生理学、病理学、人体解剖学、生物化学、组织胚胎学等研究人体正常的形态功能以及疾病病因肌理的学科群。应用医学是包括临床、

护理、康复、预防、营养等在内的医学实践学科综合体。技术医学涉及检验、影像、生物医学工程等协助医生诊疗疾病的方式。而理论医学则是囊括了医学心理学、医学伦理学、医事法学、医学社会学等研究医学自身发展和医学领域中人际关系的学科群①。因此，医学生在整个大学阶段都应该接受全面的基础医学、应用医学、技术医学和理论医学的学习。目前很多医学院校也制订了相应的医学生培养计划，上述的学科群将作为必修课和限选课，成为医学生要修习并通过的课程。而理论医学的课程常常不受医学生重视，但如今医学伦理学、医学心理学等学科的重要性日渐凸显，如何让医学生学好理论医学课程成了医学职业精神教育关注的热点。

医学职业精神教育类课程属于理论医学的范畴，也是现今社会关心和热议的话题性学科。医学生大多在大一、大二学习基础知识的时候，开始学习医学职业精神类课程，此时他们都还没有接触临床，没有太多实践及感悟，对医学职业精神兴趣不浓，加之授课教师多为哲学类、思政课、"两课"类教师，教学方法又不新颖，让医学生觉得冗长乏味。因此医学职业精神课程授课教师应改变授课的方式方法，可在备课的时候加入新颖、可吸引学生关注的实例和话题，找到医学生能快速吸收的方式来强化医学职业精神的课堂理论教学，使得医学生能更好地体验医学职业精神的基础知识构架。

医学职业精神的授课内容要分为两部分。第一部分主要是涉及医学职业精神的基本理念、原则、规范和范畴。在这一部分，应告知学生医学生职业精神的定义，这一定义应该是结合本校的实际情况而作出的，同时要确保教师学生和其他利益相关方理解并支持这一定义；有分歧的地方应该在早期就提出并解决，以便对贯穿其中的价值观达成共识和理解。在此基础上，设定期望，将教学目标设定为明确的、可见的行为，让学生清楚学校对他们的要求和期望，并鼓励学生参与制订职业发展规划。这样，学生从入学时就会清楚，他们应具备的行为标准与那些非医学专业学生相比是有区别的。

第二部分主要包括在医学实践中涉及的职业伦理道德要求，包括医患关系、预防医学、行医职业规范、临床典型问题伦理（死亡伦理、生殖伦理、器官移植伦理等）、前沿医学伦理、医学科研伦理、医院管理伦理等。授课教师应该理清思

---

① 丘祥兴，孙福川，王明旭，等.医学伦理学[M].北京：人民卫生出版社，2003：85.

路,让医学生建立框架式的职业精神知识模型,了解第一大板块的基本知识,然后通过各种方式的体验教学充分认识到医学职业精神是自古以来就有的(古代主要体现为医德),存在于从"大医精诚""医者仁心"到现代的《医务人员医德规范及实施办法》中,是作为一名医学从业人员必须具备的素养,同时,应遵从国际现代医学职业精神的 3 条基本法则和 10 条具体要求,明确作为一名未来医学从业人员的权利和义务,坚守医学职业良知,处理好各种伦理冲突。重点结合临床实践体验第二大板块中的职业精神,让医学生充分了解今后从事医学职业将面临的职业伦理道德问题。

同时,医学院校要根据医学生的职业精神发展规律,在不同阶段开展不同内容的医学职业精神教育,循序渐进,保证职业精神教育贯穿于医学生大学生活的全过程。例如,医学院校可在医学生大一的时候在"职业生涯规划"和"思想道德修养与法律基础"课程中有意识地渗透相关的职业伦理道德知识,让学生初步了解什么是职业道德,职业道德的重要性以及医德对于医务从业者具有的重要意义。在大二或大三的时候,开设医学伦理学、医学社会学、医学与人文等系列课程。大四的时候,对即将走向临床实践的医学生开设探索与医学职业相关的课程,如医患沟通、医学心理学等,培养他们的职业素养,为他们未来的职业生涯打下知识和思想的基础。如此循序渐进,医学职业精神的课程教育才能够更好地遵循由浅入深,由零散到系统的原则,确保医学生的职业精神教育收到实效。

(二)改善临床教学,推动职业精神教育与专业教育相融合

访谈证明,一部分医学专业类课程教师尤其是临床教师对医学职业精神教育是有偏见的,即认为医学职业精神的教育是学校伦理学教师、"两课"类教师、思政教师的职责,导致了医学职业精神教育与专业教育的"两张皮"现象。打破这一错误认知,是医学职业精神教育真正做到全程化、全员化的重要前提。事实上,医学职业精神的教育不仅仅应该在职业精神相关课程中学习,更应该在医学专业的临床各科的教学过程中学习。临床医学教师应将职业精神的相关知识融入其任教的具体科目病例里,引导医学生进行与职业精神相关的案例分析和讨论,让医学生体验临床教师在具体医疗实践中面对的职业伦理道德困境。例如内科学教师可以在授课时结合实际,给医学生讲授医患关系,教导医学生如何为患者提供人性化服务,以真诚、平等、主动的态度为患者服务,尊重患者的知情权、隐私权、选择权等权益,关爱患者,使医患关系达到和谐。外科学教师可以在

给医学生讲授外科手术时,讲授知情同意的伦理,可以选择具有对比性的不同案例,如选择一例由于医务人员没有很好地做到及时告知患者及家属,最终引发医患冲突与纠纷的案例和一例由于医务人员为患者提供了多种疾病处理方案,让患者家属能够根据自身状况进行最好的选择,患者得到很好医治的案例进行对比性教育,引发学生的情感冲突与体验。妇产科教师可以在给医学生讲解如何治疗不孕不育时,讲授生殖伦理。越来越多的夫妻不孕不育,由此诞生了人工授精和试管婴儿的辅助生殖技术,但也带来了一系列伦理问题:辅助生殖技术是违背自然规律的,而且试管婴儿可能存在各种生理缺陷,在他们成年后对其生理、心理、行为、认知和生育功能都会产生巨大的影响,有些异源性人工授精还存在身份危机。要让医学生了解这些相关知识,学会在帮助患者与维护社会伦理中保持恰如其分的道德判断与选择。肿瘤科教师在给学生讲解各种肿瘤的治疗时,不妨也讲讲临终关怀问题。临终关怀为现代医学治愈无望的末期患者提供以控制症状、缓解痛苦、提高末期生命质量为主的姑息治疗以及为患者及其家属提供心理、社会、情感关怀等综合卫生保健服务。由于医疗条件有限,许多医院的肿瘤科人满为患,没有多余的床位来安置晚期的癌症患者,那么如何在关爱患者和理解医疗条件困难中做抉择呢?除了内科、外科、妇产科和肿瘤科的教师外,预防医学的教师也可以结合往年发生的大型公共卫生事件进行案例讲解,让医学生体验到维护公共卫生和疾病防控的意义,理解现代医学不仅要治疗疾病,也要防范疾病,提升人类整体健康和生命质量。

如果教师能够辅以及时的引导、帮助和探讨,分享自己的处理方案,当医学生日后步入职场,面对相同职业困境时就会"心里有底",应对自如。临床教师的这些隐藏于专业教育中的职业精神教育会慢慢地渗入医学生的心灵,不仅带给他们情感上的强烈体验,更会对医学生的职业精神的形成产生重大影响。

（三）重视见实习,促进职业精神教育的"实践对照"

前期研究表明,不同年级的医学生对医学职业精神的认知是有差异的。医学职业精神教育相关课程的开设时间和形式都值得综合考量。不同年级的医学生对课程的认识不同,低年级学生医疗知识有限而服务医疗事业的热情很高,而中高年级的医学生已经接受了比较多的临床知识并具有了一定的临床接触体验,却对服务医疗事业的热情有所下降。我国大部分的医学院校都开设了医学伦理学等医学职业精神相关课程,但事实上对医学生进入临床以后处理医患关系、与患者沟通的技巧的帮助非常有限。而国外一些医学院校的做法对我国医学院校的职业精神教育改革有着非常重要的启示。他们将医学职业精神的教学贯穿于整个医学教育的过程中，在早期的基础课程中就包括怎么处理医患关系，怎样与病患沟通，怎样应对医患关系中的社会、伦理和心理问题等内容。因此，结合我国医学院校的实际情况，我们应该更加重视医学生的临床见实习期，让医学生在临床实践中体验医学职业精神。

临床见实习对医学生的成长至关重要，见实习本身就预示着医学职业生涯的开始，见实习效果的好坏影响着医学生的职业生涯。尤其是当医学生进入临床实习阶段后，学习的兴趣和精力大多会集中在那些他们认为对自己以后执业行医更加有用的专业知识和临床技能上，而从思想上轻视医学职业精神的研习，学习热情下降，主动性不足，造成医学生职业精神认知和践行水平的严重下降。针对这种情况，应加强医学生综合素质的培养，使其端正学习态度，明确医学职业精神对其健康成长和职业生涯的重要性和积极意义。现今，社会需要的是高素质的医学人才，医生不仅要具备丰富的医学知识和高超的医学技能，更为重要的是要具备较高的医学职业精神。只有这样才能顺应时代的发展和医学的要求，适应社会和民众的需要。同时，临床带教教师应充分发挥言传身教的作用，督促医学生提升职业伦理道德修养[①]。医院和学校应尽量挑选有高尚职业精神和精湛医术的优秀医学工作者来担任带教教师，让其将职业精神的知识与要求自然融入教学过程，做到言传身教。同时，需要注意的是，当医学生在见实习过程中目睹了不专业的、不利于培养其职业认同的行为时，应该为他们提供一个安全的地方进行情况询问和反思。

综上，第一课堂显性教学递进式体系设计可参照以下类似的模块开展（除国家规定的"两课"课程外），详见表5-1。

---

① 马加海.徐礼鲜，王雪岩.临床实习教学中的医学伦理学教育[J].山西医科大学学报（基础医学教育版），2005（2）：170-172.

表 5-1　医学生职业精神教育相关课程设置设计指导

学年及教育主题	课程类型及内容
第一学年:"医学是什么"的教育	医学的本质、功能、体系、范畴等
	卫生事业(医学社会化,人类生态,卫生事业管理与发展
	医疗行为,卫生服务,医生角色与患者角色)
	当代社会中医学道德问题调查分析(包括实地考察)
	充任"患者"(体验性评价)
第二学年:从医信念的教育	医生的一生(人生哲理等)
	青年医生的共产主义道德修养
	医生使命观与医生素质结构等(医生人生学等)
	医学美学(医学生美育、医学美学)
	医学史、医学家生平
	充任护理员劳动
第三学年:医学中的价值教育	医学中的人道主义、医学哲学
	医学公关学
	行为科学与医学心理学
	超比较医学(医学与自然科学、人文科学关系)
	充任护理员、护士
第四学年:医学道德理论教育	医学伦理学理论
	医患关系(权利与义务的讨论)
	临床工作中的伦理学问题及基本道德原则的应用
	医学道德、卫生政策与个人
	医学道德与卫生经济学理论
	见习医生
第五学年:医学道德实践与法的教育	医学法学导论
	医学管理道德
	医院规章制度与临床医疗法、医疗事故法
	医疗作风评价标准
	医疗技术与服务效应
	实习医生

此外,国内外一些医学院校除了对课程体系进行系统性的改革之外,还在致力于创造和实施一些以临床技能和职业精神为核心的贯穿教育过程的整合性课程,以"螺旋上升"的模式来进行医学职业精神教育。下面以美国华盛顿大学医学院(University of Washington School of Medicine,UWSOM)和中国天津医科大学的整合性课程为例,供广大医学教育工作者参考。

华盛顿大学医学院的"临床医学导论"(introduction to clinical medicine,ICM)课程。华盛顿大学医学院的课程体系遵从一种传统模式,即前两年进行临床前训练(preclinical),后两年进行临床培训(clinical)。第一学年根据学科分类,开设基础科学课程,第二学年开设人体器官和系统的课程。第三学年则包括6个基础的见习模块(clerkship),一个模块持续6周时间(内科学例外,要持续12周)。第四学年包括了许多必修的见习模块(神经病学、急诊医学、外科分论以及慢性病照护),每个模块持续4周,外加分别为2周和4周的选修轮转,第四年最后将有一门帮助学生准备实习的课程。其中,"临床医学导论"(ICM)持续贯穿前两年的临床前训练,第一学年进行ICMⅠ,第二学年进行ICMⅡ,重点训练医学生的基本临床技能和职业精神。

第一学年ICMⅠ,主要包括讲授职业精神相关的内容,全体或小组形式的反思活动以及患者访谈。每一名学生在第一学年至少要完成一季度或一学期的见习活动,跟随一名医师参加每周一次的早诊。学生跟着医师参与门诊或查房,并接受非正式的指导。ICMⅠ的课程一个中心目的就是引导学生学习医疗访谈技能。在学生入学的第二周,他们就开始对住院患者进行访谈练习,最开始是学习采集社会史,而后在这一学年中逐步学习采集其他的医疗信息。ICMⅠ的一个重点是教授学生以患者为中心的访谈技能。以患者为中心的访谈技能和医患沟通技能,是职业精神的基本要素。学校首先会要求学生关注患者的患病经历,然后在学生学习过程中,向他们展示如何听取患者的叙述,并将其转化为医疗意义上的现病史(history of prentsent illness,HPI)。同时,他们还向学生强调要对患者的经历保持敏感,这些信息都要加工为医学意义上的信息。在教授完基本的访谈技能,并且经过学生多次亲自练习访谈后,学校会组织全班的"难题研讨会"。在这个环节中会强调两点:第一,要对那些患者可能觉得困难但我们不觉得困难的地方保持敏感与尊重;第二,要了解我们自己对哪些内容有不安感,并学会以一种关怀和尊重的方式去表达,以体察患者的需求与价值观,而不要武断行事。ICMⅠ除了教授访谈技能，还包括医学伦理、照护的连续性以及如何提出"困难问题"，困难访谈情形的处理，如何处理有争议的问题（涉及医患之间或同行之间价值观差异），如何面对患者对医师与医疗体制的态度，医师个人情感在照护患者中如何定位等。对于这些内容，针对每一点都会有专门的阅读资料和特定的学习目标。以上这些内容的学习，往往通过角色扮演和全班讨论的形式展开，然后进行小组讨论。此外，学生还被要求阅读涉及见习内容的相关论文，并完成 3 篇关于连续照护的书面报告。自我反思也会贯穿于 ICM Ⅰ 的全过程。

第二学年 ICM Ⅱ，由学社教师来教授[①]。为了保持课程的连续性，就像第一学年一样，ICM Ⅱ 也将重点放在临床技能和职业精神的培养上。这一年度的教学，将以对职业精神的两项内容的讨论作为开始。第一项是关于学社教师对学生在 ICM Ⅱ 课程中的行为表现的预期。第二项是关于对职业精神的定义与内容。这些内容将以职业精神指南的形式向学生们提供（即明确提出学生需要掌握的目标要求）。课程的预期和职业指南会在二年级第一次小组活动中给出，这也是小组 6 名学生与他们的导师的第一次见面。同时，学社教师会组成一个工作小组，致力于探讨向学生介绍职业精神内涵的方式方法。ICM Ⅱ 课程对职业行为的要求包括：守时、尊重患者和同事、保护隐私以及穿着适当。而职业精神指南则更为复杂，包括学校对职业精神定义的 7 个方面，以及针对临床前阶段学生的一些注意事项。关于职业精神指南的内容可以在 UWSOM 的主页[②]上找到。第二学年的全班讲授形式包括报告、医患座谈会、全班以及小组讨论、与导师和见习同事进行自我反思。全班教学涵盖很多主题，包括在学习和工作中保持平衡和正确的价值导向、医学中的不确定性和差错、照护重症和终末期患者。然后，学生们会针对每个主题，通过电子系统向导师提交书面报告，并进行小组讨论。第二学年的职业精神教学也会时常在早诊中进行。6 名学生组成的小组会和学社教师进行床边教学，学习实践临床技能（病史采集、体格检查、口头病例汇报以及临床推理）。在这里，学生们有许多机会感受并学习"真实的"职业精神，他们会和患者打交道，观摩患者与导师之间的互动，观察小组成员，以及其他

---

① 华盛顿大学医学院从 2001 年开始在入学的新生中实施"学社项目"（colleges program）。最开始将 30 名教师分到 5 个学社，每个学社 6 名教师。每名教师指导 24～30 名学生，完成四年的课程学习。教师在医学院工作期间，扮演学生导师的角色并承担 ICM Ⅱ 课程的教学任务。
② 华盛顿大学医学院网站主页：http://courses.washington.edu/colleges.

教师、住院医师、学生、护士和其他工作人员与患者及家属之间的关系。在这里，患者会向学生和各小组讲述一些令人动容的故事，例如，他们是如何应对恶疾，如何面对终末期诊断，如何面对医疗系统的难题，以及贫穷、无家可归的，有的人甚至因此罹患精神疾病。在这种环境中学习，对学生理解什么是真实的职业精神大有裨益。在每次结束查房时，导师都会请求患者告诉小组的学生们"好医师是什么样的"。这往往是一个令人感动的时刻，也无疑对学生的职业精神理解与学习具有画龙点睛的功效。

天津医科大学的"早期接触临床实践训练"课程①。天津医科大学意识到仅仅以课堂讲授的方式来培育学生的职业精神是一件困难的事情，因为这种教学很难让学生将医学职业精神内化为价值定位和目标取向。因此，他们思考能否建构起一门课程，借此来营造一种情境，使得医学生可以在其中得到医学和社会的真实联结，洞察到医患关系的真实本质，明确医学职业的素养与要求，从而进一步提升从事医学职业的胜任力。2013 年，"早期接触临床实践训练"课程应运而生，这是一门全校的整合性校本课程，专为临床医学专业的学生设置。该课程具有 3 个鲜明特点。

第一，促进内容整合。该课程教学内容主要分为 4 个基本模块：职业感知与职业精神、预防医学与健康促进、科学素养与科研能力、模拟临床技能训练。4 个模块在 1～5 个学期间穿插进行。其中职业感知和职业精神模块共计 36 学时，分为 6 个部分：①访谈社区居民，旨在了解社区居民的真实医疗需求；②开展社会调查，了解患者在就医过程中存在的困难；③陪伴患者就医，体验患者的就医过程；④体验护理工作；⑤与医生一起出门诊；⑥观摩社区医院安宁照护。

第二，促进情境体验。课程中安排的实践都发生在真实的情境中，例如，陪伴患者就医安排在教学医院的门诊候诊厅内，要求学生全程陪伴一个或两个患者经历就医过程；体验护理工作实践活动安排在教学医院病房的护士站，由各科护士长安排可以做的工作，如整理病历，观摩护士配液，传送单据……所有这些活动强化了学生对临床工作的真实体验。

第三，促进反思内化。该课程采用小班化教学，每班一名教师指导，每次到医院观摩实践之后，都要针对这次活动开展一次讨论、分享活动。通过课程运

---

① 孙孟茹，袁立军，王维庆，等.医学生人文素养培养路径的构建与实践——基于早期接触临床实践训练课程[J].医学与哲学，2019，40(4)：62-64+68.

行,该课程在 5 个方面促进了医学生职业精神的培养。一是促进了医学生的角色转换,提升了学生作为救助者的转变;二是唤起了医学生的责任心;三是激活了医学生的学习动力;四是使医学生明晰了医患共同体的要义;五是启动了医学生对生命观和生死观的思考。总之,通过这种整合性的早期实践类课程,学校逐渐向医学生输出和渗透整合医学和生命观的教育理念,有助于学生树立起"以患者为中心的"职业理念。

（四）巩固教学基地建设,优化职业精神教育的医教协同①

对于医学教育来说,医院就是学校的延伸,医学教育要完成高质量、重实践的临床教学任务,就必须有高水平的临床教学基地来保证。目前高校的附属医院、教学医院、实习医院 3 类医院统称为学校的临床教学基地,3 种不同类型的临床教学基地因不同学校发展背景、不同学科专业性质和教学组织形式,采取不同的建设模式,有政府主导、学校主导、校院共建、医院主导等多种形式。但无论哪种模式,学校与医院是培养高素质的医学人才的两个同等重要的主要场所和合作主体。校院合作不是一方对另一方的施舍、帮助和支持,而是双方共同履行的责任和义务。只有激发政府、学校、医院三方共同发展的需求与愿景,才会形成合作的动力,校院合作才会更有生命力。在医学人才培养基地建设过程中要建立和完善有利于推动"医教一体、校院合作"发展的一系列政策法规,使校院合作有法可依、有章可循,引导、鼓励与支持医院参与医学教育,提高医院参与的主动性和积极性,形成多元化的办学协同体制。

在市场经济条件下,利益机制是推动政府、学校、医院合作发展的动力和维系医教协同良性运转的纽带。通过互惠互利调动三者的积极性,将政府、学校、医院等合作主体的利益紧密联系在一起,是维系三者长期合作的关键所在。三个合作主体因其自身追求目标差异会形成不同的利益导向,学校的利益体现为在临床师资方面获得医院的有效支持,为学生提供真实的临床教育环境,完成实践教学任务,提高学生的实践教学质量,为社会培养合格的医学人才;医院作为一个独立的经济实体,面对激烈的市场竞争,希冀通过医教协同获得智力支持和人才保障,以充实其学术内涵,借助学校的无形资产,提升医疗品质服务,使有限资源得到最大化利用,获得良好的经济效益和社会形象;政府则期望通过合作实

---

① 许冬武,陈迎红.医教协同理念下医学教学基地的建设与思考[J].中国高教研究,2016:87-91.

现的功用与效能促进经济社会的发展。政府、学校、医院间存在"共赢"的潜在供求关系，这种内生性赋予政教医合作以动力基础。

共建医学教学基地的根本目的是通过培养满足社会需求的合格医学卫生人才，提升卫生系统服务能力和人民健康水平。医学卫生人才培养相关各方要达到这个目标，就要紧密结合社会需求的变化情况指导医学教育的规划、管理、发展与评估，并将其视为检验医教协同是否成功的金标准。在共建基地培养医学人才过程中，要促成高校与行业、医院共同制定人才培养标准，共同建设课程体系和教学内容，共同实施培养过程，共同评价培养质量。医学人才的成长要遵从医学教育规律，以医院教学基地为依托，以强化实践教学为重点，积极调动整合社会各方面资源，形成实践育人合力，着力构建医学生成长成才机制。这种医教协同育人的培养机制体现在教育与医疗卫生机构的密切联系，体现在学校教育与住院医师规范化培训的相互融合，体现在院校教育、毕业后教育、继续教育三阶段的有机衔接，还体现在教育与卫生部门之间的工作协调配合中。

二、第二课堂：活动课程递进式教育体系设计

课外活动又称活动课程，它是相对于作为主渠道的学科课程而言的，是指学生通过各种有计划、有组织、有目的的活动而获得的促进其身心全面发展的教育性经验。它是以学生为主体，围绕特定主题开展的具有教育性的经验活动，它的目的在于使学生在参与和体验活动的过程中获得直接经验及感性认识，并促进其情意、认知和能力的发展。课外活动是另一种课程形态，因时间安排、空间使用、形式选择、内容确定等方面具有自由灵活的开放性特征，相对于学科课程而言，更加具有弹性，通过形式多样、内容丰富的课程设计与课程活动推动学生去行动，促使职业精神的教育从"高深"的理论形态向"操作性强"的实践形态转化。课外活动课程既丰富了医学生的知识，又丰富了医学生的人生体验，它和第一课堂的学科课程相互补充、相互完善，并行不悖。

（一）举办"主题式"教育活动

主题式教育活动是医学院校开展医学职业精神教育的重要途径。主题式教育活动是置身于社会文化大背景中具有自身特色的文化形态，具有多元性、示范性、时代性、可塑性、易操作性等特点，以医学生喜闻乐见的形态呈现，通过群体效应、环境效应、榜样效应对医学生进行耳濡目染的"同化"教育。

（二）开展社会实践，强化习惯培养

社会实践，是医学生理论联系实际的重要方式。对于医学教育而言，社会实践是医学生接触社会、了解社会，走进医学，了解职业，提升职业精神情感体验和信念内化的重要途径。社会实践为医学院校的课堂教育与社会化教育搭建起学习的桥梁，促进了医学生的社会化，使医学生在社会实践活动中体悟、感知、理解、接受医学教育内容，加深对医学职业精神教育内容的理解和认同，增强接受职业精神教育的主动性和积极性。当然，社会实践活动的开展要紧扣医学职业精神教育的目标和内容来设置。

开展医学职业精神教育的"社会实践"活动课程的设计，需要注意以下几方面：其一，要选取适合的实践形式和锻炼方法；其二，要在活动品牌塑造、长效机制健全上下功夫；其三，要构建"活动制度＋活动品牌＋活动基地"的社会实践联动体系。职业精神价值观实践教育应该坚持以制度建设促进社会实践活动的规范化，以品牌建设推进社会实践活动的经常化，以基地建设保障社会实践活动的稳定化。联动体系的构建，能够提升社会实践主客体之间的协同性，增强社会实践活动的实效性。

现根据医学职业精神三阶段培育模式，提出医学生第二课堂活动的如下建议安排，详见表5-2。

表5-2　医学生医学职业精神活动课程设置

年级及目标	任务	活动形式
一年级：职业认知教育，坚定医学生的职业选择	通过理解医学的人文性和社会性，培养学生的人文情怀和社会责任感。通过自然科学、人文社会科学的学习，掌握广泛扎实的基础科学知识与技能，为学习医学打下基础	(1)"校园零距离"：参观校园、病案展、校史馆，跟门诊和病房医师随诊等 (2)"感恩活动"：家访退休老专家，聆听前辈学医道路、人生感悟等 (3)"学子院校行"：前往知名院校或重点实验室、重大课题组参观 (4)"从医我见"：中青年医生与本科生谈医学、谈事业、谈理想等 (5)"白衣之路"：到老、少、边、穷地区发送免费的"小药箱"等 (6)"成长档案"：每名医学生为自己建立一份成长记录

（续表）

年级及目标	任　务	活动形式
二年级、三年级：职业认同教育，培育医学的基本素质	通过理解医学的科学性和实践性，培养学生的科学思维，感受学校的文化内涵。通过发挥学生社团的作用，实现学生"自我管理、自我教育、自我服务、自觉成长"。通过暑期社会实践调研，了解我国医疗卫生体制与工作机制及基层（农村）医疗卫生情况等	（1）"临床之早接触"：到门诊、病房、社区等体验医生严谨工作作风 （2）"专题课程讲座"：安排公共卫生起步课程等 （3）"安宁志愿服务"：协助医院安宁病房开展晚期患者心理慰藉等 （4）"名家论坛"：围绕社会热点、难点、困惑开展校友、名家答疑解惑等 （5）"慈善公益活动"：开展性教育、献血、健康宣教等 （6）"暑期社会调研"：了解农村基层卫生现状
四年级、五年级：职业行为训练，培养医学的能力素质	通过理解医学的事业性和复杂性，培养学生的医患交流与沟通能力、团队协作能力。通过培养学生准确诊断、有针对性治疗和科学判断病情的能力，达到理解临床治疗的社会学意义。通过学生知识、技能和素质的全面提高，达到符合岗位胜任力并具有较大发展潜能和较强适应能力的人才标准	（1）"公共微信号"：建立学生学习平台，开展师生学习互动与感想等 （2）"读图大赛"：开展内科团队比赛等 （3）"技能大赛"：开展外科团队比赛等 （4）"住院总下午茶"：团队讨论病例或前沿专业讲座等 （5）"暑期创新实践"：全国医学院校本科生、研究生参加的实践活动 （6）"国外学习交流"：到国外知名医学院校参观学习等 （7）"学生兼职辅导员"：高年级学生担任低年级学生的辅导员 （8）"科室历史文化"：安排学生到医院各科室轮转、科室主任讲本科室传统等

三、第三课堂：隐性课程递进式教育体系设计

本研究中的第三课堂教育主要界定为大学文化的熏陶。大学文化，一般讲

来包括 4 个层面的内容：一是大学的物质文化；二是大学的制度文化；三是大学的行为文化；四是大学的精神文化。精神文化是大学文化的核心和最高表现形式。对于高校而言，大学文化是灵魂。对于学生而言，大学文化是成长的基石，是浸润心灵的精神源泉。对于医学院校而言，加强校园文化建设，推进文化育人，是现阶段坚持社会主义办学方向和坚持医学人文精神的重要举措。医学院校的校园文化是医学生职业精神教育的重要隐性课程，医学院校要把培育求真、仁爱、博学的医学文化作为校园文化建设的目标，同时利用一切有利于育人的文化形式与途径开展以文育人的工作，做到隐而不散，有计划、有目的地进行文化育人工作，从而使医学生长期置身于特定环境的校园文化氛围之中，自然而然地内化养成一种价值观和精神的力量。

（一）校园文化建设以职业精神教育内容为基础

校园文化是职业精神教育的微观环境要素之一。环境育人功能胜在潜移默化，这种潜移默化作用的正确发挥与否取决于教育环境是依据什么样的内容、指导思想营造的。社会主义医学院校的校园文化坚持以马克思主义为指导思想，以职业精神教育内容为依据。校园文化是要陶冶人的，其影响显效慢但扎实长久，必须坚持校园文化建设的职业精神教育性质，为社会主义培养人才。

（二）校园文化活动以职业精神教育内容为主题

除建筑、景观、校风等，校园文化建设更多表现为丰富多彩的校园文化活动，这些活动能够丰富师生的业余文化生活，主要功能在于育人，校园文化活动要有职业精神教育意义的彰显。校园文化活动育人功能的发挥在于设计者的职业精神教育理念要为医学生的健康成长服务。

第四节　"三维三阶递进式"培育模式的教育评价

对医学生的职业精神教育开展评估可谓一举多得。总体上，它能够让教育者掌握医学生是否符合医学职业精神教育的标准，保证教育计划遵从培养职业精神的准则。同时，由于医学生职业精神的培育是一个持久的、需要不断调整和修正的过程，及时的教育评估也会保证医学生职业精神教育的方向性。评价不仅仅是一个测量问题，而是一个教学设计问题，我们必须遵循从评价中学习的原则，坚持对行为进行形成性反馈；从医学生入学之初到成为专家，对这一过程开展持续性评价。在医学生职业精神"三维三阶递进式"培育模式中,我们要根据医学职业精神教育的不同类型与阶段,选择性地运用不同的评价方式,综合运用形成性评价与终结性评价作为职业精神教学评价的重要手段。这对于科学把握各个阶段教育目标的实现有着重要的意义。下面,笔者将近年来在医学职业精神教育中运用较为有效的评价方式介绍如下。

一、职业精神教育的评价策略

(一)需要涵盖较长的周期

医学生的行为衍生于其所在的学习与工作环境。与教师、患者等互动时,医学生的反应受其学识、技能、个人感受、人际关系及所在医疗系统的交织影响。因此,对医学生行为及其所反映的职业精神的评价必须覆盖较长的时间和各种不同的场景,以得到全面的评价信息。

(二)要与课程结构相吻合

评价职业精神,有赖于明确与可被评价的预期学习成果。因此,医学院校应该在医学教育专家的带领下进行跨越整个学习过程的纵向职业精神课程开发,以实现与不同临床内容的横向整合,并形成螺旋渐进式的学习规划。相应的评价方案需要吻合与扶持上述课程开发。

(三)借鉴成熟的行为准则来设计框架

当前,国际上已经逐渐形成医学生的行为准则。尽管这些规范主要来源于西方的医疗卫生体系,但是经修改后可以用于医学生职业精神教育的监管。我们可以采纳或修改已有的行为准则,为医学生提供规划和收集证据的理论框架,以便建立形成性职业行为档案袋。

(四)设计评价方案

在评价方案设计中,首先要厘清评价目的。必须明确,评价的主要目的是提供形成性反馈,以制订改进措施,还是为了提供终结性反馈,以测试学生表现是否达到预期教学目标。只有评价的目的明确了,才能更好地选择评价工具。其次,要依据医学生职业精神教育不断递增的复杂性,系统设计评价方案,使不同评价者在不同时期纵向地评价学生在各个学习环境中的职业精神。评价方案应该综合衡量所有已经明确的评价内容。职业精神教育的内容在课程中的横向与纵向整合使得职业精神既可被独立评价,又可以整合到临床情景中。为了确保评价的信度,必须采取多种评价工具,聘请不同学科背景的评价者。

（五）选择有效的评价工具

评价职业素养的工具多种多样,有一系列选择,米勒金字塔模型为此提供了一个有意义的框架。随着全球化的迅速发展和社会对医疗保健需求的不断变化,持续发展对职业精神的评价工作显得非常重要,我们应当鼓励和验证新的评价工具。

（六）培训评价者

学校必须确保评价者认同并具备与本校要求相匹配的职业精神。对评价者的培训可以确保在职业精神评价过程中其言行和评判标准的一致性,更重要的是确保他们提供有效的反馈。一方面,因为职业行为的复杂性及其与工作情境紧密整合的特点,评价者需具备做出全面判断的能力。另一方面,随着个体专业技能的不断增长,这些要素在实践中逐渐由显而易见（有意识的能力）变得含蓄而不明确（无意识的能力）,因此评价者很难将职业精神概念中的重要元素在评价中剥离分析出来。因此,我们需要帮助评价者分析并了解需要评价的基本元素。

（七）要让学生参与

职业精神评价对医学生来说是一种重要的学习工具,它是融入专业知识学习过程的。每个学校都要有体现自身特色的关于医学职业精神的定义并达成共识,学生则必须了解评价的内容和目的。学生需要理解学校对事实和数据的重视,这些事实和数据包括学生在工作环境中展示的职业价值行为（如同情心和同理心）、与患者和同事建立的诚信关系、与患者充满关爱的互动。随着学生的成熟并习惯于这种评价方法,他们可以进行相应的自主学习,并可以在需要参与的培训活动的选择问题上表达自己的看法。这样做的结果是,有关学生学习情况的信息是纵向流动的,而不是通过一次高利害的评价获得的。

二、职业精神教育的评价方法

（一）知识测试法

知识测试法是现在医学职业精神教育课程中运用最多的评价方式。教育者根据课程要求,对课程教育内容进行知识掌握性的测试与评估。这种知识测试一般有考试和考查两种形式,必修课一般采取考试形式,选修课多采用考查形式。任课老师在开课前会向医学生公布考核方式和成绩构成。考核方式有闭卷、开卷、笔试、口试等。这种方式的优点是能真实评估医学生掌握职业精神相关知识的情况，即表面效度和内容效度很高，但不能确定测试结果和真实表现的关系，即知与行是否统一的问题。

（二）标准化的临床场景测试法

标准化的临床场景测试法是在近似临床场景里以可观察的结构化临床检查（observed structured clinical examinations，OSCES）来评估医学生的职业精神。这种方法允许医学生展示自己的能力，即让医学生充分表现出"他们知道在这种情形下应该怎么做和能够做什么"。练习情景是特别设定的标准化突发事件，不会事先告知医学生，采用这种方式可以考查医学生与患者和同事的日常交流情况及突发状况应对能力。这种方法的优点是可以明确评估医学生的各方面的能力，特别是在反映真实医疗职业环境的情景下的沟通能力，不足是对考核的资源要求较高，大规模的运用，成本要求很高。特别需要指出的是，标准化的临床情境演习在评估学习者个人及医疗团队的沟通技能方面达到了心理学的测评要求[①]。使用标准化场景来评估医学生的沟通技能和人道主义原则已成为美国医师执业考试中临床技能考试第二步的一部分，这是对这一评估技术重要性的有力证明。作为官方标准，OSCES 也能为医学生的沟通考核和人道主义原则提供真实有效的分数[②]。它是较为理想的岗位胜任力的测试方法。

（三）高仿真模拟训练法

高仿真模拟训练法（high-fidelity simulations）是在反映现实医疗实践复杂性的环境中评估医学生职业精神的又一方法。用仪器模拟危急情况来考察团队精神以及麻醉师、急诊医生、外科医生之间的沟通能力。例如，在情景设计中，医学从业人员面临资源分配的伦理困境，随后形成的行为清单就能确定医生的职业精神在哪些方面需要改进。使用高仿真模拟训练法评估医学生的职业精神，是职业精神评估的进一步发展。这种方法的优点是可评估医学生的团队工作和专业交流水平，不足的地方是需要教育者进行额外培训学习以确保评估的质量。

---

① Klamen，D.，Williams，R. Using standardized clinical encounters to assess physician communication [M]//Stern，D.T. Measuring medical professionalism. New York：Oxford University Press，2006：53-74.

② Yudkowsky，R.，Downing，S. M.，Sandlow，L.J. Developing an institution-based assessment of redident communication and interpersonal skills[J].Acodemic Medicine，2006(81)：1115-1122.

（四）档案袋法

档案袋法（portfolios）是"有目的地进行证据收集，由学习者收集记录和反映他们在选定领域的进步和成就"的评估方法[1]。如果设计得当，档案袋法评估能够促进反思，使其将临床实践经验转变为知识。医学教育工作已经采用档案袋法考核学习[2]。档案袋可包含以下内容：个人职业发展计划、各类具体评估结果、反思关键事件、与导师会面的记录，特定技能或能力的证书。

档案袋法反映了实践过程和进展，适合形成性评价，用来考察整个发展过程。相对而言，业绩档案展示的最终结果适合于终结性评估。在各种评估工作中，档案袋法具有独特性，因为它要求个人自己决定如何更好地展示自己的成就。尽管有一些教育工作者建议不要将档案袋法用于终结性评估，因为他们认为该方法的评估效果缺乏可靠的数据支持。但仍有多项研究表明，如果档案袋展示的业绩数量足够，评估的内容标准具有共识性，且评估者是经过培训，并对评价产生的分歧能够进行及时讨论的话，就可以使用档案袋法进行终结性评估。此方法的优势在于非常适合评估职业精神这样的复杂现象，但需要测试者决定如何更好地说明被测试者的成就，所以不足的地方也是对评估资源的要求较高。

（五）反思法

反思法（reflection）也是评估医学职业精神的较好工具。反思的具体要求是写学习日志，在适应阶段或见习期间写随笔，反思伦理困境，报道对学习者有意义的事件、叙事、自我评估，这些可以促使医学生反思职业精神。反思是寻找事件的意义的一种方法。因此，如果通过严谨的分析和反思，学习者就能够对医学职业精神态度有更深的理解，并发展其职业认同，思考自身行为。反思特别适合评估职业精神，因为它并不是在职业精神的原则经常发生冲突的情况下才去找寻正确答案的，它更重视学习者自己的判断，觉得什么是最重要的。此方法的优点是可以洞察学习者的态度和对职业身份的感情以及对职业困境的分析处理，不足是不适合用于终结性评估。所以，此方法比较适合运用在医学职业精神的某个阶段性教育中，尤其是医学生职业精神教育的价值学习阶段。

---

① Fryer-Edwards, K., Pinsky, L. E., Robins, L. The use of portfolios to assess professionalism[M]// Stern, D.T. Measuring medical professionalism. New York: Oxford University Press. 2006: 213 - 233.

② Ben David, M. F., Davis, M. H., Harden, R. M., et al. AMEE medical education guide No.24: portfolios as a method of student assessment[J]. Medical Teacher, 2001, 23(6): 535 - 551.

（六）教师观察法

在教师观察法（faculty observation of learners）中，教师的观察可以专注于学习者的一种表现，这是判断的基础；教师也可以收集学习者在某一特定时间内的日常表现，根据这些日常表现形成的印象做出判断。[①] 研究表明，教师的观察是一种心理测量学方法，该方法有助于促进医学生自我反思，强化对职业精神重要性的认识，同时兼顾行为周边的环境。教师可以按照等级评定量表直接观察医学生，评价其与职业精神相关的日常表现。这些量表要求教师判断医学生行为发生的原因、业绩的质量和表现等。整体性的绩效评估表是贯穿整个医学教育的主要评估方法。虽然这种评估方法很容易设计和使用，但整体性的评估和教师观察通常也存在一些问题，特别是针对职业精神的评估。多重观察，多名观察者，加强观察培训等策略可以提高观察的可靠性和评估价值。此方法的优点是可以用于评估医学生在真实的医疗环境中的表现，容易设计实施，但不足之处在于所得资料的可靠性不稳定，需要有大量的观察结果和观察人员，并要对观察者进行培训，对观察结果进行针对性的讨论。

（七）危机事件报告和追踪观察法

危机事件报告和追踪观察法（critical incident reports and longitudinal）是教师观察学习者职业精神的另一种重要形式，也是评估职业精神的有效方法。在医学生进入实习环节后，临床带教教师对学生不符合职业规范的行为模式进行报告，以查明医学生在职业精神方面存在的不足与缺点。此方法的优点是可以用来预测医学生未来的不道德行为，但是因为危机发生的概率较小，所以采用该方法无法评估所有医学生的情况。此方法也较常用于医学生进行临床医实习后的职业精神行为训练阶段。

（八）多源评估法

多源评估法（multisource assessments），也称 360 度评估法（360-degree valuations），是扩大教师对学生的职业精神评判范围的一种方式，多源评估包括来自护士、主治医师、患者、患者家属以及医学生本人的意见。通常情况下，多源评估依靠问卷调查以数值和叙述形式收集资料。在这些方法的基础上，由护士、患者、主治医师或教学督导人员评价比较，针对被评价医学生在患者护理中的沟

[①] Cruess，R.，Mcllroy，J. H.，Cruess，S.，et al The professionalism mini-evaluation exercise：a preliminary investigation[J]. Academic Medicine，2006；81(S10)：S74－S78.

通技能、职业精神、专业行为、人道主义、社会责任和社会心理等进行评定。如果评估者之间存在中等程度的相关，就意味着多源评估可提供一个更为全面的学习者职业精神的面貌。可靠的(可重复的)结果依赖于使用大量的评估者。此方法比单一来源更能反映医学生职业精神的全貌，但也可能存在评估者碍于情面而不客观指出不道德的职业行为的问题。此方法除了适合运用于临床实习阶段外，也可运用于基础学习阶段的医学生职业精神的观察，当然多源的主体要作相应的改变。

（九）自我评价法

自我评价(self-assessments)经常是多源评估的一个部分。医学生和他们的评估者发现，准确评价自我的职业精神是很难做到的。在某种条件下，尤其是在标准明确的时候，自我评价能够与教师的期望相符。虽然自我评价方法在促进职业精神发展的初始阶段很有成效，但只有等到具备了明确的自我评价理论结构，找到了自我评价的具体方法，后期它的作用才能得到充分体现。此方法的优点是可以描绘出医学生职业发展的起点现状，但缺点是很难做到准确评价。

（十）同行(伴)评价

同行评价(peer assessment)为全面了解医学生的职业精神提供了另外一条途径，和其他评估者相比，同行之间有更多的接触和互相监督的机会。研究表明，同行能以可靠而又有效的方式辨别对方的技术知识、技能和职业精神。他们可以评估彼此的沟通、人际技能、与患者的关系、人道主义、工作习惯，但是研究其有效性的标准变量的选择仍然有问题。此方法的优点是可以提供医学生职业精神的独特信息，但也存在同行或同伴可能不太愿意相互评价的问题。此方法在临床实习阶段使用较为合适，对于医学生的职业精神评估而言，同行的评价可能更多的是同伴的评价。因为医学生的专业素质还未真正形成，因此同伴评价的准确性有待进一步辨别。

三、职业精神教育评价方法的适用阶段

医学职业精神的评价方法各有利弊，适用于不同的职业精神教育评估目标和不同阶段的教育对象。因此，我们将以上方法进行归纳整理，并根据医学生的职业精神形成的三个不同阶段，第一阶段(一年级)，职业精神符号学习阶段，第二阶段(二、三年级)，职业精神价值学习阶段；第三阶段(四、五年级)，职业精神

意义学习阶段，将不同评估方法的优缺点进行整理，以供教育者参考，详见表5-3。

表5-3　医学职业精神教育评估方法汇总

方法	优点	不足	主要适用阶段
知识测验法	能真实评估医学生掌握职业精神相关知识的情况，即表面效度和内容效度很高	不能确定测试结果和真实表现的关系，即知与行是否统一的问题	第一阶段
标准化的临床场景测试法	可以明确评估各方面的能力，特别是在反映真实医疗职业环境的情景下的沟通能力	对考核的资源要求较高，大规模运用成本要求高	第二阶段
高仿真模拟训练法	可评估团队工作和专业交流	需要教育者进行额外学习以确保评估的质量	第二阶段
多源评估法	比单一来源更能反映学习者职业精神的全貌	可能存在评估者碍于情面而不客观指出不道德的职业行为的问题	第二阶段、第三阶段
教师观察法	可评估学习者在真实的医疗环境中的表现，容易设计实施，可结合观察结果进行针对性的讨论	所得资料的可靠性不稳定	第二阶段、第三阶段
危机事件报告法	可以用来预测医学生未来的不道德行为	无法获得所有评估者的信息	第三阶段
同行评价	可以提供学习者职业精神的独特信息	同行或同伴可能不太愿意相互评价	第三阶段
自我评价	可以描绘出医学生职业发展的初始状况	很难做到准确评价	第一、第二、第三阶段

（续表）

方法	优点	不足	主要适用阶段
档案袋法	非常适合评估职业精神这样的复杂现象，需要测试者决定如何更好地说明他们的成就	对资源要求较高	第一、第二、第三阶段
反思法	可以洞察学习者的态度和对职业身份的感情，有助于对职业困境的分析处理	不适合终结性评估	第一、第二、第三阶段

第五节　"三维三阶递进式"培育模式的运行保障

从教育保障来看，加大资源投入至关重要。然而，对于医学院校来说，在统筹增进医学生职业精神教育投入的同时，积极谋划通过管理体制与机制的改革以增进教育实效，更具有现实的积极意义。从机制建设的角度来看，医学职业精神教育需要重点关注以下4方面。

一、建立科学组织领导机制

医学生的职业精神教育是全方位、系统性、开放型的，是具有极强整体性和渗透性特点的工作，不是几个部门和少数人就能承担起来的，必须建立起科学有机的管理与组织体系。笔者认为，可以在医学院校党委的领导下建立从学校到各学院（系部）再到教研室的"统""分"结合三级领导体制。首先由高校党委行政牵头建立职业精神教育领导小组，负责全校职业精神教育的顶层设计，做到领导支持、政策支持和物质保障。相关职能部门与学院代表组成中间层面的工作协作组，建立横向协调与纵向沟通的协作机制，打破职能壁垒和上下割裂，实现上下左右的联动与合作。学院层面专门建立工作小组，明确本学院加强医学生职业精神教育的任务与目标，细化整合人才培养方案、课程设置、教师配备、教学保障等方面的工作落实，充分调动一线专业教师、思政教师、后期教师的参与积极性，实现全员育人。学校出台相关制度，确保整个组织管理体系按章办事，按制度运行。

二、建立有效物质保障机制

就当前医学院校职业精神教育开展情况来看，制约体验式培育模式运行的一个重要原因就是缺乏有效的物质保障机制。这其中包括经费短缺、教师不足等问题。要解决这些问题必须采取长效措施，如设立医学职业精神培育研究和课程改革的专项经费，积极引进专门的师资，购买专门的教育设施和教育资料，建立专门的教育场所，推动医学职业精神相关课程的改革和相关研究，提高专业教师的科研和教学的积极性，使他们多出研究和教学的成果。

三、建立积极导向激励机制

学生激励方面，一方面，要将医学职业精神教育纳入学校的人才培养方案和课程体系，专设职业精神学分，使之像医学专业教学那样受到重视，得到落实。对成绩优秀、表现突出的学生给以必要的表彰或奖励，成绩计入学生综合素质的评价体系之中，在奖学金评定、入党推优、保送研究生等方面给予优先的权利。对医学职业精神评价不合格学生要采取相应的惩罚，并与毕业成绩相挂钩。教师激励方面，学校首先要鼓励教师参与医学职业精神的课程改革，通过建立相应的激励表彰制度，正面肯定和鼓励教师在课堂中进行职业精神的整合式教育。获得成果予以相应的奖励，与教师个人待遇相挂钩。如果没有取得成果，也会对教师的投入予以相应的支持，以保持教师的教学热情。

四、建立全面协同合作机制

首先，这一机制体现为医疗机构和医学院校的教育协同与合作。从教育阶段来说，医学院校的职业精神教育是"上游"阶段的教育，它为医疗机构"下游"阶段的职业精神教育奠定基础，提供教育对象。但从教育内容和教育目标来看，医疗机构的医疗实践为医学院校的职业精神教育提供教育内容和教育目标。

其次，这一机制体现为课堂内外的深度融合。要推进理论教育向实践教育延伸、课堂教学向课外实践拓展、实践教育向理论教育渗透、课外实践向课堂教学推进。另一方面医学的专业课以及学校开设的所有课程，在课程实践和专业实习中都要充分贯穿职业精神教育的内容，将实践活动的教育功效最大化。

最后,这一机制体现为教育资源间的多元整合。要充分发挥政府、学校、社会和网络等多方资源的作用,进一步整合校内校外各方教育资源,丰富培育医学生职业精神的软硬件,形成有利于医学生职业精神培育的良好社会氛围。

第六章　发展与促进：医学生职业精神教育的未来展望

全球医学教育在过去的一百多年中经历了三代改革，并进入了以健康为基础，跨界交叉的第四代改革。未来百年，医学教育模式将从以强调知识体系完整、课程设置前后有序的传统模式转变为强调结果导向、以医学生为中心的胜任力培养教育模式。面对未来世界发展提出的新要求与新挑战，医学职业精神教育必将更加密切关注教育大环境的变化和国际医学教育发展的新趋势，积极响应以"岗位胜任能力培养"为核心的第三次医学教育改革呼声，深入推动医学职业精神教育与移动互联网、慈善公益等领域的融合发展，为持续完善医学人才培养体系和推动医学教育的改革创新指明新路向。

第一节　农村基层医学人才的职业精神教育

之所以把农村医学人才培养中的职业精神教育单独提出来予以讨论，是因为对我们国家而言，农村人口的健康对提高全民族素质具有重要意义，农村基层医学人才的培养是解决医疗资源均衡问题、全面建成"健康中国"的关键。在中国的卫生人才队伍中，农村基层的医学人才是当中的一个特殊群体，有着特殊的岗位职责和特殊的职业面向。因此，在农村基层医学人才职业精神的培养过程中也要坚持岗位胜任力的导向，符合基层医学职业的特殊要求与使命。

一、农村基层医学人才培养的现状[①]

(一)在人才需求层面,中国农村基层亟须综合素质高的医学毕业生[②]

据国家卫计委 2014 年 4 月公布的《中国卫生和计划生育统计年鉴》数据,全国共有 3.7 万家乡镇卫生院,65 万家村卫生室;全国乡村医生和卫生员有 109.4 万名,其中乡镇卫生院共有执业(助理)医师 70.1 万名,平均每个单位仅 1.59 名,农村每千人口执业医师数 1 人(城市 2.96 人)。而各村卫生室(社区卫生服务站)更少,仅有执业(助理)医师 94 787 名,远远满足不了 65 万余家村卫生室(社区卫生服务站)正常运行需求,农村医学人才总量严重不足。中国农村基层医务人员不但在数量上严重短缺,而且综合素质普遍不高,服务质量差,导致农村居民对农村卫生服务机构认同感低,认为其承担不了居民健康"守门人"的角色。2013 年《中国卫生统计年鉴》显示,全国乡镇卫生院执业(助理)医师的学历以大中专为主(85.3%),职称以初级及以下为主(73.7%)(见表 6-1)。村医生大多是 20 世纪 60 年代初培养的初级卫技人员,即所谓的"赤脚医生"。他们一般通过进修考试取得乡村医生行医资格,也存在部分未经过系统医学教育的人员。不仅如此,对浙江省农村基层卫生服务机构的调查显示,50% 的负责人反映近年来有医师流失情况,并且流失的主要是骨干医师和 40 岁以下的青年,甚至有些地方由于医务人员大量流失,部分医疗卫生机构已经陷入"半瘫痪"——无人看病、无人卖药的尴尬局面。

表 6-1　全国乡镇卫生院执业(助理)医师学历、职称构成

学历	构成比(%)	职称	构成比(%)
研究生	0.1	正高	0.1
本科	9.9	副高	1.7
大专	42.3	中级	19.6

① 本书是国家社会科学基金教育学一般课题"健康中国背景下医学生职业精神培育路径研究"(编号:BIA180167)重要成果,本节部分内容来自项目组第二负责人许冬武 2015 年发表在《教育研究》上的《农村基层医学人才培养机制的研究与实践》一文,是课题组前期研究的重要成果之一。因此,在征得作者同意的情况下将该文章的部分内容纳入本书,特此说明。
② 许冬武,林雷,瞿佳.农村基层医学人才培养机制的研究与实践[J].教育研究.2015,3(422):65-70.

（续表）

学历	构成比(%)	职称	构成比(%)
中专	43.0	助理	48.5
高中及以下	4.7	士级	25.2
		待聘	4.9

（二）在人才流动层面，医学生不愿到基层是造成农村卫生机构新生力量
　　　不足的直接原因

一项对浙江省 5 所医学院校的 1536 名医学生就业意向的调查结果显示，在现有高等医学院校中，众多医学生不愿到农村基层去。究其原因有很多方面：一是农村经济水平相对落后，很多医学生认为农村收入低、发展空间小；二是城乡卫生工作者条件差别较大，很多学生认为乡村地域偏僻，生活单调；三是农村基层医疗单位欠缺长期培训和进修规划，学生认为在那里工作知识水平长期得不到更新、提高；四是基层设施简陋，一些学生认为难以充分发挥自己的才能。在调查中发现，在校学生对到农村卫生机构工作顾虑重重，即使政府提供免费医学教育、提供学习期间生活补助、确定好今后工作期间最低工资标准和待遇，仍约有半数的学生不愿意去农村乡镇卫生服务中心（卫生院）和村卫生服务站（卫生室）工作。医学生不愿到基层工作，是造成农村基层卫生机构新生力量不足的直接原因，同时也说明了目前的医学院校在医学生培养方面的弊端。

1. 学生对乡镇卫生服务中心和村卫生服务站就业的意向

调查发现，从就业的理想去向来看，86.7%的学生毕业后最理想的去向是公立医疗卫生机构，仅有 7.8%的学生认为是去乡镇、村级医疗卫生机构。从就业的意愿来看，22.6%的学生愿意去乡镇级医疗卫生机构，54.2%的学生勉强愿意去，23.2%的学生不愿意去。而村级医疗卫生机构这一比例分别为 10.3%，41.2%和 48.5%（见表 6-2）。

表6-2　学生对乡镇卫生服务中心和村卫生服务站就业的意向

类别	愿意(%)	勉强愿意(%)	不愿意(%)
乡镇医疗卫生机构	347(22.6)	833(54.2)	356(23.2)
村级医疗卫生机构	158(10.3)	633(41.2)	745(48.5)

2. 政策倾斜后对乡镇卫生服务中心和村卫生服务站就业的意向

在政府提供免费医学教育,提供学习期间生活补助,确定好今后工作期间最低工资标准和待遇,要求毕业后到指定的乡镇级医疗卫生机构服务时间不少于十年的前提下,51.4%的学生表示愿意或勉强愿意,48.6%的学生仍表示不愿意。这一比例在村卫生室分别为43.6%和56.4%。

3. 学生就业优先关注的因素

学生就业最关注的五个因素依次是薪金报酬(91.4%)、社会保障条件(87.5%)、工作地域类型(75.1%)、个人长远职业发展空间(72.4%)、单位性质(61.0%)。

4. 学生不愿意去乡镇卫生服务中心和村卫生服务站工作的原因

学生不愿意到乡镇卫生院的主要原因:薪酬偏低(48.6%),薪酬无保障(44.8%),地域偏僻及生活单调(42.5%)。学生不愿意到村卫生院的主要原因:薪酬无保障(45.7%),基层设施简陋难以充分发挥自己的才能(42.5%),薪酬偏低(35.5%)。

(三) 在人才培养层面,医学教育模式不能适应农村基层的需求

目前的医学教育模式与现实不协调,忽视面向基层、服务基层的理念,不能满足农村基层医疗卫生工作的需求。尤其是高等医学院校作为医学领域新思想、新知识、新技术的创造者和发源地,在一定程度上脱离了中国的现实,办学视野长期滞留在服务于城市、服务于大医院,这无疑加剧了城乡卫生人力资源分布的不合理。为此,国家发展改革委、原卫生部等部门2010年联合发布《以全科医生为重点的基层医疗卫生队伍建设规划》,明确了面向农村需要的全科医学教育。由于传统的以疾病为中心的医学模式对医学教育的影响广泛存在,加之全科医学概念引入我国时间较短,全科医学和社区卫生服务的理念还未受到足够的重视。近年来,国家和地方根据新医改的进度与阶段性目标,在全科医生定向培养工作快速推进的过程中,人才培养模式改革滞后这一问题进一步凸显。笔

者在各地现场访谈时发现，地方卫生主管部门及部分卫生院院长们认为，如今医学生的教育模式，不利于塑造适应基层工作的全科医生。"现在，医学院对知识点分割很细、很窄，没有广厚的医学技能沉淀，即使是全科医生知识面也不全，看病非常依赖化验、检查以及仪器设备。在农村，没有这些设备怎么办？医生的看病能力，恐怕大打折扣。"加之，面向农村地区培养的临床医学人才绝大部分仍采用一年基础课、一年专业课和一年临床实习的"三一制"培养模式，导致三年制专科生在校期间承受的学习负担远高于五年制本科生，使学生自学能力、动手能力的培养以及推广综合性实验和设计性实验等教学改革工作成为空谈，从而难以体现面向农村培养实用型医学人才的要求。[①]

（四）在国家政策层面，定向培养逐渐成为解决农村基层医学人才短缺的
　　　主要渠道

农村基层卫生资源尤其是卫生人力资源的短缺一直是我国政府亟待解决的问题。在 20 世纪 80 年代，政府开始尝试并推广农村定向培养医学生模式。从1980 年开始，部分高校试行了面向农村"定向招生，定向分配"的政策。1983 年中共中央下发的《当前农村经济政策的若干问题》指出："面向农村的高等学校，要有一套新的招生和毕业生分配办法，打开人才通向农村的路子。"1988 年卫生部提出，要把发展高等专科教育作为解决农村高级医学人才缺乏的一项战略措施来抓。1991 年，《国务院批转卫生部等部门关于改革和加强农村医疗卫生工作请示的通知》要求："建立并完善面向农村（尤其是老少边穷地区）的定向招生、定向培养、定向分配制度。"20 世纪 90 年代后期，受到经济和教育体制改革尤其是 1997 年高校招生并轨政策的影响，各高校大量削减定向生数量，"三定向"模式遇到了困难。21 世纪初，政府重新开始探索本科层次的基层医学人才培养工作。2002 年，《中共中央、国务院关于进一步加强农村卫生工作的决定》指出："高等医学院校要针对我国农村卫生实际需要，通过改革培养模式，调整专业设置和教学内容，强化面向农村需要的全科医学教育，定向为农村培养适用的卫生人才。"同年，卫生部、教育部、财政部、人事部、农业部 5 部门下发的《关于加强农村卫生人才培养和队伍建设的意见》中提出："新生在自愿的基础上提出申请，与高等学校和当地卫生行政部门签订合同，享受相应的优惠条件，毕业后按合同就

---

① 许冬武，林雷，瞿佳.农村基层医学人才培养机制的研究与实践[J].教育研究.2015,3(422):65-70.

业,并服务一定年限。"这一时期经济发达地区如北京、浙江等省市率先尝试了5年制政府免费医学生培养政策。2009年,我国启动新一轮医药卫生体制改革,《中共中央、国务院关于深化医药卫生体制改革的意见》中提出:"加大医学教育投入,大力发展面向农村、社区的高等医学教育,采取定向免费培养等多种方式,为贫困地区培养实用的医务人员,造就大批扎根农村、服务农民的合格医生。"在新医改背景下,我国各地政府订单培养全科医生的试点工作普遍开展起来。根据中央精神和各地试点尤其是北京、浙江等先行地区试点工作的成功经验,2010年国家发改委、卫生部、教育部、财政部、人社部联合下发《关于开展农村订单定向医学生免费培养工作的实施意见》,本科层次的政府免费医学生培养政策开始在中西部23个省份全面推广。至此,政府免费医学生培养政策历经三十余年的发展,积累了正、反两方面的丰富经验。作为新一轮政府免费医学生培养政策先行地区代表的浙江省,经过十余年的实践探索和经验总结认识到,只有健全和完善各种相关措施,确保免费医学生"下得去、留得住、用得上",政府免费医学生培养政策才能真正取得成功,才能切实解决农村医务人员短缺的现实问题。

二、农村基层医学人才培养中的职业精神教育

农村订单定向免费医学生是一个特殊的学生群体,他们在大学5年期间享受国家免学费、补贴生活费等优特政策,但同时要承担毕业后到农村基层医疗单位工作满几年的相应责任。免费医学生作为具有国家特殊使命的基层医疗卫生人才,其职业精神的好坏,关系到我国全国建设小康社会、实现人人享有基本医疗卫生服务目标的实现。高尚的医学职业精神的形成需要一个长期培养和熏陶的过程。因此,从长远来看,免费医学生良好职业精神的形成不可能一蹴而就,要通过分阶段、分层次、全方位的系统培育,让免费医学生在进校开始就潜移默化地接受良好的职业教育,在学好医学知识和技能的同时,懂得行医规范,增进对基层和群众的感情,树立良好的职业价值追求,并逐渐形成为基层医疗卫生事业奉献终生的思想。

(一)加强职业情感教育,坚定基层从医的意愿和信念

加强免费医学生的农村就业意识、职业认同,使其树立基层从医、终生从医的信念,不仅是基层医学人才职业发展的重要前提,也是政府免费医学生培养政策得以顺利推行并取得良好示范效应的关键所在。为加强免费医学生农村基层

就业的职业认同,帮助他们树立正确的择业观和职业观,培养院校不仅应加强过程培养,构建教育、管理、服务一体化的免费医学生培养机制,还应鼓励免费医学生从低年级开始参加农村基层实践活动,增强对农村卫生事业的了解,提高对农村卫生事业的热情,让他们认识到农村卫生工作的重要性以及基层医生在这一重要环节中的中坚作用,切实提高他们的荣誉感、责任感。院校应结合国家宣传"全国优秀乡村医生""最美乡村医生"等活动,树立典型,利用舆论影响,在免费医学生中进行报效国家、服务社会、服务人民的思想教育,进一步提升其作为农村医生的职业认同感,坚定其终身从医的信念。在免费医学生的日常思想政治工作中,院校要加强免费医学生诚信和履约责任意识教育,尤其应注意防止免费医学生认为就业已有保障而在学业上放松要求;防止免费医学生因入学考试分数稍低或家境贫寒而有自卑感;培养免费医学生对于农村基层医学事业的热爱。

(二)深化人才培养模式改革,构建基层从医的岗位胜任力

农村基层医疗卫生人才尤其是基层全科医生的岗位需求与县级以上综合医院的专科医生有很大的不同,两者所需掌握的知识、技能也存在着很大的区别,因此,应将政府免费医学生培养与传统医学教育区别开来。我国传统的医学教育课程一般采用"基础＋学科＋专业"知识的课程结构模式,在现实中遭遇"学科中心"与"专业中心"的重重诟病,课程设置呈现出条块分割、各行其是,重学科知识、轻临床应用的不良症结,使其培养的毕业生存在明显缺陷。2010 年国际医学教育专家委员会在《21 世纪医学教育展望报告》中指出"新世纪的医学教育尚未能跟上时代步伐,不能应对我们面临的新挑战",倡导医学教育第三代改革:设置以患者为中心,以岗位胜任力为导向的课程模式,强调跨专业、跨行业的人才培养[1]。2012 年《关于实施卓越医生教育培养计划的意见》和 2013 年《全国乡村医生教育规划(2011—2020 年)》均提出"以服务需求为导向,以岗位职责为依据,建立适应行业特点的人才培养制度"。多项研究也提出,在人才培养的课程开发上,除了坚持工作任务导向外,同时要突出岗位的需求[2]。因此,以岗位胜任力为导向的医学课程改革,已成为当下我国免费医学生培养的现实诉求。

---

[1]　Frenk，J.，Chen，L.，Bhutta，Z. A.，et al. Health professionals for new century: transforming education to strengthenhealth systems in an in an interdependent world[J].The Lancet,2010,376: 1923-1958.

[2]　丁继安.基于岗位创新的高职课程开发与教学[J].高等工程教育研究,2010(1):137-140.

1. 农村基层免费医学生岗位胜任力要素分析

胜任力是美国哈佛大学心理学家麦克里兰博士于 20 世纪 50 年代提出的，是指绩效优秀者所具备的知识、技能、能力和特质。岗位胜任力是指在一个特定的组织中，促使员工能够胜任本岗位工作，并且在该岗位上表现出优秀工作绩效的知识、技术、能力和偏好等基本要素。2002 年爱泼斯坦和洪德特（Hunder）在《美国医学会杂志》撰文定义医师岗位胜任力概念："在日常医疗服务中熟练精准地运用交流沟通技能、学术知识、技术手段、临床思维、情感表达、价值取向和个人体会，以求所服务的个人和群体受益。"2010 年全球医学卫生人才教育专家委员会公布了《新世纪医学卫生人才培养：在相互依存的世界，为加强卫生系统而改革医学教育》的报告，倡导第三代医学教育改革，把培养医学生的胜任力作为塑造医生未来职业素质的目标。把岗位胜任力的概念纳入"个人—学校—基层医疗卫生机构"匹配的框架，根据基层医疗卫生机构对该专业人才的岗位胜任力的需求，缩小医学院校与基层医疗卫生机构所需人才要求的差距，提升其在人才培养中的实效性，使课程体系更具针对性，以此提高该专业学生的岗位胜任力，以期培养出的学生能够达到人职匹配，真正实现专业与岗位的零距离对接，实现学生、学校、卫生机构三方"三赢"的目标。美国学者莱尔·M.斯潘塞提出的素质冰山模型是目前应用最广泛的胜任力模型之一，该模型认为胜任一项工作的个人特征大致包括 6 个方面，若将这 6 个方面用水中漂浮的一座冰山来描述，可划分为两大部分：水上外显部分与水下内隐部分。水上外显部分包括知识和技能，水下内隐部分包括社会角色、自我概念、特质和动机等胜任特征。

基于此岗位胜任力模型，结合农村基层医学人才的职业要求，本书从知识维度、技能维度、社会角色维度、自我概念维度、人格特质维度和动机维度构建了农村基层免费医学生岗位胜任力的模型，如表 6-3 所示。

表 6-3　农村基层免费医学生的岗位胜任力要素

维　度	特　质
知识维度	医学学科专业知识、行为与社会科学知识、管理学知识
技能维度	临床技能、人际沟通技能、健康管理技能

（续表）

维　　度	特　　质
社会角色维度	职业认同感、职业忠诚度、职业责任感
自我概念维度	价值观、自我管理、终身学习能力
人格特质维度	性格特质、道德品质
动机维度	兴趣动机、成就动机

（1）知识维度。农村基层免费医学生今后是农村全科医疗服务的提供者，相比省市级大医院专科医生提供某一亚专科某种疾病的医疗服务，全科医生是一个面向社区与家庭，从出生、生长健康与疾病的全过程全方位、负责式管理的医务人员。农村基层全科医生面对各类的患者，需要丰富全面的知识储备。除丰富的医学学科专业知识外，医学生毕业后在医学岗位上还会经常碰到卫生政策变动、医疗纠纷与医患沟通问题等，这就要求农村医生根据当地需要、利益及传统，从社会经济学、人口统计学和文化等方面理解健康问题的起因、分布、后果及用有关国家卫生系统知识对社区和社会健康需求进行分析并做出临床决策。因此，基于胜任力的全科医学生知识维度包括 3 个特质：医学学科专业知识、行为与社会科学知识、管理学知识。

（2）技能维度。医生的根本任务是对患者进行明确诊断、恰当治疗、预后判断和康复指导，为此，必须掌握一定的临床诊断治疗技能。这些技能包括病史采集、体格检查、医学检验、医疗操作、急诊、开具处方和采取治疗措施等。农村基层医生除满足居民日常的基本医疗服务需求外，还要承担公共卫生服务的供给，充分考虑自己所服务农村社区的健康需求，提供卫生信息、健康教育和提高生活技能以支持农村居民和农村社区健康素质的发展。同时，随着医患关系日趋紧张，有效的医患沟通能更好地改善医患关系。因此，具备良好的医患沟通能力是成为一名合格医生不可缺少的条件。据此，在技能维度上，农村基层全科医学生胜任力的特质主要包括：临床技能、人际沟通技能、健康管理技能。

（3）社会角色维度。当前，很多定向的医学生在面临毕业选择时，不愿下基层，违约情况屡屡发生。这主要是因为他们对下基层后个人专业发展的无力感和对这份工作的认同感、责任感缺乏。因此，对于农村基层免费医学生来说，首先要对基层医疗工作有强烈的认同感，有自己的职业规划。其次要有足够的忠诚度,不轻易更换职业。最后要有强烈的责任感,把患者当作自己服务的对象,懂得尊重接纳患者。其胜任力的社会角色维度主要包括 3 个特质:职业认同感、职业忠诚度、职业责任感。

(4)自我概念维度。自我认识是自我概念的首要成分,也是自我调节控制的心理基础,主要包括两方面内容:一是正确、全面认识自己的特点与长处;二是正确认识自我与社会、个人与集体的关系。正确的自我评价,对个人的心理生活及其行为表现有较大影响。对医学生来说,重点从 3 方面进行自我认识训练:第一,认识到自己的身体特征和生理状况;第二,认识到自己在集体和社会中的地位及作用;第三,认识到内心的心理活动及特征。作为基层的医务工作者对自我更要有充分的认识,有正确的人生观和价值观,有胜任这份工作的自信心,能认识自身优缺点,并不断改进自己在专业上不足,反思自己行为,在实践中不断自我完善,以循证医学为载体,终身学习为目的,适应社会发展和实现个体发展的需要。其胜任力的自我概念维度主要有 3 个特质:价值观、自我管理、终身学习能力。

(5)人格特质维度。多项研究表明,医生的工作效能与其人格特质显著相关。在医疗卫生事业改革的背景下,研究医生职业人格特质很有必要,反思医生群体职业人格特质确实有利于培育良好的职业人格,建立和谐医患关系,提高医疗服务质量。有研究证实,坚韧人格能直接应对工作中的紧张感。坚韧人格是一种瞄准发展性生活的集任职、情绪、行为为一体的人格特质。同情心是人格的另一特质,是道德感的重要内容。奥地利作家茨威格将同情分为两种,一种是出自感情的冲动,看到别人的不幸后本能地感到难受;而另一种是伴随着冷静与理智的真正同情,有帮助的方法,有行动上的反应,有贯彻的毅力,还有持久的耐性。其胜任力的人格特质维度主要有 2 个特质:性格特质、道德品质。

(6)动机维度。走上农村全科医生这一岗位的动机对医生开展工作而言是至关重要的,是自身具备服务意识,还是能从基层工作中获得自我成就感,其职业动机可能是不一样的,只有积极向上的职业动机才能促使农村基层医生把工作做得更为有效。医者应将为人民健康服务看作自己最主要的美德或道德的最高标准。在个人从医职业生涯中,需要拥有终极信念,包括利他主义和淡泊名利。在这个维度上,农村基层免费医学生的胜任力特质主要有 2 个:兴趣动机、成就动机。

2. 基于岗位胜任力的课程体系改革

基于农村医生岗位胜任力要素培养的目标与规格，农村基层免费医学生的人才培养课程体系应作相应的调整与改革。

（1）构建以医生工作职责为核心的知识体系。一是医学学科专业知识。作为医学生必须首先接受系统的生物医学教育，包括解剖、生理、病理、免疫等，借此掌握临床医学理论体系。对于"订单式"农村医学人才的培养，要更加注意医学学科专业知识的全面性与基础性，还要与时俱进地根据当地需要、疾病谱的变化和医药卫生改革体制的推进，让他们在医疗工作中不断增新、补充知识，鼓励他们积极参加继续医学教育。二是行为与社会科学知识。随着社会生活水平的不断提高，人们对卫生服务的需求也越来越高。单纯的"生物医学模式"已经转变为"生物—心理—社会医学模式"。行为与社会科学知识是继医学学科知识后一个重要的学科模块，包括生物统计学、医学人类学、医学心理学、医学社会学、社会医学、医学伦理学等。尤其在中国农村社会经济快速转型的今天，更应加强医学伦理学、医学法学等课程在"订单式"农村医学人才课程体系中的比重。三是管理学知识。医生是医疗卫生服务的具体参与者，他们在进行持续的医疗活动，分配医疗卫生资源，促进医疗卫生体制的发展方面，肩负着重要的管理职责。一个优秀医生要从自身角度尽可能合理控制患者医疗费用，既保障患者的权益，又为国家节省医疗资源，将稀缺医疗资源留给更需要的患者。另外，随着医学信息呈几何级数增长，以医学信息获取、评价和利用为核心的信息管理知识也是今后医学人才综合素养的重要内容。西方发达国家都明确把具有信息管理能力确定为医学专业的核心要求。

（2）构建以治病救人为目标的技能培系。作为医生，一是具备基本的临床技能。一个称职的临床医生最基本的要求就是要会看病，所谓会看病简要理解就是能够运用所学到的基础和临床医学知识深入地询问病史，进行系统规范的体格检查，选择必要的医疗器械检查，运用临床思维综合分析获取的临床资料，进行医疗决策，制订并实施合理的诊断和治疗计划。临床技能是一个合格临床医生的基本要求。因此，在农村医学生培养的过程中，要以《全球医学教育最基本要求》为指南，以国家执业医师考试大纲为蓝本，整合病史采集、症状学、体格检查、辅助检查、急诊处理、临床常用诊疗操作、外科基本操作、妇产科基本技能等内容，形成一个跨学科、多层次、综合性的临床基本技能模块和临床技能体系。

根据学生掌握的实际知识水平，由浅入深、由易到难、循序渐进地在由三级医院—县级医院—基层卫生服务机构组成的多层次多定点的临床技能实践体系中进行培训。二是具备良好的沟通技能。沟通技能是一门提高人际沟通能力的课程。在国际医学教育专门委员会制定的《全球医学教育最基本要求》的7个领域中，"沟通技能"为其中之一。对于医学生来说，要求他们在与患者的沟通中，做到：擅于倾听，有效地开展口头和书面的沟通；所交流的信息既有与疾病诊治直接有关的内容，也包括医患双方的思想、情感、愿望和要求等方面的表达；理解、信任、尊重患者及其家属，维护患者隐私权、知情权，积极预防和化解医患矛盾。除此之外，医学生也要学会如何与社区、公共媒体、同事进行沟通，并通过有效的团队协作与其他卫生保健人员进行合作。因此，高等医学院校在医学生的培养过程中，需要设置与"医学沟通技能"相关课程，介绍与患者沟通的策略，医患沟通的技术，与特殊患者沟通的策略，与不同情绪状态下患者的沟通技巧；介绍与其他卫生人员沟通和合作的方法；介绍医学实践中常见的沟通问题及其应对策略。三是具备健康管理的技能。现代农村全科医生是集医疗、预防、保健、康复、健康教育与计划生育技术等为一体，提供医疗服务的卫生技术人员。其不但要承担村民日常的基本医疗，还要承担公共卫生服务的供给。健康管理是针对个体及群体进行健康教育，提高自我管理意识与水平，并对其生活方式相关的健康危险因素，通过健康信息采集、健康监测、健康评估、个性化健康管理方案、健康干预等手段加以改善的过程。

特别要注意让医学生尽早接触医学专业教育，即医学生入学后就让他们接触医学有关课程，在学习基础课程的基础上，对医学知识的结构、医学各门学科的内在联系等有较为清晰的认识。此外，突出面向农村基层的特色，开设与农村医学教育有关的课程，增进医学生对农村医疗卫生事业的了解、认识和热爱，增设医学心理学、神经病学、流行病学、传染病学等课程，加强预防医学和中医学的教学内容。打破现在医师、护理独立的专业设置，将两者融为一体，使医学生既掌握一般的医疗技术，又掌握一般的护理技术等。要解决这些问题，培养院校要与地方卫生主管部门合作，开展本地区医疗卫生服务和疾病谱调查，了解农村医学教育有别于城市环境的特殊要求，同时注意听取医学生未来工作单位对培养工作的意见，制订有针对性的人才培养方案。另外，已就业的免费医学毕业生工作在相对偏远、交通不便、信息技术落后的农村地区，为使他们在农村职业生涯中不断吸收新理念、新思想和新知识，应及时对他们进行持续的继续教育。为不断培训和提高农村基层医务人员的医学水平，应在目前国家"5＋3"住院医师规范化培训计划的基础上，加快建立职前职后教育一体化的农村全科医学人才的长效培训机制。

（三）坚持校地共育，为基层从医提供长效保障

党中央和国务院对农村卫生人才队伍的建设十分重视，已经出台了一系列的文件和政策来加强农村卫生机构建设。但在实际运行过程中，基层卫生机构在卫生人才的配置、培养以及医务人员的收入和待遇方面存在着许多困难和问题。这些困难和问题的产生与地方经济社会发展水平、卫生行政部门的管理能力、医学院校的培养模式以及国家政策导向等众多因素有关。因此，需要政府多部门形成合力予以解决。

1. 政府要加大统筹力度，为农村基层医学人才的职业发展创造条件

（1）妥善解决赴农村基层就业医学生的用人机制问题。在免费医学生培养方面不能只着眼于解决贫寒学子上大学的费用问题，而不考虑其长远发展的需求。毕业工作后用人机制是免费医学生比较受关注的问题。其中上海、温州两种模式比较获得医学生认同。一是将定向培养本土化乡村医生逐步纳入所在社区卫生服务中心编制管理。如上海等地的做法是定向培养生毕业后，由区县卫生局统一分配，采取由所在地社区卫生服务中心使用，再下派至村卫生服务站工作的方法，参照事业单位专技人员使用管理制度，待取得相应的执业资格证书且连续两年考核合格后，纳入区县卫生局当年度事业单位人员招录计划。二是浙江省温州部分县市的做法，即定向生招录与事业单位人员招聘并轨，并尝试"国标、省统、县管、乡用"的管理机制，变单位人为行业人。

（2）加强全科医学学科建设，使农村基层医学人才有学科归宿。成立专业协会，制定具有基层农村全科医师特点的执业标准，建立全科医生资格考试制度，明确全科医师注册制度；职称评审时，建立不同于专科医生的全科医生职称系列，执行有区别的职称评审标准等，使全科医生这支新兴力量在卫生技术队伍中、在卫生法规和人才管理层面上得到认可，为农村基层医学人才指明自身发展与提高的方向。

（3）切实加大对基层医疗机构的投入，改善工作条件与环境。政府要提高和保障基层医院医务人员的收入，甚至可以考虑给予基层医务工作者准公务员

的待遇。在这方面要突出地方政府的责任,可根据地方政府的经济实力,每年为免费医学生提供一定的收入补贴。如浙江省各地中小学教师已享受公务员待遇,在提高基层教师的教学积极性与稳定师资队伍建设方面取得了良好的预期效果,农村基层医师队伍建设也可参照推广。

（4）重视农村免费医学生毕业后的教育和继续教育。对到农村基层工作的医学毕业生进行及时的毕业后教育与持续继续教育是非常重要的。由于医学生免费教育政策的目标是农村医学人才的可持续发展,制度设计应该充分考虑医学生在结束乡镇卫生院工作后如何实现再就业。医学生服务年限完成后,应该送到上一级医疗机构或者医学院进行免费深造,并在再就业过程中,优先考虑其从事农村卫生工作的经历。当前国家政策虽然规定免费医学生毕业后要参加全科医生规范化培养,但具体如何实施,需要细化。

2. 医学院校要提升办学质量,不断提升面向农村基层办学的意识和能力

（1）建立一支合格的全科医学师资队伍。对于全科医学的专职师资,培养的重点应在观念、思维方式的转变和整体化方法的训练和强化上,强调形成全科医学独特的思想、观念和方法。可通过定期的集体备课或培训、进修等形式,更新教师的知识和教学技能。全科医学本身就是一门实践性很强的学科,需要在实践中吸收和消化。应鼓励教师参与社区实践活动,与学生一起参加社区卫生服务活动等,充实和提高理论知识和社区卫生服务的实践水平。对全科医学的兼职师资,必须进行相关培训,使其掌握全科医学的理论和方法,加强全科医师的社区综合服务能力的训练,以社区综合服务、教学能力兼备为目标,建设一支相对稳定的兼职师资队伍。

（2）建立大学附属医院—县级医院—乡镇医院三级医院联合基地。面向农村的订单式人才的培养目标决定了实践能力的培养是农村基层医学生培养工作的重点。但实践能力的培养仅靠大学附属医院教育是不够的,必须与农村社区卫生服务实践紧密结合。农村基层医学生只有通过一定的农村社区卫生服务实践,才能充分了解农村卫生服务的内涵和特点,提高从事农村医学服务的兴趣,增强农村卫生服务的能力。农村卫生服务实习基地建设是培养医学生农村社区服务意识和能力的关键环节。近年来,温州医科大学探索的由高校和区（县）政府共同建设全科医学综合改革联合体的工作取得了很大的成功。第一,学校与周边有一定规模和实力的县级医院合作共建非直属附属医院,由县级医院与乡

镇卫生院联合进行全科医疗改革试点,组建高校附属医院—县级医院—乡镇医院三级医院联合体。这些三级医院联合体,首先为订单医学生提供了稳定的基层见习、实习机会,使他们在实践中熟悉农村医疗服务现状,培养服务农村的意识;在联合体内,由学校专任教师、县乡镇卫生院医生组成的"双导师"指导教师队伍在教育实践中对订单医学生进行指导,能促进其理论知识与实践经验的有效结合,快速提升其全科医学技能,保证了教育质量。第二,"订单式"培养的医学生毕业后直接到联合体内进行"5+3"住院医师规范化培训和医疗服务,使联合体成为新型临床医学专业培养模式的一个有机组成部分,真正实现了农村全科医学人才培养职前职后的一体化。第三,三级医院联合体的实施促进了城市卫生医疗单位对农村卫生工作的支援,能够帮助农村医务人员在较短时间内提高业务能力和管理水平,是加强农村医学人才队伍建设行之有效的途径①。

（3）建议政府对承担全科医生订单培养任务的医学院校,在政策和投入上给予适当的倾斜,及时帮助解决一些实际困难,鼓励它们办出特色,为地方的经济振兴多做贡献。如对农村基层卫生人才培养的招生计划数适当放宽,对全科医学学科建设与发展给予必要的政策扶持等。

第二节　在慈善志愿服务中孕育医学职业精神

医学生未来要从事的职业是医务工作,肩负着服务民众、救死扶伤的神圣使命。这一特殊使命既需要医学生学习掌握由现代科学技术所支撑的医学技能,又需要他们自觉践行人本思想所崇尚的人文关怀,成长为兼具医术与医德、科学和人文情怀的优秀人才。但是,在医学生的临床实践中我们看到,许多学生的医学职业精神和医患沟通能力并不能完全适应医疗工作的要求。如何解决这一矛盾?通过志愿服务活动培养医学生的志愿精神和医学职业精神,增强其服务意识和沟通能力,应该是一项不错的方案②。

一、志愿精神与医学职业精神的一致性

自从1993年团中央号召广大青年参与志愿服务以来,我国的青年志愿者活

① 许冬武,陈迎红.政府订单医学生培养政策的思考[J].高等教育研究,2016,37(6):74-78.
② 曾亚平,师树田,聂绍平.浅谈医学生志愿精神与职业精神及其培养机制[J].中国继续医学教育,2018(24):21-22.

动蒸蒸日上、屡获佳绩。中国青年志愿者协会把志愿精神概括为"奉献、友爱、互助、进步"。与志愿精神相似，医学职业精神的内涵包括"责任、奉献、协作、人道主义"，两者显然是高度一致的。

（一）志愿精神和医学职业精神同样讲求奉献

志愿活动不同于过去倡导的毫不利己、专门利人的大公无私，也不是只要精神鼓励、不要物质奖励，贯穿其中的是"我参与、我奉献、我快乐"的志愿理念。这一理念既凸显了个体追求人生快乐的个人价值，也表达了个体关注他人、奉献社会的社会价值，很好地诠释了个人价值和社会价值的内在统一。在医学中，医务工作者仅仅满足于职业活动所提供的自我生活保障显然是不够的，还要有利用职业技能救治他人生命的职业理想和职业价值。这种职业价值必然地蕴含奉献精神，即医务工作者在救治他人的职业活动中奉献自己的医德医术，实现自己的人生快乐和社会价值。可见，志愿精神和医学职业精神都讲求奉献，在奉献他人的过程中实现自我价值和社会价值。

（二）志愿精神和医学职业精神同样重视互助协作

志愿活动不是志愿者单方面去付出帮助，也不是志愿者个人在单打独斗，而应该是志愿者团队的分工与协作，以及志愿者和受助者之间的相互理解与支持，"互助"因此成为志愿精神的内在要求。医学职业活动也是如此：现代医学既需要医疗团队成员之间的专业分工、相互协作，也需要医务工作者和病患者之间的相互信任与配合。众多的现实案例告诉我们，医患之间的互助协作甚至比医疗技术更加重要。对于志愿精神和医学职业精神来说，根本上都有促进人际关系和谐合作的现实需要，因而都很重视互助协作。

（三）志愿精神和医学职业精神同样强调人文关怀

志愿精神的一个重要内涵是"友爱"，它给人与人之间"老吾老以及人之老，幼吾幼以及人之幼"的仁爱之心赋予了新的时代意义，在奉献和互助中践行"人人为我，我为人人"的现代人际关系原则。这和"医者仁心"也是相同的，因为医学是人学，也是"仁学"，是践行仁爱思想的特殊学科。医学职业精神所强调的"人道主义"，就是要尊重和维护病患的生命健康权，救死扶伤。《新世纪的医师执业精神——医师宣言》明确提出了"把患者的利益放在首位"的基本原则，更是充分体现出"医者仁心"的人道主义光辉。

二、中国大学生志愿服务的现实审视①

1993 年 12 月,共青团中央开始启动"中国青年志愿者行动",组织青年共计 2 亿多人次向社会不同领域提供了近 60 亿小时的服务。这些青年志愿者不仅参与协助社区活动、保护环境、抢险救灾,还在一些大型活动和海外援助方面做出了重大贡献。比如,在北京奥运会和残奥会上,共有 170 万名志愿者参与服务,累计时长达 2 亿多小时。其中,大学生人数超过总志愿者的一半。可见,大学生已经慢慢成为中国青年志愿者的核心力量。中国青年志愿者行动是当前中国青年参与面最广、参与程度最高、具有极高社会影响力的群众性公益活动。中国的大学生志愿者行动在十几年的发展过程中,呈现了自己的发展特点,同时也暴露出制约其进一步发展的瓶颈与困难。笔者通过在 5 省份 10 所高校开展大学生志愿服务的问卷调查发现,当下我国大学生志愿服务主要存在以下三方面的问题。

(一)组织运作规范,但持久动力不足

大学生志愿者由共青团直接管理,采取自上而下的方式,由中央到地方、由地方到高校,达到层层推进的目的。这种志愿者组织模式,能够强有力地动员广大志愿者,同时还方便管理,能够很好地保障活动的顺利开展。据调查,95%的大学生志愿者行动的组织者为各级共青团或归属共青团指导的大学生志愿者服务社。从经费投入看,80%的经费来自高校共青团的活动经费,少数来自其他社会慈善公益组织或捐款。但是,这种层层推进的组织方式也存在一定的缺陷。如行政色彩太浓,这对高校大学生志愿活动具有一定的制约作用,不利于其持久发展。调查显示,77.8%的学生参加过各种类型的志愿服务活动,但"长期参加"和"经常参加"志愿服务的大学生比例仅为 18.7%,"参加一两次"和"偶尔参加"比例达 81.2%。可见,我国大学生参与志愿服务的面较广,但参与频率不高,尤其是长期坚持参与的比例非常低。究其原因,科层制的组织管理模式往往会造成志愿者行动"运动化",大部分学生只是把参与志愿者行动当作"服务命令",而很少有学生去思考自己做服务的目的以及为了谁去服务等问题,这必然导致大学生长期、深度参与的动力不足。

---

① 陈迎红,许冬武.服务—学习理论在大学生志愿者行动中的应用[J].教育理论与实践,2020,40(27):6-8.

（二）服务内容丰富，但与专业结合不深

近年来，面对更为广阔的社会需求，大学生志愿者行动根据社会需求，在服务内容和服务对象上不断深化和个性化，以满足不同需求。目前，在帮助弱势群体、组织大型活动和抢险救灾等方面，志愿者都发挥了重要的作用。这不仅是为社会服务、为政府服务、为人民服务，而且也在一定程度上加强了不同群体间的交流融合。但是，现在的大学生志愿者行动在服务深度和专业培训上还较为缺乏，大多数只是满足基础性的公益服务活动。据调查，只有12.9%的大学生志愿服务与大学生所学专业直接相关。其中的大多数志愿者还是在没有接受专业培训的情况下直接参与服务，而只有在一些大型活动中，参与的志愿者才有机会接受规范化的培训，但也只是一些基本理念和姿态礼仪的培训，对于专业知识适用、志愿服务者的权利与义务、相关法律法规的培训则非常短缺。目前，大学生志愿者面临着有时仅在路边发传单、站岗的窘境，与自身专业学习联系不够密切，导致服务深度还远远不够。

（三）服务强调奉献，但过程缺乏反思性

"奉献爱心、服务社会"，强调为"社会服务"，是高校志愿服务的理念，这对帮助大学生树立正确的人生观和价值观具有积极的作用，而且也符合国家对于大学生应该具有奉献精神的要求。但是，志愿服务的理念是要形成一个以奉献为基础、以友爱为动力、以互助为途径、以进步为最终目的的有机统一整体，而不应仅仅停留在"奉献"层面上。"无偿服务、助人为乐"是一种只有付出的单向服务。服务者和被服务者之间缺乏互动，这往往难以引起服务者的反思，更不用说达到"互惠"的目的了。处于这种模式下的志愿服务活动，很难引起大学生对当代社会问题的共鸣，也很难使得大学生内化为自觉长期的行为，这就大大降低了大学生的主动性和积极性，并影响着志愿服务的可持续发展。有研究发现，在大学生中，大一新生是最积极、服务热情最高的，几乎所有大一新生都愿意参与志愿服务活动；除了大一学生，大约有70%的大学生有过志愿服务，但是能一直坚持的学生却不到10%。这与高校志愿服务过于强调奉献而忽视互惠与反思有着密切的关系。

三、医学生志愿服务精神与职业精神的相互促进

上述分析表明，志愿精神和医学职业精神是内在一致的，那么，通过有效开

展医学生的志愿服务来提升其职业精神,促进志愿服务精神与职业精神的相互融合、相互促进应该是可行的。

（一）加强和改进理论宣讲

"理论是实践的先导,思想是行动的指南。"[①]医学院校可以利用理论教学资源,如思想政治理论课、医学伦理等课程,开展专题讲座、主题研讨、案例巡展等,让学生理解和认同志愿精神与医学职业精神的科学内涵及其实践要求,这样的理论教育会对学生的思想认识起到方向指引的作用。我们也可以利用微信、微博、微视频等医学生喜闻乐见的新媒体技术,来改进理论宣讲的方法手段,增强理论教学的育人效果。

同时,强化政治导向与公民教育的结合。中国高校的共青团组织在志愿者行动中发挥了重要作用,但其自身属性决定了高校志愿者行动具有较强的政治导向,如把高校志愿者行动作为一项道德实践的教育,当作新时期大学生德育教育的重要载体等。

（二）广泛服务与专业服务相结合

现实是最好的老师,实践是最好的教育。当前各高校都很重视开展青年志愿者服务活动,但是令人遗憾的是,很多高校的青年志愿者活动形式千篇一律,往往都是校内搞清洁、校外去养老院、参与地区大型活动,缺乏体现学校特色、发挥志愿者专业优势的活动规划。高校志愿者活动具有服务内容广泛的优点,但是往往缺乏服务深度,很少与学生的学习专业相联系。对于医学生来说,常规志愿服务活动固然聊胜于无,但是学生的参与度及其得到教育提升的程度远不如与本专业密切相关的特色活动。在这方面可资借鉴的经验是上海健康医学院制定的《志愿者"医＋X"培育模块构建实施方案》,其把大学生志愿服务纳入了学分管理。"医"模块为必选志愿服务项目,"X"模块为任选志愿服务项目。这些项目的设计能够立足医学专业优势,分为医疗社区类、科普文化类、行业服务类、爱心奉献类、赛事保障类5个志愿服务模块,供学生选择参与[②]。沈阳医学院的做法是把医德教育、学科知识、专业理论、综合素质养成等融入志愿服务中,既重

---

① 洪光东,王永贵.准确把握新发展理念的理论特质和实践要求[EB/OL].[2016－12－21].http://theory.people.com.cn/n1/2016/1221/c49154－28965330.html.

② 医＋X:当好医学生,从志愿者做起[EB/OL].(2017－06－21)[2020－10－20].http://www.shedunews.com/zixun/shanghai/gaodeng/2017/06/21/2083702.html.

专业又重实践,把全员志愿服务和专业志愿服务结合起来①。这样设计的志愿服务规划,既体现了志愿活动的精神,又发挥了医学生的专业优势,弘扬了医学职业精神;既能够给学生提供一个更有吸引力的实践锻炼机会,又能够为学校赢得更广泛的社会认可。

（三）社会服务与个人成长相结合②

传统的大学生志愿者行动在活动中缺乏有效的监督与指导,尤其是对活动过程中出现的问题缺乏及时有效的回应与调整,而服务—学习则可以弥补我国大学生志愿者行动过程管理过于粗放的不足,同时也有利于实现对大学生进行专业教育的功能。与传统志愿服务最大的不同是,服务—学习强调服务、学习同等重要,认为两者是相互支持、相互促进的关系;强调设定具体的学习目标,通过服务实现具体的经验反思,从而实现学习的目标。也就是说,凭借其专业化的特点,把"反思"贯穿于项目活动开展的全过程。

因反思具有持续性、情境性和联系性的特点,所以可以在服务与学习之间搭建起重要的桥梁和纽带。这里的持续性是指反思贯穿于项目实施的全过程、不间断;情境性指反思离不开项目实施的具体的人、事、物及场景等具体情境;联系性是指反思与大学生志愿者的专业学习、课堂教育紧密联系,是教学计划的一部分,是教育体系的重要组成。反思既可以让大学生志愿者思考所学的知识技能与学习的方法,也可以让其对所提供的服务是否满足了服务对象的需求而进行思考,还可以具体指向项目的设计与实施,以确保项目设计的科学性、教育内容的贴切性和教育课程的合理性,同时可以对项目的开展进行全程的督导和调整,保证达到服务和教育的双赢效果。

（四）落实和完善志愿服务激励机制

很多医学院的志愿者服务活动缺乏科学设计,缺少吸引力,医学生的参与积极性不高,需要学校制定行之有效的激励机制。据张纪花的研究,现有的志愿服务激励机制面临三方面的挑战:荣誉性激励可能会导致服务意识不足,有偿性激励可能会导致参与活动的冷热不均,学校强制的志愿服务则会带来学生的"违心

---

① 肖纯凌.当好医生从"医学志愿者"开始[EB/OL].人民网,2017－02－16[2019－10－20]. http://edu. people.com.cn/n1/2017/0216/c1006－29084162. html.

② 陈迎红,许冬武.服务—学习理论在大学生志愿者行动中的应用[J].教育理论与实践,2020,40(27): 6－8.

志愿"①。结合温州医科大学的实践，笔者认为要应对志愿服务激励不足的挑战，应该做到"三个结合"。其一，精神鼓励和物质奖励相结合。马克思说："人们奋斗所争取的一切，都同他们的利益有关。"②把学生志愿服务和专项表彰、学分、评奖评优、推荐研究生等相挂钩，付出者得到相应的公平回报，让医学生知道志愿活动"有利"，避免让志愿者"既流汗又流泪"③。其二，思想教育和专业锻炼相结合。立足于医学生的专业优势，走进社区开展医疗保健服务和科普知识宣传，让他们得到思想政治教育和专业技能锻炼，让医学生知道志愿活动"有用"④。其三，学校评价和社区反馈相结合。对于医学生参与志愿服务的积极性、活动表现、活动效果的考核评价，既要重视学校组织者的活动记录，又要重视服务接受方的结果反馈，让志愿活动"有果"⑤。科学的激励机制可以避免志愿活动走过场、参加活动混好处，可以调动学生参与的积极性，真正体现志愿活动的志愿精神，也让医学生在志愿服务中逐步养成"救助他人"的医学职业精神。这种医学精神的培养不是来自理论说教的自然结果，而是贯穿于服务实践的日积月累。开展好医学生志愿服务活动，可以把医学生的志愿精神、医学职业精神和思想政治教育贯穿起来，收到"一石三鸟"的教育效果。

第三节　移动互联网时代的医学职业精神教育

美国著名未来学家阿尔文·托夫勒说："谁掌握了信息，控制了网络，谁就拥有整个世界。"从一定意义上说，医学生职业精神培育的过程，也是信息的获取、选择和传播的过程。随着智能手机、4G通信、手机上网等现代信息技术的完善，人们从电脑时代正式步入移动互联网时代⑥。互联网的快速发展不仅使得人们原有的思维观念、利益诉求、价值追求、沟通方式等发生巨大的变化，同时也为信息的获取、选择与传播提供了更加便捷的路径与手段。因此，我们说互联网是

① 张纪花.大学生志愿者服务激励机制研究[J].思想理论教育,2009(3):92.
② 马克思,恩格斯.马克思恩格斯全集(第一卷)[M].北京:人民出版社,1995:272.
③ 民革中央发挥界别优势 助推志愿服务立法获实效[EB/OL].(2016-05-30)[2020-10-20].http://www.china.com.cn/cppcc/2016-05/30/content_38561583.html.
④ 王荣.新时期建设高校大学生志愿服务专业化路径探究[J].华章,2012(27):121.
⑤ 张金玲.关于构建大学生志愿服务长效机制的实践与思考——以南京大学商学院为例[J].教育教学论坛,2014(7):5.
⑥ 移动互联时代的回顾与展望[J].声屏世界·广告人,2013(2):79.

把双刃剑，要充分认识和重视移动互联网时代医学职业精神教育面对的新形势与新挑战，并据此提出应对方案。

一、数字职业精神的提出

数字职业精神一词源于 21 世纪初，凯恩等对其作了定义：通过数字媒体体现出来的传统职业精神所要求的态度和行为，即在虚拟世界或平台中专业人员所展现出来的职业精神[①]。与传统医学职业精神侧重于临床工作中的具体行为相比，数字职业精神更加关注医务工作者在网络上公开的信息，无论这些信息是否与其临床工作相关。而当今时代的医务人员，他们生活在信息自由共享的文化中，也乐于在网络平台中分享自己的态度和生活。博斯勒特等的报告显示在美国有超过 90% 的医生使用包括脸书在内的网络平台[②]。国内刘嘉祯等调查发现，98.4% 的医学生通过自媒体学习或关注医学进展和报道[③]。因此，包括微信、QQ、微博或脸书等在内的诸多社交媒体为医务人员提供了大量潜在的沟通和交流渠道。这些 Web2.0 时代的应用程序本质是开放和社交的，许多程序允许个人展示和表达自己的意见，并与他人建立或保持联系，其中就涉及医务人员自身与职业精神相关的态度和行为。在传统的线下交流中，个人的态度、语言和其他非语言符号采用的是"面对面"传递信息，对象和语境都十分明确。但在网络环境中，缺乏直观的观察往往无法准确地反映其真实的态度和意图。与此同时，由于年轻的医生或者医学生往往很难清楚地区分个人生活和职业生活之间的界限，其在个人网站上发表的"不专业"或冒犯患者的内容可能会影响到患者信任。2013 年一项研究显示，国外某校 70% 的医学生在脸书中有展示酗酒的照片，还有超过 3 个账号中存在公开的性行为、粗俗言语和泄露患者隐私的内容。[④] 这些在线的信息公开都可能会造成潜在的临床和伦理困境。因此，数字职业精神

① Cain,J.Romanelli,F.E-professionalism: a new paradigm for adigital age[J].Currents in Pharmacy Teaching & Learning,2009,1(2):66-70.
② Bosslet,G.T.,Torke,A.M.,Hickman,S.E.et al.The patient-doctor relationship and online social networks: results of a national survey[J].Journal of General Internal Medicine,2011,26(10):1168-1174.
③ 刘嘉祯,王道珍,陆耀红,等.医学生视角下自媒体对医患关系的影响[J].医学教育研究与实践,2017,25(3):457-459.
④ Kacamarczyk,J.M,huang,A,Dugoff,L,et al.E-professionalism: a new frontier in medical Education[J].Teaching and Learning in Medicine,2013,25(2):165-170.

的框架已超越了简单的在线交流礼仪（通常称为"网络礼仪"），任何显示其职业态度的行为和言论都是定义一个人网络角色的线索和信号，并可以通过照片、视频、对话和其他形式来展示。与上一代人相比，当代医务人员面对的是完全不同的经历、机会和挑战，这在某些方面可能会影响其医师职业精神的形成[①]。个人思想、态度、观点和行为的广泛公开展示迫使医学教育者重新思考互联网对医学教育和医疗实践的挑战，并探索把数字职业精神的教育和培养纳入医学职业精神教育范畴。

二、医学教育模式的调整

医学发展到今天，知识的积累日渐丰富，医学教育的内容逐渐增多，而本科生要在 5 年有限的在校教育时间内完成学习任务，负担越来越重。教师要完成基本的教学任务，压力也日趋增加。医学的新理论、新知识、新技术不断产生，人类诊治疾病的水平和能力也在不断提高。在有限的在校教育时间内，如何让医学生完成学习任务，掌握日渐增多的医学知识和技能，是摆在我们面前必须思考的问题。因此，运用新媒体技术重构教育模式就显得尤为重要[②]。改革教学内容与教学方法，更新医学教育者的观念与知识体系，提升教育者的教学技术与水平是时代发展对医学教育提出的新问题、新挑战。信息技术的发展让学生获取知识的途径更多元，更方便，更快捷。教师的知识体系如果不及时更新，课堂教学的方式不改革，不足以吸引学生在课堂中保持学习的兴趣。

三、医学生职业精神在移动互联网时代的教育路径与方法

（一）重视数字职业精神的培养与考核

在《弗莱克斯纳报告》发表一个世纪之后，世界范围内医疗环境和医学技术的变革对医学教育提出了新的挑战，2010 年卡内基教学促进基金会发表的《医学院和住院医师教育改革的呼声》（A Call for Reform of Medical School and Residency）被认为是新世纪医学教育又一新的纲领性文件。这份报告指出，医生职业身份的形成以及职业精神、行为和愿景是当今医学教育关注的焦点问题，

---

① Spector，N.D.，Mata，P.S.，Levine，L.J.，et al. E-professionalism: challenges in the age of information[J].The Journal of Pediatrics，2010,156(3):345－346.

② 杨再石.移动互联环境下学习内容集成表示的研究[J].天津电大学报,2013,17(1):26－32.

数字职业精神作为医师职业精神的一个核心领域,应当被纳入医学教育的重要范畴①。而在校学习阶段作为医学生职业身份形成的重要时期,通过理论教学和相关的隐形课程来培养医学生良好的数字职业精神,对其在未来职业生涯中有效地规避网络环境中的职业风险至关重要。在这一点上,欧美国家医学院校和医学教育者做了大量有益的探索和实践。凯文(Kevin)等在 PubMed 搜索了截至 2014 年以来公开发表的有关数字职业精神的相关文献,并总结出 9 项建议②,具体为:①教育者应该教导学生数字职业精神,并帮助他们理解社交网站如何影响数字职业精神;②教育者应该建议学生不要在网上和现实中对自己的职业形象有双重标准,但也要帮助他们理解,在社交网络上区分个人和职业身份并不总是容易的;③教育者应在社交网络中保持师生关系的专业性;④教育者应该让他们的学生意识到他们在社交网络上的行为可能会影响他们的实践能力;⑤教育工作者应提高学生对其在线简介和在线发布信息的认识,因为这些信息将影响其他人对其作为医疗保健提供者的看法,包括潜在雇主的看法;⑥教育者应该提醒学生在发布信息时要保持克制,因为他们的教师、患者或潜在雇主可能会感到尴尬或不希望看到这些信息;⑦教育者应确保学生了解关于哪些是不被社交媒体接受或者不够专业的行为的相关政策规定;⑧教育者应该建议学生使用社交网络上的隐私设置来限制公众对其个人信息的访问,同时也提醒他们不要完全依赖隐私设置;⑨教育者应该教导学生对他们的网上活动负责,承担对网上非法行为和/或不专业行为的责任。这些建议的目的是协助医学教育工作者提高医学生对数字职业精神的认识。这些建议涉及医疗责任、就业能力、隐私、个人身份和职业身份的区分以及对数字职业精神指导的必要性等问题。美国精神病住院医师培训协会的桑德拉(Sandra)为精神科住院医师开发了一项关于数字职业精神教育的课程,围绕互联网环境中的医疗责任、保密和隐私、心理治疗和边界、安全问题和强制性报告、负面评价和诽谤、潜在利益冲突、学术诚信、网络礼仪、医师职业精神 9 个方面,引导和鼓励医学生将临床实践中的具体案例引

---

① Suzanne，D. H.Educationg physicians：a call for reform of medical school and residency [J].JAMA，2010,304(11):1240-1241.

② Kevin，Y.，Yi，L. T.Recommendations for health care educators on E-professionalism and student bihavior on social networking sites[J].Medicoleg Bioeth,2014,4:25-36.

入课程学习中[①]。在案例讨论的过程中,教师的角色更多的是帮助医学生分析临床工作中具体的伦理困境和应对措施,提供包括官方指导方针和政策、职业道德准则以及维护在线职业身份建议的参考资料等,帮助其建立数字职业精神的意识并在未来的临床实践中及时发现和辨别可能存在的伦理风险,从而做出更加合理的行为和决策。但是在国内,对于数字职业精神的认知还仅仅停留在对医务工作者网络礼仪的要求上,我们必须认识到,互联网技术对于医学发展的影响已经超越了一种外部资源而成为当代医生自我能力的延伸。在培养一名合格医生的过程中,医学教育者有责任帮助其掌握网络时代对其职业道德和执业能力的要求,并在符合医师职业精神的框架下重新审视和定义自身的网络身份。

(二)运用移动互联网技术促进医学教育教学模式的改革

网络时代的来临为现代医学教育的改革带来了机遇也带来了挑战,合理地利用网络,在"互联网+"的模式下将混合式教学、翻转课堂、MOOC、微课、数字化虚拟实验室、高端模拟实验室等新兴多元化教学模式运用到医学教学中,并建立科学的学生考评体系,将更加有利于推进医学教育改革的深入,促使医学教育质量的进一步提高。因此,在移动互联网时代,运用移动互联网技术促进医学教育现代化,改革医学教育势在必行。

1. 开发优质网络共享课程,为"混合式学习"及"翻转课堂"的实施提供支撑

移动互联网时代教育工作者的重点工作之一是利用现代信息技术开发优质网络共享课程,为"翻转课堂"及"混合式学习"的实施提供支撑。《新媒体联盟地平线报告(2015高等教育版)》[②]提到以在线教学与面授教学相结合的"混合式学习"形式将日益普及,"翻转课堂"和"自带设备"会在未来进入高等教育课堂。混合式学习并不是一个新概念。最简单的就是将其理解为传统的课堂教学方式和网络教学方式的结合。准确来说,混合式学习是"在'适当的'时间,通过应用'适当的'学习技术与'适当的'学习风格相契合,对'适当的'学习者传递'适当的'能力,从而取得最优化的学习效果的学习方式"。[③] 而所谓"翻转课堂"教学模式,是指重新调整课堂内外的安排,使学习者及其学习在课堂教学中居中心地位。

① Sandra,M.Professionalism and the internet in psychiatry:what to teach and how to teach it[J]. Academic Psychiatry,2012,36(5):356-362.

② 龚志武,吴迪,陈阳键,等.新媒体联盟2015地平线报告高等教育版[J].现代远程教育研究,2015(2):3-22,42.

③ 黄荣怀,马丁,郑兰琴,等.基于混合式学习的课程设计理论[J].电化教育研究,2009,1(189):9-14.

学生在课堂外观看视频讲座、阅读电子资料自己学习新知识，而在课堂内教师不再讲授知识，教师和课堂的角色均发生改变，教师更多的责任是去理解学生的问题和引导学生去运用知识。"翻转课堂"是一种在技术支持下的教学流程改变所产生的新的教学模式。随着终端运用的普及和云服务的广泛覆盖，"混合式学习"与"翻转课堂"在可预见的范围内将得到广泛的应用。尽管"混合式学习"与"翻转课堂"在课堂教学模式改革中具有不可忽视的优势，但更多的优质网络共享课程的建设才是当前医学教育工作者的工作重点之一。只有给学生提供更多的优质课程资源，"混合式学习"及"翻转课堂"的实施才有可能实现。

2. 制作医学动画让抽象的医学知识生动形象易于理解

由于医学知识普遍存在抽象性和微观性等特点，传统的教育模式依靠教师用语言去说明，要花费大量的时间，很多时候，学生并不能理解，有些知识教师重复讲解多次，学生仍不知所云。如果我们利用 3D 技术做成医学三维动画则能给人以身临其境的感觉，正好解决了医学领域中沟通和交流的困难。医学动画基本适应于医学领域的每一个分支。20 世纪 80 年代，国内外出现医学三维重建的报道[1]，20 世纪 90 年代人体三维研究的新纪元开启[2]，美国可视人（VHP）、韩国可视人（VKH）和虚拟中国人（VCH）等研究相继出现。三维医学动画为用户提供三维立体效果，不受时间、空间、宏观和微观的限制，能真实、清晰地展示视域中的每一个细节，具有效果逼真、图像细腻、无损放大等诸多优点，在医学研究、教学与临床诊断以及医学科普健康教育中均具有非常广阔的应用前景。医学教育工作者应与三维设计人员合作，制作更多的医学动画，这样既可以大大节省课堂教师讲解的时间，让学生更易理解，又能满足学生在移动互联网时代的学习需求。

3. 应用模拟技术培养医学生临床实践技能

医学是一门实践性的科学，教学中强调早临床、多临床、反复临床实践以提高医学生的临床实践能力。传统的临床实践教学方法是通过"师带徒"的方法进行的，即医学生通过观察和重复老师或高年资医生的示范操作来达到临床实践的教学目标。但由于近年来医学教育规模扩大、医患关系紧张，以及医学伦理等因素，传统的临床实践教学方式已经不适应现代医学教育发展的需求，一种新型

① 杨琳，王克强.耳蜗三维建模及其应用研究进展[J].解剖学杂志，2012，35(5):677-680.
② 刘波，高秀来.耳蜗三维重建的研究及意义[J].解剖科学进展，2005，11(1):65-69.

的医学模拟教学方式迅速兴起，并逐渐完善，以其明显的优势在医学教育中发挥着重要的作用，这也是我国医学教育改革的一个重要方面。医学模拟教学是利用各种现代技术，模拟临床医疗场景，给学生提供一个无风险的训练临床技能的教学条件与环境[1]。目前模拟教学已经广泛应用于诊断学、急诊医学等医学基础课程以及腔镜技术、内镜操作等专科技能教学中[2]。高仿真模拟人（integrated procedure simula-tors）、模型教具（model-based simulators）、计算机虚拟患者（virtual patient）等模拟教学手段也应用于临床教学之中。

同时，在技能考核方面，形成了以客观化结构性临床考试（objective structured clinical examination，OSCE）为代表的标准化评估体系。模拟教学具有训练真实性、时间方便性、病历多样性、训练可调性、病员安全性、操作纠错性、团队合作性等特点，在急救训练、有创性临床操作训练上，日益显示出成本低、可重复、效率高以及符合医学伦理要求等优势。在医学生早期教育中使用模拟教学方式是非常安全、可靠和科学的方式，开发更多的医学模拟技术，为医学生提供更多更好的临床实践场景，对促进医学教育改革意义深远。

综上，随着移动互联网时代的来临，新兴的信息技术推动高等教育技术的快速发展，给传统的医学教育带来了巨大的挑战和机遇。医学教育改革应从开发优质网络共享课程，制作医学动画，应用模拟技术于医学实践教育，激励学习者提高学习的成效和创造性等几个方面进行探索。这是医学教育改革的关键，也是医学教育者必然承担的新时期的任务。它要求我们积极探索学习新技术，丰富教学内容，改变以往的教学模式，让学生乐学爱学会学，充分调动学生学习主体的积极性。同时，它也给医学教育工作者提出更高的要求：教师要不断地学习新技术、新方法；改变传统的教学模式，从以讲解知识为工作重点，转变为引导学生应用知识和监控学生学习。老师更多的责任是去理解学生的问题和引导学生去运用知识。如此学生能够获得更多的宝贵课堂时间，能够更专注于项目学习，围绕本地化或全球化的挑战以及其他现实世界面临的问题开展研究性学习，从而获得更为深刻丰富的理解。如此教师也就有更多的时间与每位学生进行互动交流，从而促进医学教育的发展。

---

[1] 郭红霞，陈红.仿真模拟教学在我国护理教育中的应用现状[J].护理研究，2013，9：2939－2941.

[2] Michael，M.Performance of technology-driven simulators for medical students-a systematic review[J].Journal of Surgical Research，2014：531－543.

附　录

附录 Ⅰ　关于医学职业精神及其培育模式的调查研究

为了全面了解当前医学生对医学职业精神的了解情况和医学院校职业精神培育模式,我们进行此次抽样调查,本问卷采取无记名方式进行,请您在选择项上打钩,或在横线处填上答案。问卷结果仅供研究使用,感谢您在百忙之中抽出时间来完成这份问卷。

一、个人基本情况

1. 您的性别是　A. 男　　　　　B. 女

2. 您的年级:＿＿＿＿＿＿＿＿＿＿＿＿

3. 您所在高校:＿＿＿＿＿＿＿＿＿＿＿＿

1. 您是否了解《医师宣言》及其内容?
   A. 非常了解　　　　B. 了解　　　　C. 了解一些　　　　D. 不了解

2. 您了解医学职业精神的相关内容吗?
   A. 非常了解　　　　B. 了解　　　　C. 了解一些　　　　D. 不了解

3. "医学伦理中的自主原则"是指什么?
   A. 遵从患者的要求　　　　　　　　B. 按照疾病规律,医生自主决定
   C. 维护患者独立、自愿的决定权　　D. 听从患者家属意见

4. "医学伦理中的利他原则"是指什么?

    A. 对医院有利　　　　B. 对社会有利 C. 对患者有利　　　D. 对国家有利

5. 您认为尊重患者最重要的是做到什么?

    A. 尊重患者的隐私　　　　　　　B. 维护患者的尊严

    C. 注意自己的言行　　　　　　　D. 听从患者的意见

6. 您认为作为医生最核心的素质与能力是什么?

    A. 医疗技术　　　　B. 职业道德　　C. 沟通能力　　　　D. 人文素养

7. 您对现在医疗队伍的职业精神的评价是什么?

    A. 非常满意　　　　B. 满意　　　　C. 不太满意　　　　D. 非常不满意

8. 您认为你们学校对职业精神教育的重视程度如何?

    A. 非常重视　　　　B. 重视　　　　C. 不太重视　　　　D. 非常不重视

9. 您对自身职业道德观念和行为的客观评判是什么?

    A. 非常满意　　　　B. 满意　　　　C. 不太满意　　　　D. 非常不满意

10. 大部分教师在授课过程中对职业精神表达的态度如何?

    A. 十分重视,上课经常讨论　　　　B. 重视,上课经常提起

    C. 不太重视,上课很少提及　　　　D. 非常不重视,上课没提及

11. 您了解医学职业精神的主要途径是什么?

    A. 必修课程　　　　B. 选修课程　　C. 实践活动　　　　D. 校园文化

12. 您所在的学校是否经常开展医学职业精神的宣传教育或文化活动?

    A. 经常有　　　　　B. 有　　　　　C. 偶尔有　　　　　D. 几乎没有

13. 您所在学校对学生的职业精神有进行专门的考核与评价吗？

　　A. 严格考核　　　　　　　　　B. 一般考核

　　C. 不太考核　　　　　　　　　D. 不考核

14. 您对学校或实习医院职业精神教育的总体评价是什么？

　　A. 非常满意　　　B. 满意　　　C. 不太满意　　　D. 非常不满意

15. 您认为医学职业精神养成的最有效途径是什么？

　　A. 行为养成　　　B. 课堂教育　　C. 家庭传承　　　D. 社会实践

16—20 题未参加实习的同学可以不填：

16. 当您在诊治过程中，遇到很棘手的问题，自己无法解决时，您会怎么办？

　　A. 请教指导老师或他人　　　　B. 自己想办法

　　C. 请患者转诊　　　　　　　　D. 不主动解决

17. 在给患者体检时，您认为自己的动作规范吗？

　　A. 非常规范　　　B. 比较规范　　C. 不太规范　　　D. 不规范

18. 您是否参与交班、查房、病例讨论、专题讲座以及危重患者的抢救等工作？

　　A. 经常参与　　　B. 参与较少　　C. 不太参与　　　D. 从不参与

19. 您是否能保质保量完成病历书写、病情记录、出院总结、交接班小结、值班及上级医生交代的各项任务？

　　A. 完成得非常好　　B. 基本能完成　C. 基本不能完成　　D. 不能完成

20. 实习期间，您出现过与患者关系不和的事情吗？

　　A. 经常　　　　　B. 偶尔　　　　C. 几乎没有　　　D. 没有

附录 Ⅱ 访谈记录列举

时间:2019 年 4 月 12 日(周三)中午 10:55—12:30
地点:××医科大学附属××医院
记录员:陈××

访谈对象简介:

D1,某三级甲等综合性医院急诊科主任医师,教授,医学博士,博士生导师。

访谈记录:

陈:您好! 首先,很感谢您在百忙之中能接受我的访谈。我现在正进行一项关于医学生职业精神培育的课题研究,就有关问题想采访一下您。我们需要全程录音,可以吗?

D1:可以。

陈:好的,谢谢! 我想了解一下您对医学职业精神的看法,不知您对医学职业精神了不了解?

D1:这样的题目很大呀!

陈:(笑)是有点大! 不过您可以谈谈您了解的那部分。或者换句话说,你认为怎样的医生才算是好医生?

D1:好。好医生就是要满足患者的就医需求。

陈:满足患者的就医需求?

D1:嗯。具体说就是安全、有效、方便、价廉。好医生就应该能够满足患者的这些就医需求,他有什么需求,我们满足他,解决他的困难。虽然每个患者患病的部位不同,性质不一样,但总的原则就是要能够又安全又有效地解决他们的问题。如果这个医生能做到的话,那就是一个好医生。

陈:那可不可以问一下您当初为何选择学医?

D1:这是过去的事情,原因也是多方面的。

陈：可以慢慢聊，我们之前有采访过很多医生。他们说就是当时，家人说医生这个职业还是可以的，比较稳定，他们就选了。也有人说，那时随便填一个志愿，后来发现这条路还是可以的，就这样一路走下来。就是会有很多的影响因素，那您具体的原因又是什么呢？

D1：应该这么讲吧，当时我填志愿的时候还是受了其他人读医的影响。

陈：其他人主要是家里的亲人吗？还是说……

D1：亲戚朋友，当然还有家长。其他人读医后，我看到做医生还是比较有价值的，这样一个影响，后来就做出了医学志愿的填报。但是医科也不是我的第一志愿。

陈：那您第一志愿是什么？

D1：第一志愿是工科。

陈：工科！

D1：嗯，因为高中读的是理科，不是文科是理科。

陈：那您这么多年这条路走下来，对于医生这个职业，现在又是怎么看待的？

D1：医生这个职业在缓解患者的病痛，解决患者的医疗问题上，还是有大价值和意义的，这是第一。但是第二呢，医疗（行业）还是有比较大的风险。

陈：是的，现在医患矛盾还是比较大的。

D1：对，还有第三呢，就是医疗的作用还是有限。中国科学院院士韩启德说，医疗对人体健康只起8%的作用，健康更多由生活方式、生活条件、经费的保障来决定。这还是有一定道理的。医疗的作用还是很有限。

陈：医疗是有限的呀，就像现在有些人有病来医院，觉得医生就一定要给我治好，好像医生一定是万能的感觉。

D1：一定要具体问题具体分析。

陈：这么多年了，有没有什么事情让您印象特别深刻？

D1：我这个专业是搞重症抢救，英文叫ICU。患者到了我们这里，要马上面对两种结果，一种是生存，一种是死亡。所以还是有不少人留给我深刻印象的。我有门选修课就是救命救急故事会，里边有很多的案例，如果有兴趣的话你可以来听一下。

陈：好的。

D1：当然我们经手的病例还是非常有限的。实际上我们人类的历史上，去看文献的话,有许多经典的案例是非常值得我们去学习的。美国的医学教育建设,医学生至少要学2万个案例,2万个案例呢,是理论学习,因为他是学生嘛,有文献的,还有模拟的。如果2万个案例都学习领会了,再去做医生,这个基础就打得非常扎实了。

陈:那我们国家的医学教育好像案例学习还是蛮少的。

D1:嗯,是还不够。尽管我们现在以问题为导向开展教学,有模拟的信息化条件,有见习和实习,但是再结合一下案例教学,帮助会更大。

陈:病例教育就是看到一个患者的病例,然后学习医生如何处理,是吗?

D1:事实上,文献患者案例中的医学信息和现实中的病例是非常吻合的。因此我们开展案例学习非常有助于诊断、治疗和预后的学习。

陈:您是温州医学院毕业的,相比之前,我们学校这几年对于医学生的职业精神教育方面做得怎么样?

D1:20多年了,变化很大。学校的规模,学生的数量,包括师资的数量,一些教学的条件尤其是信息化的条件,还有我们学校的影响力,科研方面的业绩等方面发展都非常突出。但是现在也面临很大的挑战,在教学上是两个方面:一是专业知识的掌握,二是育人,如何用心用脑。相比之下,育人的挑战更大。最近全国高校加强和改进思想政治工作,对于高校育人这一方面,有了明确的要求。我们强调发展哲学社会科学,是因为医学既是自然科学,又是社会科学。好在我们2014年开始,文理不分科了,比较好。我那时候,只有理科可以报医科,文科是不能读医科的。

陈:对,这几年浙江是改掉了。

D1:所以说明前面就是有不合理,以前那句话叫作学好数理化,走遍天下都不怕。但是现在数理化是基础。我们做医科的,自然辩证法、哲学社会科学、伦理学、心理学,其实都是必需的!因为我们面对的是一个人。

陈:还是要跟人打交道。

D1:所以说我们学校职业精神教育的挑战很大,人文的课程我们现在陆陆续续已经开出一些来了。

陈:具体的形式有吗?就说具体做了哪些?

D1:学校主要是课堂教育为主,医院还会结合实际,结合患者的案例,但是这个呢,每个医院每个专科每个老师都不一样。这一批带教的老师,言传身教,你会发现,老师,基本上每个病患的情况都会给学生讲,几乎是百分之百。关于人文关怀比较少的情况是,直接根据医嘱,大多数情况下,都是给学生做临床带教,带教的内容不仅仅是医学专业,更多的是对患者的人文关怀。美国特鲁多医生说,有时治愈,常常帮助,总是安慰(To cure sometimes, to relieve often, to comfort always)。我们另外一个职责,培养学生来满足患者的需要,患者治愈的需要,解痛的需要,安慰的需要,方便你引导学生,那他之后,做医生就比较方便了。能够比较有爱心地,去解决患者的问题。

陈:那在您的大学期间有没有什么特殊的活动或者人,对您的职业精神形成有着比较深远的影响?

D1:我们那个时候,老师给我们的普遍印象就是非常负责任,非常严谨。那时候,没有现在的幻灯片,很多老师自己做了一些模型,一些教具,备课是花了很多时间的,对于学生的问题都是耐心地解答。举个例子吧,我们原来那个教生化的老师,留给同学们的印象就非常深。他能够把生化这门最枯燥的课程讲得生动,平时一章章展开讲,结束时把课程内容高度概括,差不多用两个半天或者一个晚上全部概括整合起来讲述,是教得非常好的老师。

陈:确实是,很多同学对他评价都非常高。

D1:对,他基本上都是脱稿讲课的,所以给我们学生留下的印象是非常深刻的,他是非常敬业的,课程的串讲要花很多功夫。

陈:其他呢? 有没有其他因素对职业精神的影响较大?

D1:其他的话,我觉得还是人文关怀。我们既然选择了当医生,就是选择了一份责任,而且这份责任是终生的。尽管我们每个人都要承担责任,有家庭、工作、学习等责任,一言一行都是责任。但是医生的天职就是救死扶伤,中国人讲人命大于天,所以对于医学生来讲,打好基础,包括人文的基础,才能够更好地履行这个天职。

陈:您如何评价现在的医学生职业精神教育? 如何进一步加强?

D1:我们学校相比其他大学,学风还是非常好的,学生很自觉、刻苦,老师也非常优秀,这跟学校的优良文化传承分不开,是通过一届届的学生传承下来的。但是,相对来说活动就开展得比较少,因为医学学业比较重,像你们的这种调查实践等活动还是需要的,国外为了培养医学生的职业精神,志愿者活动、慈善活动、公益活动就比较多。因为医生不仅仅是接触患者,还要有爱心,还要学会团队合作。

陈：那您平时带学生，如何培养他们的职业精神呢？

D1：主要是两个方面。一是让学生练好本领打下基本功。童子功，是你一生的基础，协和医院到现在仍然提三基三严，就是让医学生练好基本功。二是《希波克拉底誓言》中提到的医生的三个宝，第一个宝是语言，第二个宝是药物，第三个宝才是手术。可见医生学好这个本领外，还要有好的身体素质、思想品德，有责任心、爱心等。尤其是我们国家强调的仁义礼智信，我们几千年中华的优良传统，提倡要为别人着想，何况是医生，怎么能不为患者着想？所以我平时在授课中，在与学生交流的过程中，都会比较注意这两点。

陈：那您对于《医师宣言》或《中国的医师宣言》有没有了解？

D1：《医师宣言》，我还真没注意，原来《希波克拉底誓言》都是挂墙上的。

陈：您对于我们现在的医学职业精神教育有没有什么其他建议？

D1：学校的医学教育现在也在不断地改革，创新。其中有一个做法是系统整合，或者说是早临床，多临床，就是从课堂教学提早进入临床教学，这个对于医学职业精神教育来讲还是很有价值的。

陈：那您对医学生有什么寄语？

D1：就是刚刚说的，要知道自己需要履行的职责！成才的话，也是需要方方面面的，要相信付出就有收获。

附录Ⅲ 医学誓言或宣言

1. 希波克拉底誓言①

我谨向阿波罗神、医神、健康女神、药神及在天诸神起誓,将竭尽才智履行以下誓约:视业师如同父母,终身与之合作。如有必要,我的钱财将与业师共享。视其子弟如我兄弟。彼等欲学医,即无条件授予。口授箴言给我子及业师之子,诫其恪守医家誓词,不传他人。尽我所能诊治以济世,决不有意误治而伤人。病家有所求亦不用毒药,尤不示人以服毒或用坐药堕胎。为维护我的生命和技艺纯洁,我决不操刀手术,即使寻常之膀胱结石,一责令操此业之匠人。凡入病家,均一心为病患,切忌存心误治或害人,无论患者是自由人还是奴隶,尤均不可虐待其身心。我行医处世中之耳闻目睹,凡不宜公开者,永不泄漏,视他人之秘密若神圣。此誓约若能信守不渝,我将负盛名,孚众望。倘违此誓或此时言不由衷,诸神明鉴,敬祈严惩。

2. 日内瓦宣言②

准许我进入医业时:我郑重地保证自己要奉献一切为人类服务。我将要给我的师长应有的崇敬及感激;我将要凭我的良心和尊严从事医业;患者的健康应为我的首要的顾念;我将要尊重所寄托给我的秘密;我将要尽我的力量维护医业的荣誉和高尚的传统;我的同业应视为我的手足;我将不容许有任何宗教,国籍,种族,政见或地位的考虑介于我的职责和患者间;我将要尽可能地维护人的生命,自从受胎时起;即使在威胁之下,我将不运用我的医学知识去违反人道。我郑重地,自主地并且以我的人格宣誓以上的约定。

3. 医学生誓言

健康所系,性命相托。当我步入神圣医学学府的时刻,谨庄严宣誓:我志愿献身医学,热爱祖国,忠于人民,恪守医德,尊师守纪,刻苦钻研,孜孜不倦,精益

---

① 希波克拉底.希波克拉底文集[M].赵洪均,武鹏,译.北京:中国中医药出版社,2007:1.
② 甘苓.中西方医学誓言叙论[D].遵义:遵义医学院,2014.

求精,全面发展。我决心竭尽全力除人类之病痛,助健康之完美,维护医术的圣洁和荣誉,救死扶伤,不辞艰辛,执着追求,为祖国医药卫生事业的发展和人类身心健康奋斗终生。

4. 中国医师宣言

(1)平等仁爱。坚守医乃仁术的宗旨和济世救人的使命。关爱患者,无论患者民族、性别、贫富、宗教信仰和社会地位如何,一视同仁。

(2)患者至上。尊重患者的权利,维护患者的利益。尊重患者及其家属在充分知情条件下对诊疗决策的知情权。

(3)真诚守信。诚实正直,实事求是,敢于担当救治风险。有效沟通,使患者知晓医疗风险,不因其他因素隐瞒和诱导患者,保守患者私密。

(4)精进审慎。积极创新,探索促进健康和防治疾病的理论与方法。宽厚包容,博采众长,发扬协作与团队精神。严格遵循临床诊疗规范,审慎行医,避免疏忽和草率。

(5)廉洁公正。保持廉洁公正,勿用非礼之心,不取不义之财。正确处理各种利益关系,努力消除不利于医疗公平的各种障碍。充分利用有限的医疗资源,为患者提供有效适宜的医疗保健服务。

(6)终身学习。持续追踪现代医学进展,不断更新医学知识和理念,努力提高医疗质量。保证医学知识的科学性和医疗技术运用的合理性,反对伪科学,积极向社会传播正确的健康知识。

附录Ⅳ　全球医学教育最基本要求

第一条　职业价值、态度、行为和伦理要求：敬业精神和伦理行为是医疗实践的核心。敬业精神不仅包括医学知识和技能，而且也包括对一组共同价值的承诺、自觉地建立和强化这些价值，以及维护这些价值的责任等。

第二条　医学科学基础知识要求：毕业生必须具备坚实的医学科学基础知识，并且能够应用这些知识解决医疗实际问题。毕业生必须懂得医疗决定和行动的各种原则，并且能够因时、因事而宜地做出必要的反应。

第三条　沟通技能要求：医生应当通过有效的沟通创造一个便于与患者、患者亲属、同事、卫生保健队伍其他成员和公众之间进行相互学习的环境。

第四条　临床技能要求：医学毕业生在诊断和处理病例中必须讲求效果和效率。

第五条　群体健康和卫生系统要求：医学毕业生应当知道他们在保护和促进人类健康中应起的作用，并能够采取相应的行动。他们应当了解卫生系统组织的原则及其经济和立法的基础。他们也应当对卫生保健系统的有效果和有效率的管理有基本的了解。

第六条　信息管理要求：医疗实践和卫生系统的管理有赖于有效的源源不断的知识和信息。计算机和通讯信技术的进步对教育和信息的分析和管理提供了有效的工具和手段。使用计算机系统有助于从文献中寻找信息，分析和联系患者的资料。

第七条　批判性思维和研究要求：对现有的知识、技术和信息进行批判性的评价，是解决问题所必须具备的能力，因为医生如果要保持行医的资格，他们就必须不断地获取新的科学知识和新的技能。进行良好的医疗实践，必须具有科学思维能力和使用科学的方法。

参考文献

一、中文文献

(一)著作类

[1] 蔡志良.职业伦理新论[M].成都:电子科技大学出版社,2014.

[2] 涂尔干.职业伦理与公民道德[M].渠东,付德根,译.上海:上海人民出版社,2006.

[3] 尹文强,黄冬梅.我国公立医院医生职业心理研究:工作倦怠的管理学视角[M].北京:中国社会科学出版社,2014.

[4] 王东,等.医务人员职业素质修养与执业法律知识[M].北京:科学技术文献出版社,2010.

[5] 谢淑俊.医药职业道德[M].北京:化学工业出版社,2007.

[6] 张大庆.中国医学人文教育[M].北京:北京大学医学出版社,2006.

[7] 魏英敏.新伦理学教程[M].北京:北京大学出版社,1993.

[8] 王海明.新伦理学[M].北京:商务印书馆,2001.

[9] 邱仁宗.崔晓梅.生命伦理学概论[M].北京:中国协和医科大学出版社,2003.

[10] 杜治政.医学伦理学探新[M].郑州:河南医科大学出版社,2000.

[11] 王海明.伦理学原理[M].北京:北京大学出版社,2001.

[12] 沃林斯基.健康社会学[M].孙牧红,等译.北京:社会科学文献出版社,1999.

[13] 张鸿铸,等.中外医德规范统揽[M].天津:天津古籍出版社,2000.

[14] 教育部临床医学专业认证工作委员会.中国本科医学教育标准:临床医学专业(2016 版)[M].北京:北京大学医学出版社,2017.

[15] 柯林·比尔德,约翰·威尔逊.体验式学习的力量[M].黄荣华,译.广州:中

山大学出版社,2003.

[16] 刘尔思.大学生体验式学习[M].昆明:云南大学出版社,2011.

[17] 张大庆.医学人文导论[M].北京:科学出版社,2013.

[18] 王以朋,陈杰.北京协和医院临床职业素养手册[M].北京:人民卫生出版社,2013.

[19] 张英.医生的影响力:医生如何扮演好自己的职业化角色(修订版)[M].广州:广东人民出版社,2012.

[20] 黄冬梅,尹文强.社会交换视角下的医生职业承诺模型研究[M].北京:中国社会科学出版社,2014.

[21] 佐藤绫子.医师接诊艺术[M].毕玺,译.北京:东方出版社,2015.

[22] 孙福川,王明旭,陈晓阳.医学伦理学(第四版)[M].北京:人民卫生出版社,2013.

[23] 罗布·巴戈特.解析医疗卫生政策[M].彭华民,赵万里,译.上海:上海人民出版社,2012.

[24] 菲利普·朗曼.最好的医疗模式:公立医院改革的美国版解决方案[M].李玲,等译.北京:北京大学出版社,2011.

[25] 孙军正.医务工作者不可缺少的 15 种职业精神[M].北京:中华工商联合出版社,2011.

[26] 吉济华.全科医生诊疗手册[M].南京:江苏科学技术出版社,2011.

[27] 曹开宾,邱世昌,樊民胜.医学伦理学教程[M].上海:复旦大学出版社,2009.

[28] 刘晓滇.新世纪医务人员职业修炼[M].北京:中国科学技术出版社,2008.

[29] 谢淑俊.医药职业道德[M].北京:化学工业出版社,2010.

[30] 向月应,林春逸.医院医疗工作伦理道德手册[M].北京:人民军医出版社,2011.

[31] 刘克俭,顾瑜奇.职业心理学[M].北京:中国医药科技出版社,2005.

[32] 叶红梅,王贤明,刘晓霖.医学生心理健康教育[M].北京:中国传媒大学出版社,2007.

[33] 明宏.心理健康辅导基础理论[M].北京:世界图书出版公司,2007.

[34] 荀伟平.人际沟通的 10 条白金法则[M].北京:中国纺织出版社,2011.

[35] 阎文蓉.每天10分钟学会人际沟通技巧[M].北京:机械工业出版社,2011.

[36] Cruss,R.L.,Cruss,S.R.,Steinert,Y.医学职业精神培育[M].刘惠军,唐健,陆于宏,译.北京:北京大学医学出版社,2013.

[37] 理查德·哈什.德育模式[M].刘秋木,吕正雄,译.台北:王南图书馆出版社,1993.

[38] 周家伦.高校辅导员——理论、实务与开拓[M].上海:同济大学出版社,2009.

[39] 韦伯.新教伦理与资本主义精神[M].黄晓京,彭强,译.成都:四川人民出版社,1986.

[40] 郝凤茹.职业精神[M].北京:北京大学出版社,2005.

[41] 赫伯特·J.鲁宾,艾琳·S.鲁宾.质性访谈方法:聆听与提问的艺术[M].卢晖临,连佳佳,李丁,译.重庆:重庆大学出版社,2010.

[42] 廖泉文.人力资源管理(第二版)[M].北京:高等教育出版社,2012.

[43] 许烨.当代高校教师职业伦理[M].北京:中央编译出版社,2016.

[44] 蓝采风,许为民.医学伦理学教程[M].上海:复旦大学出版社,2011.

[45] 卡尔·L.怀特,朱莉亚·E.康奈莉.医学院校的使命及公众的健康[M].张孔来,廖苏苏,陈锵,等译.北京:科学出版社,1997.

[46] 朱潮.中外医学教育史[M].上海:上海医科大学出版社,1988.

[47] 卡斯蒂廖尼.医学史[M].程之范,译.桂林:广西师范大学出版社,2003.

[48] 吴小明.医务工作者职业倦怠解析:管理者的思考与破局良策[M].天津:天津科技翻译出版有限公司,2015.

[49] 尹文强,黄冬梅.我国公立医院医生职业心理研究——工作倦怠的管理学视角[M].北京:中国社会科学出版社,2014.

[50] 黄睿彦.中外医学教育比较[M].北京:人民卫生出版社,2017.

[51] 席彪.医生职业修炼[M].北京:北京大学医学出版社,2006.

[52] 段鸿.现代德育——理论和实践[M].上海:上海教育出版社,2012.

[53] 皮亚杰.儿童道德判断[M].傅统先,陆有铨,译.济南:山东教育出版社,1984.

[54] 皮亚杰.教育科学与儿童心理学[M].傅统先,译.北京:文化教育出版社,1981.

[55] 朱小蔓.道德教育论丛[M].南京:南京师范大学出版社,2000.

[56] 杜威.杜威教育论著选[M].赵祥麟,王承绪,编译.上海:华东师范大学出版社,1981.

[57] 柯尔伯格.道德教育的哲学[M].魏贤超,柯森,译.杭州:浙江教育出版社,2000.

[58] 约翰·洛克.教育漫话[M].傅任敢,译.北京:人民教育出版社,1963.

[59] 檀传宝.学校道德教育原理[M].北京:教育科学出版社,2003.

[60] 皮亚杰.发生认识论[M].范祖珠,译.北京:商务印书馆,1990.

[61] 乐国安.社会心理学[M].天津:南开大学出版社,1997.

[62] 王洪才.大众高等教育论——高等教育大众化的文化个性向度研究[M].广州:广东教育出版社,2004.

[63] 潘懋元.中国高等教育大众化的理论与政策[M].广州:广东教育出版社,2008.

[64] 斯特恩.医师职业素养测评[M].邓洪,熊婉,万学红,译.成都:四川大学出版社,2008.

[65] 陈向明.质的研究方法与社会科学研究[M].北京:教育科学出版社,2000.

[66] 夏征农,陈至立.辞海[M].上海:上海辞书出版社,2009.

[67] 黄艳芳.职业与人生[M].兰州:兰州大学出版社,2005.

[68] 现代汉语词典[M].北京:商务印书馆,2012.

[69] 北京大学哲学系外国哲学史教研室编译.十八世纪末——十九世纪初德国哲学[M].北京:商务印书馆,1992.

[70] 施韦泽.敬畏生命:五十年来的基本论述[M].陈泽环,译.上海:上海社会科学院出版社,2003.

[71] 约翰·杜威.民主主义与教育[M].王承绪,译.北京:人民教育出版社,2001.

[72] 丁证霖,赵中建,乔晓冬,等.当代西方教学模式[M].太原:山西教育出版社,1991.

[73] 马加乐,燕国材.非智力因素与学校教育[M].西安:陕西人民教育出版社,1992.

[74] 童庆炳.现代心理美学[M].北京:中国社会科学出版社,1993.

[75] 罗国杰.伦理学[M].北京:人民教育出版社,1989.

[76] 罗杰姆.教育过程[M].邵瑞珍,译.北京:文化教育出版社,1982.

[77] 布卢姆,等.教育评价[M].邱渊,王钢,夏孝川,等译.上海:华东师范大学出版社,1987.

[78] 波兰尼.个人知识:迈向后批判哲学[M].许泽民,译.贵阳:贵州人民出版社,2000.

[79] 毛泽东.毛泽东选集第1卷[M].北京:人民出版社,1991.

[80] 俞方.美国医学课程改革历史探索[M].北京:人民卫生出版社,2010.

[81] 丁元竹.建设健康和谐社会[M].北京:中国经济出版社,2005.

[82] 马克思,恩格斯.马克思恩格斯选集第3卷[M].中共中央马克思恩格斯列宁斯大林著作编译局,编译.北京:人民出版社,1995.

[83] 宋原放.简明社会科学词典[M].上海:上海辞书出版社,1984.

[84] 黑格尔.美学[M].寇鹏程,编译.南京:江苏人民出版社,2011.

[85] 刘振铎.现代汉语辞海[M].延吉:延边教育出版社,2001.

[86] 叶澜.新编教育学教程[M].上海:华东师范大学出版社,1991.

[87] 沈炜,宋来.医学生全面发展教育:科学发展观视角[M].上海:华东理工大学出版社,2009.

[88] 张耀灿.职业精神教育学前沿[M].北京:人民出版社,2006.

[89] 刘新庚.现代职业精神教育方法论[M].北京:人民教育出版社,2006.

[90] 汪凤炎.德化的生活:生活德育模式的理论探索与应用研究[M].北京:人民出版社,2005.

[91] 雅斯贝尔斯.什么是教育[M].邹进,译.北京:生活·读书·新知三联书店,1991.

[92] 卫生部.中国卫生统计年鉴[J].北京:中国协和医科大学出版社,2009.

[93] 丘祥兴,孙福川,王明旭,等.医学伦理学[M].北京:人民卫生出版社,2003.

(二)期刊类

[1] 万学红,吕小岩,郑尚维.医师职业精神研究现状与发展趋势[J].中国循证医学杂志,2010,10(4):376-378.

[2] 梁莉,王振方.中西方医学职业精神异同:概念的比较[J].医学与哲学(人文社会医学版),2009,30(10):18-20.

[3] 叶枫,李建,刘进,等.医师专业精神认知现状调查分析[J].西南民族大学学报(自然科学版),2008,34(6):1269－1271.

[4] 杜治政,赵明杰,孔祥金,等.中国医师专业精神的病人一般观点——全国10城市4000名住院患者问卷调查研究报告之一[J].医学与哲学,2011,32(3):2－9.

[5] 袁蕙芸,崔文彬,陈佩.上海部分医院医师职业精神现状分析[J].中国医学伦理学,2011,24(5):588－591.

[6] 师小葶,田润录,李恩昌.医疗职业人格与医师专业精神的含义、内容、存在问题及对策[J].医学与社会(人文社会医学版),2007,20(10):20－23.

[7] 安洪庆,马桂峰,范应元,等.山东省某医学院校医学生职业精神现状调查[J].医学与社会,2012,25(1):91－93.

[8] 陈从显,徐爱钰,王玲玲.医学院校医德教育评价体系构建的分析[J].医学与社会(人文社会医学版),2011,24(5):95－97.

[9] 丛亚丽.北京大学医学部中美医师职业精神研究中心背景与工作目标[J].医学与哲学(人文社会医学版),2009,30(1):封底.

[10] 谢军,马重阳.医学伦理教学改革与医学生职业道德素质的培养[J].浙江中医药大学学报,2008,32(1):116－118.

[11] 彭浩晟.论医科院校大学生伦理教育的目的[J].中国医学伦理学,2009,22(2):150－151.

[12] 张金钟.医学生职业精神养成有效模式的探讨[J].中国医学伦理学,2007,20(3):8－10.

[13] 王春光.关于加强医学生职业精神教育的思考[J].中国医学伦理学,2007,20(2):26－28.

[14] 王道珍,李萍,刘嘉祯,等.基于PBSGED模式的医学职业精神师生协同培育机制研究[J].西北医学教育,2016,10(24):657－661.

[15] 汪青.跨世纪的医学教育:改革是永恒的主题[J].复旦教育论坛,2014,12(2):103－108.

[16] 储全根,尤吾兵.论医学职业精神及其在当下医学生教育中的塑成[J].中医教育,2014,33(2):11－14＋20.

[17] 张俊.当下高等医学人文教育的困境与出路[J].医学与哲学(人文社会医学

版),2011,32(8):66.

[18] 高兆明.论习惯[J].哲学研究,2011(5):66.

[19] 崔群颖,刘芳.对医学生职业精神认知状况及培养途径的分析与对策研究[J].中国医学伦理学,2011,24(6):810-812.

[20] 韩侨宇,李章来,冉姗姗,等.对于不同阶段长学制医学生对职业认知的现状调查与分析[J].中国医学伦理学,2016,29(1):73-76.

[21] 李亚平,陈翔,陈金彪,等.实习医学生职业精神评估体系的实证研究[J].医学与哲学(人文社会医学版),2015,36(10A):31-34.

[22] 陈杰,许飞龙,王聪,等.医学生对当前医患利益关系若干问题的认知:医学生对医师职业精神认知的调查[J].医学与哲学,2013,34(4A):35-38.

[23] 陈燕玲,郑会贤,陈进,等.核心能力为导向,循证医学为载体,终身学习为目的的医学人才培养模式研究(二):中美本科医师职业精神教育现状比较[J].中国循证医学杂志,2010,10(4):426-433.

[24] 宫亮,周向东,熊玮.国外医学生的人文素质培养特点和我国的现状分析[J].中国医药导报,2011,8(23):106-107.

[25] 王琳.中外医学人文教育的比较及启示[J].医学与哲学(人文社会医学版),2009,30(7):71-72.

[26] 王星明,王艳华.西方国家医学生职业道德教育的特点及启示[J].中国医学伦理学,2008,21(2):30-31.

[27] 刘继同,严俊,王明旭,等.中国医学人文、医学职业精神的主要研究议题与制度化决定因素[J].中国卫生政策研究,2009,2(10):56-61.

[28] 应维华.医患关系紧张的经济学分析[J].杭州师范学院学报(医学版),2005,25(2):90-92.

[29] 张玉旺,仇宝山.人文关怀视域下的医学生思想政治教育[J].中国医学伦理学,2010,23(3):82-83.

[30] 李雯,胡睿,刘兆玺,等.医学生思想道德现状与医学职业精神培养探索[J].中国医学伦理学,2012,25(4):445-446.

[31] 梁垚,吴宏,易露茜,等.长学制医学生职业行为评价指标体系研究[J].中华医学教育杂志,2011,30(1):87-92.

[32] 张丽红,李英.医学生职业道德教育现状及医德心理培育的必要性[J].医学

与哲学(人文社会医学版),2010,31(5):62-64.

[33] 安洪庆,元金宝,楚新艳,等.医学生职业责任感认知现状调查及培养策略探讨[J].中国医学伦理学,2014,27(5):667-669.

[34] 楚新艳,刘宪亮,安洪庆,等.体验教育在医学生生命观教育中的应用[J].医学与社会(人文社会医学版),2013,26(4):91-93.

[35] 刘芳,冉素娟,李奇志,等."双早"教育对加强医学生职业精神的实证研究[J].重庆医学,2012,41(30):3237-3328.

[36] 和新颖,李恩昌,刘庆,等.社会主义核心价值观视域下医学职业精神的培育[J].中国医学伦理学,2013,26(2):165-166.

[37] 徐玉梅,刘宪亮.论和谐医学伦理观的构建[J].中国医学伦理学,2003,16(6):38-40.

[38] 石丽英.医师宣言的背景、内容及其社会意义[J].中国医院,2011,10(15):50-51.

[39] 周同甫.关于在我国试行全球医学教育最低标准的思考[J].医学教育,2002,8(4):14-15.

[40] 伍天章.医学职业精神的辨析与构建[J].中国医学伦理学,2007,20(3):5-6.

[41] 李本富.试论医生的职业精神[J].中国医学伦理学,2006,19(6):3-4.

[42] 袁继道.论职业精神[J].科技创新导,2008(3):203.

[43] 孙福川.伦理精神:医学职业精神解读及其再建设的核心话语[J].中国医学伦理学,2006,19(6):13-17.

[44] 杜治政.关于医学专业精神的几个问题[J].医学与哲学(人文社会医学版),2007,28(3):1-5+9.

[45] 王凤华,石统昆,谢宏,等.体验式教学法在医患沟通课程教学中的应用[J].浙江医学教育,2016,15(4):10-12.

[46] 王木,刘丽杭.薪酬支付方式对医生医疗行为的影响[J].国外医学(卫生经济分册),2008,25(1):22-24.

[47] 杨同卫.论医疗制度变革时期的医生角色冲突[J].中国医学伦理学,2006,19(6):21-23.

[48] 邱仁宗.医学专业的危机及其出路[J].中国医学伦理学,2006,19(6):5-8.

[49] 王明旭,张文.促进医学职业精神建设 优化医学的社会职能[J].中国医学伦理学,2006,19(6):9-12.

[50] 胡林英.医学专业精神的初步研究[J].医学与哲学,2007,28(3):10-13.

[51] 孙福川.医学职业潜规则的颠覆与"伦理生态"的营造:论医学职业精神重构的第一要务[J].医学与哲学(人文社会医学版),2007,28(3):14-17.

[52] 朱抗美,唐靖一,奚益群.以仁心仁术为病人服务[J].中国医学伦理学,2006,19(6):27-28.

[53] 马志青,陈骊骊.医师职业精神的外环境建设[J].医学与哲学(人文社会医学版),2009,30(10):21-23.

[54] 于晨,李红.医学职业精神教育及其研究现状[J].中国医学伦理学,2014,28(2):240-243.

[55] 赵玮,史立波,丁晶.医学生的医德教育培养[J].西北医学教育,2010,18(2):364-366.

[56] 纪宗淑,刘海燕.隐性课程与医学职业精神的培养[J].西北医学教育,2012,20(3):469-471.

[57] 胡晓燕,李久辉.学校课程对在校医学生职业精神形成的影响——以上海某医科大学为例[J].中国医学伦理学,2013(10):628-630.

[58] 韦旭楠,王子薇,刘露萍,等.国内外医学生职业精神教学方法研究进展[J].医学与哲学(人文社会医学版),2016,37(6A):41-43.

[59] 李亚平,陈翔,田勇泉,等.美国医学生职业精神教育对我国医学教育的启示[J].西北医学教育,2013,21(3):424-426.

[60] 黄国琼.美国医学院校开展医学生职业精神教育的状况[J].医学与哲学,2001,22(2):52-53.

[61] 周维红.浅析美国医学生职业精神教育及其对我国的启示[J].职教通讯,2015(31):45-48.

[62] 黄朝晖.医学生职业精神培养的实践体验教育策略初探[J].辽宁医学院学报,2016,14(4):20-23.

[63] 刘明,徐玉梅.基于卓越医学人才培养的医学生职业精神"双师制"培养方法探索[J].中国医学伦理学,2016,29(5):759-762.

[64] 林男.基于隐性课程的医学生职业精神培育实践研究:以浙江医学高等专

科学校为例[J].金华职业技术学院学报，2016，16(2)：28－31.
[65] 孟令涛，赵峰，梁慧敏，等.新时期医学生职业精神自觉性培养探讨[J].中国医学伦理学，2012，25(6)：699－701.
[66] 刘小勤.生命教育：医学生职业精神教育的核心内容[J].医学与哲学(人文社会医学版)，2012，33(1A)：59－60＋66.
[67] 刘志飞，马晓丹，闻德亮.浅析如何在医学院校阶段培养医学生的职业精神[J].中国医学伦理学，2010，23(6)：60－62.
[68] 田怀谷，黄新建，汪文新.医学生职业精神培育的现实审视及其路径[J].学校党建与思想教育，2016，3(524)：84－86.
[69] 聂晓敏.医学生职业精神养成规律与路径浅议[J].人民论坛，2015，6(482)：160－161.
[70] 高晓妹，黄朝晖，路洋.卓越医生培养视域下的医学生医师职业精神实践教育模式研究[J].中国医学伦理学，2012，25(6)：696－698.
[71] 于芳，徐玉梅.临床医学教育综合改革中的医学生职业精神培养评价研究——医学生职业精神培养研究之五[J].中国医学伦理学，2014，27(1)：54－56.
[72] 李昌金，段志军，杜建玲，等.循证医学与人文关怀结合对医学生职业精神培训及评估研究[J].西北医学教育，2015，23(6)：1009－1012.
[73] 丁宁，王彬，闻德亮.自我决定理论对医师职业精神培养的启示[J].中华医学教育杂志，2017，37(3)：333－336.
[74] 周煜，张涛，顾艳荭."医师职业精神"的研究现况分析[J].中国职工教育，2013，(14)：42－43.
[75] 李曌懿，王志杰.当代我国医学职业精神的基本特征[J].医学与哲学(人文社会医学版)，2010，31(6)：54－55.
[76] 邱吉.培育职业精神的哲学思考：从职业规范的视角看职业伦理[J].中国人民大学学报，2012(2)：75－82.
[77] 王振芬.加强临床医学专业学位研究生的医德培养[J].江苏高教，2002(1)：96－97.
[78] 冯蔓玲.以人为本崇尚新风不断加强医德医风建设[J].中华现代临床医学杂志，2005，3(8)：768.

[79] 江传彬.大学生思想道德状况与教育对策探究[J].毛泽东思想研究,2006, 23(4):139.

[80] 韦莉明.论当代医学生道德选择困境及应对措施[J].广西教育学院学报, 2008(1):56.

[81] 张云飞,李红文.从传统医德到现代医学职业精神——中国传统医德的现代转化[J].医学与哲学(人文社会医学版),2011,32(6):11-14.

[82] 雷芸,王家永.体验式教育对医学生职业精神培育探析[J].才智,2017 (33):30.

[83] 王素瑛,刘毅,赵琼.对新形势下保障医学教育质量的若干思考[J].中国高等医学教育,2002(5):28-29.

[84] 乔敏,郭立,贺家,等.国外医学课程改革的发展趋势及特点[J].医学教育, 2001(6):19-22.

[85] 王晰,黄蕾蕾.英美医德教育模式对我国医德教育的启示[J].教育科学, 2014,30(1):84-88.

[86] 戴正德.医学人文与美国的医学教育[J].医学与哲学,2004,20(12):55-56.

[87] 张淑玲,张萌,梁莉.浅析中美医学生职业精神教育现状[J].承德医学院学报,2015,32(2):176-178.

[88] 任莉,刘卫东,王云贵.哈佛大学医学院三次课程改革比较及其启示[J].中国高等医学教育,2017(12):129-130.

[89] 周蓝波,周国平.美国医学教育的现状与思考[J].中华医学教育杂志,2015, 35(3):470-473.

[90] 蔡锋雷,吴秀珍,鲍臻,等.浅谈美国医学教育改革及其特点[J].西北医学教育,2012,20(1):58-60.

[91] 邱蕾,马金辉,李娜.中美医学教育对比与我国医学教育改革的若干思考 [J].西北医学教育,2016,24(4):538-540.

[92] 袁力,秦斌.医学院校职业道德教育的国际比较及启示[J].中国高等医学教育,2004,(1):33-35.

[93] 冯现冬,张伟忠.唤醒教育与新课程[J].课程·教材·教法,2005,25(11): 26-29.

[94] 郭永松,吕世亭.医学与人文社会科学综合课程的改革研究报告[J].医学与

哲学(人文社会医学版),2000,21(5):51-54.

[95] 梁茵,张万红.浅谈中外医学教育的基本情况及其差异[J].西北医学教育,2010,18(3):432-435.

[96] 郭永松,王家兰.德国高等教育和高等医学教育对我们的启示[J].中国高等医学教育,2005(1):1-3.

[97] 王一平.研究生思想政治理论课社会实践教学模式探析[J].传承,2011,2(20):34-35.

[98] 马加海.徐礼鲜,王雪岩.临床实习教学中的医学伦理学教育[J].山西医科大学学报(基础医学教育版),2005,7(2):170-172.

[99] 潘玥舟.体验式教学的理论与应用[J].天津职校院校联合学报,2006,8(6):62-65.

[100] 葛志亮.论高职学生职业精神培养的三个维度[J].继续教育研究,2014(4):18-19.

[101] 阎国忠.体验·反思·思辨:关于美学方法论问题[J].北京大学学报,2000(5):30-42.

(三)其他文献

1.学位论文

[1] 卜丽娟.医生职业精神研究[D].济南:山东大学,2015.

[2] 杜鹏.论医学院校学生职业精神的培育[D].石家庄:河北师范大学,2014.

[3] 宫福清.医学生医学人文精神培育研究[D].大连:大连理工大学,2012.

[4] 黄睿彦.我国综合性大学医学课程设置研究:基于八年制临床医学专业[D].南京:南京大学,2012.

[5] 王晓辉.一流大学个性化人才培养模式研究[D].武汉:华中师范大学,2014.

[6] 郑红朝.我国医师职业精神现状调查及对策研究:以成都市为例[D].成都:成都中医药大学,2015.

[7] 郭朝辉.大学生社会主义核心价值观的培育和践行研究[D].徐州:中国矿业大学,2015.

[8] 薛保红.思想政治教育视域下的大学生体验教育研究[D].合肥:安徽师范大学,2017.

[9] 郭琳.医学生生命教育研究——以天津医科大学为例[D].天津:天津医科大

学,2015.

[10] 李四海.高等医学院校人文素质培养模式研究[D].广州:第一军医大学,2005.

[11] 刘春雨.中美医学人文课程比较研究[D].沈阳:中国医科大学,2013.

[12] 范清义.大学生体验式思想政治教育研究[D].长沙:中南大学,2007.

[13] 李亚平.中美八年制医学博士教育的比较与调查研究[D].长沙:中南大学,2011.

[14] 连晓洁.人文关怀视角下的医学生职业精神培养的研究[D].锦州:辽宁医学院,2014.

[15] 黄衍.体验式教育的原理与运用研究[D].上海:上海师范大学,2014.

[16] 张丽莉.医学生职业认同现状及影响因素研究[D].上海:华东师范大学,2010.

[17] 申晨.中医院校医学生医师职业精神教育现状与对策研究——河南中医学院医师职业精神教育调查[D].郑州:河南中医学院,2013.

2. 政策文件

[1] 教育部,卫生部.关于印发《本科医学教育标准——临床医学专业(试行)》的通知[Z].教高〔2008〕9 号.

[2] 卫生部、教育部.关于印发《中国医学教育改革和发展纲要的通知》[Z].卫科教发〔2001〕212 号.

3. 报纸

王伟.论职业精神[N].光明日报,2004 - 6 - 30(1).

二、外文文献

[1] Wynia，M. K. The risks of rewards in health care：how pay-for-performance could threaten，or bolster，medical professionalism [J]. Journal of General Internal Medicine，2009，24(7)：884 - 887.

[2] Swick，H.M. Toward a normative definition of medical professionalism [J]. Academic Medicine，2000，75：612 - 616.

[3] Green，M.，Zick，A.，Makoul，G. Defining professionalism from the perspective of patients，physicians，and nurses [J]. Academic Medicine，

2009，84(5)：566 - 73.

[4] Chi，W.，Yuan，H. Analysis of the components of Chinese medical professionalism [J].European Journal of Internal Medicine，2012，23(1)：30 - 31.

[5] Chandratilake，M.，McAleer，S.，Gibson，J. Cultural similarities and differences in medical Professionalism：A multi-region study [J]. Medical Education，2012，46(3)：257 - 266.

[6] Lee，A.G.，Beaver，H.A.，Boldt，H.C.，et al. Teaching and assessing rofessionalism in ophthalmology residency training programs [J]. Survey of Ophthalmology，2007，52：300 - 314.

[7] Lynch，D.C.，Surdky，P.M.，Eiser，A.R. Assessing professionalism：a review of the literature [J]. Medical Teacher. 2004，26(4)：366 - 373.

[8] Arnold，L.，Shue，C.K.，Kritt，B.，et al. Medical students' views on peer assessment of professionalism [J]. Journal of General Internal Medicine，2005，20：819 - 824.

[9] Kovach，R.A.，Resch，D.S.，Verhulst，S. J. Peer assessment of professionalism：a five year experience in medical clerkship [J]. Journal of General Internal Medicine，2009，24(6)：74 - 746.

[10] Campbell，E.G.，Regan，S.，Gruen，R.L.，et al. Professionalism in medicine：results of a national Survey of physicians [J]. Annals of Internal Medicine，2007，147(11)：795 - 802.

[11] Chen，J.，Xu，J.，Zhang，C.，Fu，X. Medical professionalism among clinical physicians in two tertiary hospitals，China[J]. Social Science & Medicine，2013，96：290 - 296.

[12] Lesser，C.S.，Lucey，C.R.，Egener，B.，et al. A behavioral and systems view of professionalism [J]. Journal of the American Medical Association，2010，304 (24)：2732 - 2737.

[13] Roland，M.，Rao，S.R.，Sibbald，B.，et al. Professional values and reported behaviours of doctors in the USA and UK：quantitative survey [J]. BMJ Quality & Safety，2011，20(6)：515 - 521.

[14] Hendrickson, M.A. Pay for performance and medical professionalism [J]. Quality Management in Health Care, 2008,17(1): 9-18.

[15] Conrad, D.A., Perry, L. Quality-based financial incentives in health care: can we improve quality by paying for it [J]. Annual Review of Public Health, 2009, 30: 357-371.

[16] Passi, V., Doug, M., Peile E., et al. Developing medical professionalism in future doctors: a systematic review [J]. International Journal of Medical Education, 2010, 1: 19-29.

后 记

医学是"人"学,医术是仁术,医生是仁爱之士。医学研究和服务的对象是人,承载的是维护人的健康和生命的职责,肩负的是治病救人的神圣使命。随着市场经济和现代生物医学技术的迅猛发展,现代医学已经发展成为一个高度分化的专业领域。医学职业不仅受外在市场经济环境的影响,还面临着从传统文化观念向现代思想观念转变的挑战。在当前新一轮医药卫生体制改革的大背景下,传统的医德观必须转换为现代的医学职业精神。只有完成这种转变,才能适应现代医学专业发展的需要,才能更加顺畅地推动医疗卫生体制改革。

作为医学职业的未来从业者,医学生的职业精神教育是医学教育的重中之重。本书经过理论探讨、现状研究、经验借鉴,构建起医学生职业精神"三维三阶递进式"培育新模式,同时对医学职业精神教育的未来进行展望,为我国医学生职业精神相关领域的研究提供一个粗略的框架,并希望研究结果能对相关研究起到一个抛砖引玉的作用。但是,由于本人学术水平有限,书中还存在诸多不足。第一,理论提升不足。虽然对医学职业精神教育进行了理论研究,但对理论的适用维度、解释空间及其局限性缺乏深入剖析,运用相关理论对研究中所发现的问题进行阐释仍不充分,理论分析还需要进一步拓展与提升。第二,量化研究不足。本书在医学生职业精神现状的问卷调查中,医学生的背景信息设置过于简单,导致无法获取更多的变量来进一步探求医学职业精神的影响因素。第三,模式检验不足。本书创新构建的"三维三阶递进式"培育模式由于未能及时接受教育实践的检验,其科学性与适用性有待下一步深化研究。

本书在撰写的过程中,借鉴、参考了大量国内外学者研究的成果,在医学生职业精神的概念梳理、培育内容的构建、培育途径的探讨等方面有很大帮助,在此致以最衷心的感谢!同时,本书研究获得了国家社会科学基金教育学一般课题的资助(课题名称:健康中国背景下医学生职业精神培育路径研究,BIA180167),在此感谢项目组成员许冬武、林甜甜、项志勇等同志的精诚协作,特别要感谢既是我项目组成员又是我导师的王洪才教授,他对于本书研究框架的搭建、研究方法的选择和文句的打磨倾注了大量的心血,给予我完成此书极大的信心和鼓励。本书在出版过程中,得到了上海交通大学出版社的大力协助,在此也表示衷心的感谢!

受自身知识结构、学术功底、研究能力及学术视野所限,文中肯定存在诸多瑕疵与纰漏,若在引用、总结学者们研究的结果中有不当之处,真诚地恳请相关学者、作者与读者谅解!医学生职业精神的培育还有很长的路要走,在此敬请学界专家、学者、同仁及读者批评指正!